불로장생과 정기 보충을 위한
천기누설 평생 건강 비법

불로장생과 정기 보충을 위한

천기누설
평생 건강 비법

지은이 | 중의한방연구회
펴낸곳 | 지식서관
펴낸이 | 이홍기
디자인 | 디자인감7
등록번호 | 1990. 11. 21 제96호
주소 | 경기도 고양시 덕양구 고양동 31-38
전화 | 031)969-9311 (대)
팩스 | 031)969-9313

초판 1쇄 발행일 | 2019년 11월 5일

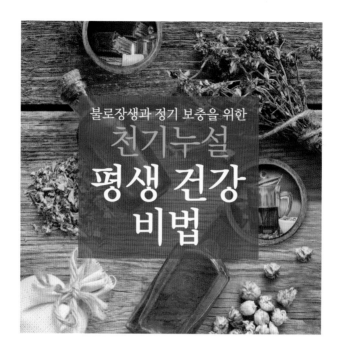

불로장생과 정기 보충을 위한

천기누설
평생 건강
비법

중의한방연구회 엮음

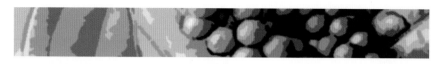

머리말

『황제내경(黃帝內經)』은 '사람은 마흔 살이 되면 음기(陰氣, 호르몬 생성 작용)가 약화되면서 나태해지고, 쉰 살이 되면 온 몸이 무겁고 귀와 눈이 총명하지 못하다 하였다. 하여 쉰 살에는 음경(陰莖)과 원기(元氣)가 쇠약해질 것이고 흑발은 백발이 될 것이라, 걸음걸이도 점차 바르지 못할 것이라고 하였다.'

인간의 삶은 유한(有限)하고 생의 라이프는 순리대로 흐르지만 순리를 이겨내고 활기차게 사는 사람들이 많은 새로운 세상이다.

예전과 달리 팍팍한 세상이다 보니 나이 마흔 살에 은퇴에 직면하는 남자가 많고 출산 때문에 직장을 그만둔 여자는 재취업을 할 수 없는 시대가 되었다. 그것도 억울한데 건강을 잃으면 어떻게 될까?

이 책은 사람이 마흔다섯에 저절로 경험할 것을 피하게 하고 쉰두 살에 저절로 경험할 것을 피하게 하는 '양생의 도가 식단 비법', 그리고 도가 체조인 '양생 도인법'에 관해 정리한 책이다. 간단히 말해 배가 나올 시점에 있는 사람이라면 그때부터 반드시 준비해야 할 양생 식사와 운동 요법을 정리한 책이며 이 책을 따라 하면 틀림없이 100세 장수를 누릴 것이다.

아울러 이 책은 이미 건강을 잃고 뒤늦게 건강 관리의 필요성을 느끼는 사람들, 중년의 정력 문제, 노년의 건강 문제에 관심이 많은 사람들에게도 도움이 되도록 꾸몄다.

양생 의학 비법이나 식단 비법, 그리고 도인 체조법에 관한 이야기에는 아무래도 고증이 필요하기 때문에 예로부터 전해오는 고증 가운데 흥미 있는 고증(중국의 인명과 지명을 인용한 것이 많아 중국 간체자가 많이 사용됨)을 같이 수록해 재미있게 읽도록 구성하였다.

이 책이 부디 요즘 들어 기력이 허해지는 사람들과 정력에 고민이 많은 사람들, 활기 있는 육체와 강정(強精), 불로장수를 원하는 사람들에게 도움이 되길 기원한다.

독자님이여, 부디 건강을 잃지 않고 소원을 성취하길 바란다.

- 2019년 봄, 중의한방연구회 엮음

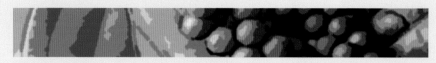

차례

Part 1
자양강장과 불로장수를 위한 양생 음식
식물 보양편

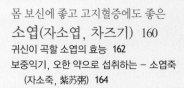

100세 건강과 양생 사상

100세 장수를 꿈꾸는 사람들이 흔히 공부하는 것은 '도가 사상'과 한의학이 결합된 중국의 '양생(養生) 사상'이다.

춘추전국시대인 후한시대에는 천하가 전쟁에 휩싸여 세상은 혼란의 상태였다. 그러한 세상을 피해 은둔과 자연을 중시하는 노자·장자의 사상이 민간에서 활발하게 도입되어, 과도한 음식을 삼가고 규칙적인 생활을 중시하는 사람들이 많아졌는데 이렇게 해서 태어난 것이 중국의 '양생 사상'이다.

'양생 사상'은 후에 질병 예방, 강장, 노화 예방과도 직접 관련이 있다 하여 중의학과 결합이 되어갔다. 노자, 공자, 화타 등은 '양생 사상'을 전파한 유명인인데 제각기 조금 다른 내용의 '양생 사상'을 전파하였다. 내용은 조금 달라도 건강 증진을 위해 몸을 유지 보수하고 영양분을 고루 섭취하되 소식(小食)하는 방식으로 질병을 미연에 예방하는 것이 '양생 사상'의 핵심이다.

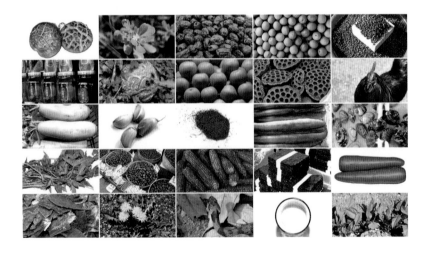

사회 생활을 하면 매일 격무에 시달리면서
도 원활한 친교를 유지하기 위해 술을 마시게 된
다. 한창 때는 술이나 밥이 소화가 잘 되기 때문
에 겁없이 먹는다. 그러다가 어느 날 문뜩 몸이
안 좋을 수도 있다는 생각을 하게 되는데 보통은 45세 전후에 그것을 느끼게 된다.

이것을 깨달은 사람들은 자전거를 타기 시작하거나 등산을 시작하고 운동을 시
작한다. 그러나 가장으로서, 주부로서 산더미 같은 가정 일에 충실하다 보면 자전
거를 타거나 헬스 클럽에 다니는 것이 여의치 않고 작심삼일이 되어 당장은 몸에
큰 변고가 없으니 몸 관리를 소홀히 하게 된다. '양생사상'은 이런 경우 이미 때를
놓친 것으로 보고 있다. 첫 번째 이유는 몸의 관리를 소홀히 하면서 질병의 예방을
하지 않은 것으로 보고 있다. 두 번째는 규칙적인 식사를 하지 않고 폭식을 함으로
써 영양의 공급이 과다하게 발생한다.

내 몸은 건강한데 내가 과연 병에 걸릴까? 이렇게 자문하는 사람이라면 무조
건 생각을 바꿔 먹는 것이 좋다. 나이를 기준으로 볼 때 45세 나이이면 건강이 꺾
이기 시작하기 때문이다. 당장은 느낄 수 없겠지만 그 추세가 유지되어 5년 뒤 50
살 무렵 당뇨가 발생할 확률이 높다. 7년 뒤인 52살에는 암에 걸릴 수도 있다. 체중
이 많이 나가는 사람은 50살 전후에 십중팔구는 혈관 질환의 문제가 발생하고 그
것은 치매의 단초가 될 것이다.

간단히 말해 45살 이후 발생한 성인병의 대부분은 몸 관리를 하지 않은 사람,
폭식하고 술을 마시는 사람, 담배와 오염된 공기 때문에 발생할 확률이 높다. 만약
45살 때부터 양생에 신경을 쓰면 건강한 몸이 80세까지 유지될 것이다. 35살 때부
터 양생에 신경을 쓰면 건강한 신체가 90세까지 유지될지도 모를 일이다.

음양오행설과
양생 사상의 관계

한방에서는 음양오행설이라고 하여 이 원리에 의해 한약을 조제하고 식품의 섭취를 권장한다.

이 가운데 음양설(陰陽說)은 우주 만물의 모든 현상을 음(陰)과 양(陽)의 쌍으로 표현한 것을 말한다. 예를 들면 그림자-햇볕, 정(靜)-동(動), 위(上)-아래(下), 한(寒)-열(熱), 억제-항진, 높고(高)-낮음(低) 같은 음양은 대립 관계인 동시에 상호 보완적인 관계이다.

상호 보완적인 음(陰)과 양(陽)은 서로 확장하거나 수축의 작용을 하면서 우주의 삼라만상을 발생, 변화, 소멸시킨다.

간단히 말해서 양에서 하나를 빼면 음으로 가는 것이요, 음에서 하나를 더하면

陰陽說

그림자-햇볕
정(靜)-동(動)
위(上)-아래(下)
한(寒)-열(熱)
억제-항진
높고(高)-낮음(低)

양으로 가는 것이라는 점만 염두에 두면 된다.

　한방에서 폭식을 금하는 것은 폭식이나 과식은 양에서 더하기(+)를 하는 것이므로 건강의 균형이 깨짐을 의미한다. 폭식, 육류의 과다 섭취는 훗날 분명히 혈관 질환을 발생시킨다. 이와 달리 질병이 생기면 이는 기존 건강에서 빼기를 하는 것이므로 신체는 음으로 가면서 점점 쇠약한 상태로 발전한다.

　음양설의 음(陰)과 양(陽)을 확장 수축하게 하는 것은 네 가지 기운, 즉 생·노·병·사에 의해서이다.

　음양과 생로병사에 의하여 다섯 가지 오행—금(金), 수(水), 목(木), 화(火), 토 (土)—이 작용하는데 이를 오행설(伍行說)이라고 한다. 이 오행설은 영원성을 가지며 우주만물의 순환 변화 양상을 표현하는 다섯 가지의 원소이다.

　오행설을 이해하면 한의학에서의 상극과 상생을 이해하게 된다. 상생과 상극을 이해하면 음식물 섭취와 한약 섭취 관계를 일반인도 이해할 수 있다. 어떤 음식과 어떤 음식은 상극 관계이므로 같이 섭취하지 말라는 이야기는 사실 오행과 밀접한 관계가 있다.

　간단한 예를 들면 물(水)은 나무(木)를 키우므로 물과 나무는 상생 관계이다. 즉 흙은 쇠붙이를 일으키니(土生金) 상생이고, 쇠붙이는 물을 일으키니(金生水) 상생이요, 물은 나무를 일으키니(水生木) 상생이고, 나무는 불을 일으키니(木生火) 상생이다. 또한 불은 흙을 일으키니(火生土) 상생 관계이다.

　이와 달리 상극 관계가 있다. 물(水)은 불(火)을 끌 수 있으므로 상극 관계이다. 즉 불은 물과 상극이요(水剋火), 흙은 물을 막을 수 있으니 상극이요(土剋水), 나무는 흙을 이겨내고 발아를 하니(木剋土) 상극이요, 쇠는 나무보다 단단하므로(金剋木) 상극이요, 불은 쇠를 이겨내니(火剋金) 상극이다.

　오행은 신체 기관과도 밀접한 관계가 있다고 한다.

伍行說

금(金)

수(水)

목(木)

화(火)

토(土)

火 - 순환계(심장, 소장)

土 - 소화기(비장, 위장)

金 - 호흡기(폐, 대장)

水 - 비뇨·생식기(신장, 방광)

木 - 간담(肝膽)

당신이 만약 비뇨·생식기가 좋으면 간담도 좋은 반면(水生木), 소화 능력은 나쁠 수 있다(土剋水). 하지만 소화기는 호흡기와 상생하므로 호흡 능력을 키워 소화 능력을 향상시킬 수 있다. 호흡 능력이 좋으면 비뇨·생식기와 상생하여 건강의 균형을 이루게 된다. 음양오행은 우주가 신비하듯 인간의 신체도 자율적으로 상호 보충하면서 유지하게 만든다.

중국의 양생 사상은 기본적으로 음양오행설에 기초를 둔 운동 및 식사법이므로 '양생 사상'을 잘 실천하면 생, 노, 병, 사를 제어할 수 있다. '양생 사상'의 근본은 우주의 섭리에 순응하는 건강법인데 이에는 가벼운 운동, 균형 잡힌 식단과 밀접한 관련이 있다. '양생 사상'은 곧 질병을 예방하는 방법이자 장수를 약속하는, 가정에서 가장 쉽게 실천할 수 있는 100세 장수법이라는 것이다.

저녁에 일찍 취침하는 것은 건강을 위한 가장 좋은 방법이다. 수면 시간을 넉넉하게 확보하여 부족하지 않는 적합한 수면을 취하는 것도 몹시 중요하다.

규칙적인 운동 생활은—가벼운 운동이라도 상관없이, 신체의 유지 보수에 좋은데 매일 규칙적인 운동을 할수록 병이 발생할 확률이 현저하게 떨어진다. 간단한 예로 아침 산책, 개를 데리고 산책하기, 버스를 탈 때 한 정거장 이상 걷기, 체조 등이 있다. 우리가 흔히 보는 새벽에 조깅하는 아저씨나 주부들은 뒤늦게 건강이 좋지 않음을 깨달은 사람이라는 것이다. 괜히 새벽에 일찍 일어나서 조깅을 하고 배드민턴을 치는 것은 아니다.

'양생 사상'은 도인법이란 체조를 기본적으로 하게 되지만 신체의 유지 관리에 더 신경을 쓰려면 아침 조깅을 하거나 일주일에 2회 수영장 다니기, 필라테스를 하는 방법이 있다. 태권도를 배우거나 자전거를 타는 방법도 좋은 예이다.

실생활과 관련된 양생법은 목욕을 할 때 냉수마찰을 자주 하거나 평소에 발바닥을 지압하는 방법, 신체 곳곳을 셀프 마사지하는 방법이 있다. 호흡법으로는 흔히 말하는 복식 호흡법이 유용하다.

정신과 육체의 조화를 이루는 방법으로는 명상, 좌선, 요가를 예로 들 수 있고 화를 억제할 수 있는 마인드 컨트롤도 정신 건강에 도움을 주는—치매를 예방하는 좋은 방법이다.

식사 관리에서는 식사 횟수를 일정하게 유지하고 고영양가로 식단을 짜되 항상 소식(小食)을 하는 습관, 식사 간격에 규칙성을 부여하는 것이 건강을 유지하는 좋은 방법이다. 술을 끊고 금연을 하고 치아 건강을 위해 단 음식을 피하는 것도 좋은 건강 관리법이다.

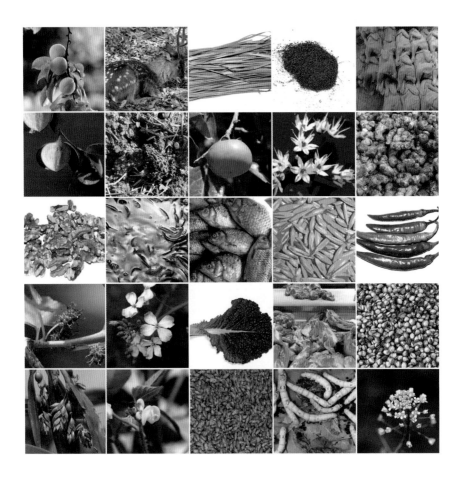

죽(粥) 요리

찹쌀죽과 멥쌀은 찹쌀과 일반 쌀(멥쌀)을 재료로 하는 것과 찰진 것, 즉 응집 상태가 다를 뿐 사실 대동소이하다. 효능 면에서 찹쌀죽은 젖의 분비량을 개선시 킬 때 좋고 설사에 좋은 반면 변비에는 불리하다. 따라서 변비 증세가 많은 현대인 의 식생활에는 맛이 조금 떨어지더라도 멥쌀죽이 더 좋다.

1. 쌀을 죽으로 조리하는 방법 : 쌀은 1시간 이상 물에 불린 후 사용한다. 쌀 1, 물 5 비율로 냄비에 넣고 처음에는 강불에 끓이다가 끓기 시작하면 중불이 나 약불로 줄이고 몸에 좋은 추가 재료를 다져 넣어서 죽을 끓인다. 때에 따 라 콩을 넣기도 하는데 콩은 쌀의 10% 분량을 넣는다.

2. 밥을 죽으로 조리하는 방법 : 쌀을 죽으로 조리하는 데는 1시간 이상이 소요 되므로 쌀 대신 밥 1공기나 1/2공기를 쌀을 대신하여 죽으로 조리할 수도 있 다. 밥을 먼저 믹서에 갈아 죽으로 끓이면서 몸에 좋은 추가 재료를 다져 넣 어서 죽을 끓인다. 조리 시간을 절반 이상 단축할 수 있지만 영양소는 아무 래도 쌀죽에 비해 조금 떨어질 것이다. 왜냐하면 어떤 재료이건 한 번 끓일 때는 괜찮지만 두 번 끓이면 고유의 영양소가 변질되고, 특히 채소류는 나쁜 성분으로 전환되기 때문이다.

3. 추천하는 죽 재료 : 『본초강목(本草綱目)』에서는 쌀죽(찹쌀죽), 차조죽, 기장
   죽을 익기(益氣)하고 비위에 좋다 하였다. 즉, 원기를 보충하고 비위장을 보
   하므로 소화에 틀림없고 건강에도 좋은 것이다.

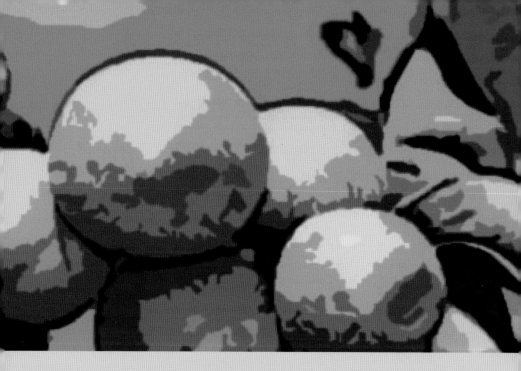

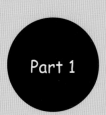

Part 1

자양강장과 불로장수를 위한
양생 음식

식물 보양편

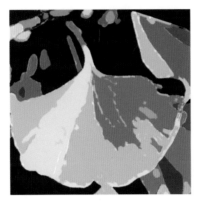

장수 나무의 황제
은행(銀杏)

은행나무의 수명은 평균 3천 년, 그래서 장수 나무 중의 으뜸이라고 해서 나무의 황제라고도 한다. 중국에서는 은행나무의 잎이 오리발처럼 생겼다 해서 압각수(鴨脚樹)라고 하고, 귀족의 후손이라는 뜻에서 공손수(公孫樹)라고도 부르지만 이 나무의 정식 명칭은 은행(銀杏)이다. 은행나무와 관련된 화석 중에는 3억 4천만 년 전인 석탄기 화석이 있지만 크게 번성한 것은 1억 5천만 년 전이고 주로 지구 북반부에 분포했다. 그 후 은행나무는 백악기를 지나 빙하기를 거치면서 최대 50만 년 전에 거의 멸종되었지만 중국 남부지방에서 일부 은행나무들이 기사생존했다. 지금의 은행나무는 중국 남부지방에서 살아남은 은행나무의 후손이라고 하는데 그것

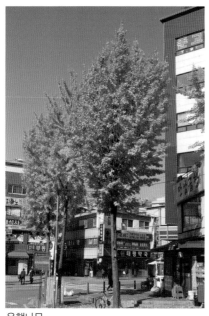
은행나무

이 우리나라와 일본 등의 극동 지역에 전래되었고 지금은 전세계에 전파되었다. 이런 특징으로 해서 은행나무는 다른 변종도 없고 다른 품종도 없는, 말하자면 고생대 말기에 등장한 은행나무가 지금까지 내려온 것이라 하여 살아 있는 화석 나무요, 장수 나무의 황제라고 한다.

중국 절강성 장흥현은 중국에서 은행나무의 고장이라고 불리는데 장흥현의 은행나무는 모두 3명의 중국 황제와 관련되어 있다. 후한 광무제가 도망다니던 시절 장흥에 들렀는데 그때 굶주림을 견디기 위해 은행을 구워 먹은 일화가 있다. 중국 남조 진나라의 제1대 황제인 진패선(陳覇先)은 황제로 즉위하자 자신의 고향인 장흥현에서 가져온 은행나무를 궁궐에 심었다. 북송 시대에는 황제용 의자를 12개의 은행나무로 제작했는데 모두 장흥현에서 가져온 은행나무였다.

은행나무가 보유한 살균 작용

동식물은 수명의 한도가 있어 세월이 점점 흐를수록 생명력이 약해지고 기운을 잃기 마련이다. 하지만 은행나무의 수명은 최대 3천 년이라고 한다. 이 때문에 은행나무는 오랜 세월이 흐를수록 생식력이 강성해지니 할아버지가 심은 은행나무가 사람에게 쓸모 있으려면 손자대가 되어야 한다는 이야기도 있다. 실제로도 30년 된 은행나무보다 500년 된 은행나무가 더 많은 열매를 맺는 걸 보면 과연 이보다 놀라운 생명력이 있는 나무가 있을까?

은행나무는 생명력이 강한 만큼 종자를 보존하는 힘도 강력하다. 종자를 보존하는 힘이 강력하므로 고생대의 은행나무가 지금까지 살아왔는지도 모른다. 은행나무의 종자인 은행은 살인적(殺人的)인 독성(毒性)을 갖고 있는 것으로 유명하다. 오죽하면 생은행알을 먹으면 복통이 일어날까?

은행알에서 독 성분이 있는 것은 겉껍질 속인데 이 독성 물질의 명칭은 '은행산(시안배당체와 메칠피리독신)'이다. 은행산은 살균 능력이 탁월한데 이것이 동물들에게 독성 물질로 인지되어 씨앗이 훼손되지 않도록 한다. 은행의 권장 섭취량은 10알 이내이고 150알을 섭취하면 목숨이 위험해질 수도 있다. 은행알을 섭취할 때는 겉껍질과 속필름을 벗기고 섭취하는데 독성을 예방하기 위해 보통은 프라이팬에 구워서 섭취한다.

은행의 살균 성분은 열매뿐 아니라 잎에도 소량 함유되어 있다. 이 때문에 선비들은 책 속에 은행 잎을 끼워서 곰팡이가 생기지 않도록 방지했다고 한다. 농부들은 거름을 만들 때 은행 잎을 조금 섞어서 농작물에 주면 해충이 발생하는 것을 예방할 수 있다. 거름에 은행 잎을 너무 많이 섞으면 오히려 농작물까지 살충되어 농작물이 죽는 경우도 있다고 한다.

임병(淋病)에 특히 좋은 날은행알

날은행을 먹는 방법은 프라이팬에 굽는 방법과 끓여 먹는 방법이 있는데 은행알을 끓여 먹는 방법으로 유명한 요리가 신선로 요리이다. 아마도 여러분들은 신선로 요리에 은행알이 포함되어 있는 것을 본 적이 있을 것이다. 즉 날은행의 독성을 제거하려면 굽거나 끓이는 방법, 기름에 튀기는 방법이 있는데 이와 같이 간단한 조리에도 은행알의 독성은 사라지고 맛은 더욱 풍부해진다.

『본초강목(本草綱目)』에서는 은행알을 익혀서 섭취하면 폐(肺)를 따뜻하게 하고 기를 보하며 이뇨, 백탁, 천식에 좋다 하였다. 은행알을 생식하면 가래에 좋고 해독과 해충을 죽인다 하였다.

『본경봉원(本經逢源)』은 은행알이 해독, 살충, 종기, 소아설사, 야뇨에 좋다고 하였다. 은행알은 7~15세 아이에게 독이 될 수 있으므로 복용량을 5알 이하로 해야 한다.

다산 정약용(丁若鏞)은 악성 종기에 날은행을 짓찧어 붙이면 효능이 있다고 하였다.

은행알은 살충 효능 외에도 설사, 기침, 가래, 백대하, 콜레스테롤 수치를 낮추고 피부 미용, 기미에 효능이 있다.

신장 기능이 허약하거나 또는 방광이 세균에 감염되면 임병(淋病)이 발생한다. 임병의 종류로는 만성 임질, 급성 요도염, 일반 요도염, 방광결석 등이 있다. 임병에는 껍질을 벗긴 은행알 15~20개를 으깨어 꿀과 물을 섞어 공복에 복용하면 효과가 있다.

야뇨증이 있는 어린이에게는 구운 은행알이 효능이 있다.

중국에서는 혼례 잔칫날 신부에게 구운 은행알을 먹게 하였다. 혼례 잔치가 길어지면 사람들은 당연히 소변을 봐야 한다. 그런데 신부가 소변을 보기 위해 변소를 출입하면 체면이 손상될 것이다. 구운 은행알은 소변을 오랫동안 참게 하므로 신부에게 먹였던 것이다.

여성병과 피부 기미, 미용에 좋은
은행알

은행알은 남자의 방광 질환은 물론 여성의 냉증에도 좋다. 자궁 내막의 염증 종류를 대하(帶下)라고 하는데 이 중 백대하에 은행알이 효능이 있다.

은행알은 각종 종기에 효능이 있는 항염 성분이 있으므로 각종 피부 미용과 여드름에도 좋다. 여성의 유선염이나 유방염은 일종의 염증이므로 은행알을 약으로 사용할 수 있다.

1. 여성의 백대하에 : 대추살을 은행과 구운 뒤 식혀서 섭취한다.
2. 유선염에 : 은행알을 익혀서 환부에 붙이고, 은행알로 담근 술을 마신다.
3. 피부 기미에 : 은행을 씹어서 기미에 바른다.
4. 여성의 각종 질염에 : 은행을 구워서 며칠 간 섭취하되 하루 5알 이내를 섭취한다.
5. 피부 미용과 여드름에 : 은행죽을 조리해 먹는다.

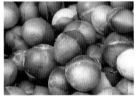
은행알

자양강장, 기침, 폐결핵에 좋은
은행알

은행알은 기침, 폐결핵, 익기(益氣)에 좋으므로 노인들의 잔기침은 물론 허약한 체력을 보신하는 보양약으로 섭취할 수 있다.

1. 노인의 기침, 가래, 천식에 : 은행알을 굽거나 쪄서 섭취한다.
2. 노인의 허약 체질에 : 은행 15개, 호두 10개, 대추 7개, 껍질이 있는 생밤 7개, 생강 한 덩어리를 주전자에 넣고 끓여서 우려낸 후 차로 마신다.
3. 남자의 정력에 : 매일 속껍질을 벗긴 은행알을 5알씩 섭취한다.

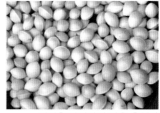
껍질을 탈피하지 않은 은행알

4. 술독에 : 은행을 소금에 볶아 술 안주로 섭취하거나 날은행을 몇 개 섭취한다.
5. 폐결핵에 : 껍질을 벗긴 은행알을 병에 참기름과 함께 넣고 밀봉암소에 두면 싹이 나오는데 싹이 5cm 정도 자랐을 때 매일 3~4개씩 프라이팬에 볶아서 섭취한다. 은행알을 기름에 침전했다가 복용하는 방법을 유지법(油漬法)이라고 한다.

은행알로 만든 보양죽

은행죽(백과죽, 白果粥) 비밀 레시피

●

백과(白果)란 은행 씨앗을 말하므로 은행알로 만든 죽은 백과죽이라고 한다. 백과죽은 노인의 기침, 가래, 천식에 좋고 폐를 보하며 보양, 치매 예방, 뇌 개선에 효능이 있을 뿐만 아니라 항염증 성분이 있어 남성의 임병은 물론 여성의 질 질환에도 효능이 있다. 1일 1회 아침 일찍 섭취한다.

1〉 은행알 7~10개, 쌀 80~100g을 준비한다.

2〉 껍질을 벗긴 은행알을 삶은 뒤 꺼낸다.

3〉 쌀을 1시간 동안 불린 뒤 냄비에 쌀, 은행, 물을 함께 넣고 죽으로 조리한다.

4〉 죽이 거의 조리되면 설탕을 넣어 단맛을 낸다.

5〉 필요하면 연자, 도라지, 더덕, 녹두 따위를 추가할 수 있는데 약용 목적에 맞는 것을 추가하여 죽을 조리하면 된다.

6〉 은행알 대신 은행 잎을 넣어 죽을 조리하는 경우도 있다.

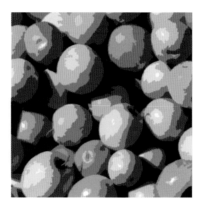

천하(天下)가 보석,
제삿상의 과일왕
대추

한약의 재료 중 가장 많이 사용하는 것은 감초(甘草)다. 그래서 약방의 감초라는 말이 생겨난 것이다. 감초라는 것은 별게 아니다. 단맛이 있기 때문에 다른 약과 배합이 잘 되고 쓴맛을 순하게 하는 것이 주임무이다.

그 외에 한약 배합에 많이 사용하는 약재는 대추(大棗:대조)다. 대추는 앞에서 말했듯이 중국의 고대에서부터 유명한 5대 과일의 하나로서 붉게 익은 열매는 홍조(紅璪)라고도 한다. 한약을 배합할 때 대추 또한 많이 사용하는 이유가 있는데 감초와 비슷한 이유 때문이다. 대추 역시 다른 약과 배합이 잘 되는 동시에 약의 소화를 돕고 혈을 보충해 준다.

대추는 젊은 사람들이 선호하지 않는 과일로도 유명하다. 아마 어렸을 때 제사상에 올라온 대추를 보면서 고개를 돌린 경험이 많을 것이다. 사람들이 싫어하는 과일인데도 명절날과 혼례날, 그리고 제삿날에 꼭 올라오는 데에는 이유가 있다. 대추만큼 몸에 좋은 열매가 없다는 뜻이며, 몸에 이익이 있기 때문에 상에 올라오고 사람들이 먹는다는 뜻이다.

전설에 따르면 아주 먼 옛날 거대한 바다가 있었다. 바다의 용왕(龍王)은 보석을 물어와서 하나의 보물산을 높게 쌓아갔다. 이를 태양신의 후궁 백옥봉성(白玉鳳星)이 질투하여 토지신에게 바다를 메우라고 하였다. 용왕은 급히 도망을 가느라 보물산을 버리고 갔다.

세월은 흘러 황하에 범람이 자주 일어났다. 그러자 어느 마을에 범람이 발생하지 않도록 강바닥을 긁어 준설하는 일을 하는 우씨와 13살 딸 조(璪)가 살았다. 일찍 엄마를 여읜 딸은 아버지의 일을 거두어 강바닥의 흙을 긁어 둑으로 옮기는 일을 도왔다. 어느 날 딸은 아버지 일을 돕기 위해 강으로 나갔다가 아버지가 일하는 장소를 찾지 못해 먼 곳까지 가게 되었다. 그러다가 아버지를 찾지 못하고 중간에 날이 어두워졌다. 소녀는 그래도 아버지를 찾기 위해 길을 걷다가 그만 둑에서 굴러 떨어졌다. 소녀는 둑 밑에서 기어오를 방법을 찾았지만 사방이 캄캄해서 아무것도 보이지 않았다. 소녀가 어둠 속에서 손을 더듬었는데 땅 속에서 무엇인가 손에 잡혔다. 소녀의 손에 잡힌 것은 붉은색 보석이었다. 그 보석을 흙에서 꺼내 들자 붉게 반짝이면서 칠흑 같은 밤을 밝게 비추었다. 그때 소녀 앞에 홀연히 토지신이 나타나 말했다.

"이 보석은 오늘 밤에만 가질 수 있다. 날이 밝기 전에 반드시 흙 속에 묻어라. 만일 백옥봉성이 이 보석이 나타난 것을 알게 되면 진노할 것이다."

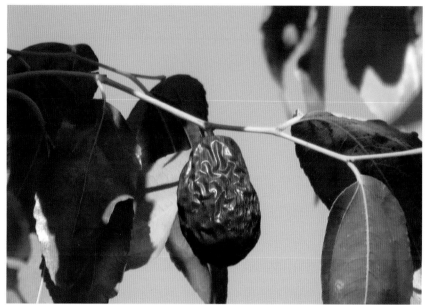

대추 열매

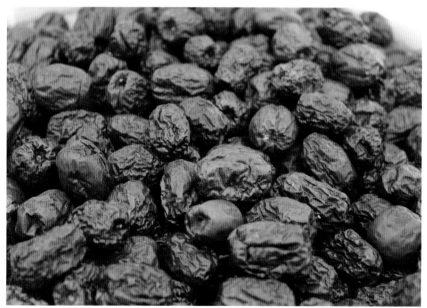

채취한 대추

소녀는 고개를 끄덕이고는 길을 걸었다. 그러나 하루종일 고생했기 때문에 힘들고 배가 고팠다. 소녀는 풀밭에 털석 드러누운 채, 만약 보석을 먹을 수 있다면 얼마나 좋을까 생각했다. 소녀는 자신도 모르게 보석을 입에 넣어 보았다. 그러자 입 안에서 무지개빛 향기와 함께 즙이 흘렀다. 소녀가 즙을 몇 모금 삼키자 곧바로 허기가 사라졌다.

기운을 차린 소녀는 다시 길을 걸었고 해가 뜰 시간이 되자 토지신의 부탁대로 흙 속에 보석을 묻었다.

소녀는 며칠째 걷다가 마침내 아버지가 일하는 장소를 찾아냈다. 아버지는 크게 기뻐하며 소녀를 반겼다. 둘은 다시 집으로 돌아가기로 하고 길을 걸었다. 마침 소녀는 보석을 만난 것이 떠올라 아버지에게 그 사실을 말했다. 깜짝 놀란 아버지가 보석을 묻은 곳으로 가자고 하였다. 소녀가 기억을 더듬어서 보석을 묻은 강둑을 찾아가니 그 곳에는 몇 일 전에는 없었던 큰 나무가 있었다. 나무 위에는 작은 열매들이 매달려 있었는데 흡사 붉은 보석처럼 반짝이고 있었다. 소녀가 열매를 따서 입에 물더니 말했다.

"아버지! 제가 먹었던 그 보석하고 똑같은 맛이에요."

부녀 두 사람은 같이 그 열매를 몇 알 따 먹었다. 그러자 목마름도 가시고 배도 고프지 않았고 피로감도 가셨다. 아버지는 이것이면 식량 걱정이 없겠다고 기뻐하면서 마을 사람들에게 씨앗을 나누어주자고 하였으나 소문을 들은 사람들이 몰려와 씨앗이 부족했다. 그러자 아버지는 씨앗을 나누어주는 일을 하기로 하여 소녀는 밤을 새워 씨앗을 심었다. 몇 년 뒤 그 강둑 일원은 그 나무들로 인해 숲이 무성해졌다. 그 나무 씨앗을 받은 백성들은 소녀와 아버지의 덕을 기리기 위해 열매가 붉다 하여 홍(紅), 소녀의 이름인 조(璪)로 나무 이름을 지으니 홍조(紅璪), 즉 지금의 대추나무이다.

붉은 보석이 다시 세상에 나타나자 토지신은 깜짝 놀랐다. 그래서 토지신은 그것을 감추기 위해 황하를 자꾸 범람시켰다. 하지만 사람들은 땅을 개간하면서 대추나무를 계속 심어갔다. 마침내 토지신도 사람의 노력에 감동을 했다. 대추나무가 흔한 나무가 된 이유는 강물을 따라 씨앗이 퍼졌기 때문이었다.

소녀는 토지신의 말대로 낮에는 백옥봉성이 눈치챌까 밤에만 대추 씨앗을 심었다. 이 때문에 중국에서는 음력 8월 15월에 달이 뜰 때 붉은 대추를 상에 올리고 제사를 올렸는데 이는 소녀 조(瑑)의 공덕을 칭송하는 의미가 담겨 있다. 음력 8월 15일이라 함은 우리나라는 추석이고 중국은 중추절이다. 따라서 추석상에 대추를 올리지 않으면 제사가 성립되지 않는 셈 아닐까?

대추는 또한 열매가 주렁주렁 달리기 때문에 다산(多産)을 상징한다. 폐백일에 신랑·신부에게 대추를 던져주는 이유는 다산을 뜻하는 것이다.

대추나무와 히스테리

우리나라의 대추 주산지는 충북 보은군(報恩郡)이다. 그래서 보은군에는 유난히 대추와 관련된 속담과 민요가 많다. 대추 농사는 대개가 그렇듯 삼복여름에 내리는 비는 대추 꽃의 수정을 방해하기 때문에 대추 농사를 망치고, 추석 전후에 내리는 비는 열매를 낙과시키기 때문에 대추 수확을 망치게 된다. 그래서 여름 삼복과 추석 전후에 비가 많이 오면 보은 처녀들이 시집을 못가서 눈물을 흘린다는 말까지 생겨났다.

대추가 얼마나 중요한지 중국의 『농상의식촬요(農桑衣食撮要)』는 "5월 5일에 대추나무를 도끼 자루로 잘 두드리면 대추 열매가 크게 열리고 맛도 좋아진다고 하는데 이 행사를 대추나무 시집보내기"라고 하였다. 대추 농사를 짓는 사람들은 대추나무를 두들기지 않으면 꽃이 적게 맺고 열매가 금세 떨어진다는 것이다.

명절 때 흔히 보는 것 중에는 약밥이라는 것이 있다. 약밥을 자세히 보면 대추나 밤이 들어 있고 맛은 간장이나 설탕맛이 섞여 있는 듯하지만, 사실은 까마귀에게 바치는 밥이라 하여 거무튀튀한 색깔을 내야 했는데 그렇게 하려면 대추 물을 사용해야 했다.

『삼국유사(三國遺事)』에 의하면 사금갑조(射琴匣條)에서 신라 소지왕이 정자를 산책하다가 까마귀를 따라가니 웬 노인이 홀연히 나타나 편지를 주었다.

"지금 이 편지를 개봉하면 두 사람이 죽을 것이고, 개봉하지 않으면 한 사람이 죽을 것이다."

이 말에 소지왕은 한 사람이란 자신을 뜻하는 말임을 알고 서둘러 편지를 개봉했더니 '곧바로 궁으로 돌아가 사금갑(射琴匣)을 활로 쏘라'는 글귀가 있었다. 그래서 궁에 도착한 소지왕이 사금갑을 향해 활을 쏘았더니 그 뒤에서 반란을 일으키려는 두 사람이 활을 맞고 쓰러졌다. 이 일이 있었던 일을 오기일(烏忌日)이라 하고, 까마귀의 은혜에 보답하기 위해 제사를 올렸는데 그때 만든 밥이 약밥이다.

약밥의 전통적인 조리법에서 주재료는 찹쌀 1말, 대추 1말, 밤 1말, 꿀, 간장, 참기름 등이었다. 지금은 꿀 대신 설탕을, 밤 대신 곶감을 넣고, 사람에 따라 약밥에 콩이나 깨를 추가하기도 한다. 즉, 약밥의 기본기는 대추를 우린 물이지만 훗날에는 밥이 질어지기 때문에 밥을 조리하는 방법과 재료가 조금 달라진 것이다.

『다산방(茶山方)』은 몹시 허약한 몸에는 대추탕이 좋다고 하여 대추 3 되를 푹 달여서 대추와 함께 먹으라고 하였는데 그 효능이 인삼을 대신한다고 하였다.

임산부의 허약한 몸에는 때로는 구운 대추가 효능이 좋다고 한다.

대추는 여인들의 과민성 우울증에도 좋은 약이다. 한방에서는 우울증을 장조증(臟燥症)이라고 하고 영어로는 히스테리라고도 한다. 히스테리의 요인은 여러 가지가 있겠지만 보통은 감수성이 매우 예민한 사람이 결핍, 불만족, 허영심을 느끼다 보면 화병 등이 생기고 그것이 예민한 감수성을 통제하지 못해 흥분, 공포, 슬픔이 오락가락하는 증세인 것이다. 특히 슬픔이 물밀듯 몰려온다면 이때도 대추가 좋다. 정평이 난 방법은 멧대추나무의 씨앗인 산조인(酸棗仁) 30g을 볶은 뒤 차로 우려 마시는 것인데, 간과 혈을 보하고 마음을 다스리고 불면증에 효능이 있다. 멧대추나무라 함은 재배종 대추나무의 조상뻘 나무인데 잔가지에 날카로운 가시가 있는 것이 특징이다. 산조인을 구할 수 없을 때는 대추 씨앗을 대신 볶아서 차로 마시거나 대추, 감초, 참밀로 죽을 쑤어 먹으면 우울증과 신경 안정에 효능이 있다고 한다.

대추의 효능

대추의 맛은 달고 성질은 따뜻하고 무독성이다. 대추는 비장과 위장을 보하고 양혈, 심혈관 질환, 만성 간염, 간경변, 기침, 피로회복, 혈압 강하, 빈혈, 골다공증, 불면증, 변비, 뇌혈관 질환 예방, 노화 예방, 항암, 항알레르기 효과가 있다. 대추는 또한 피부 미용, 피부 보습, 탈모 방지에도 효능이 있다.

대추는 한약을 만들 때 감초 다음으로 흔히 들어가는 약재가 된 것은 혈액순환은 물론 진액과 12경맥(經脈)을 보하는 약재이기 때문이다. 특히 기를 통하게 하기 때문에 강장제나 강정제를 만들 때는 대추를 함께 넣는 것이 좋다. 대추는 껍질에도 영양 성분이 많으므로 껍질째 섭취하는 것이 좋다. 단, 대추는 소화가 잘 안 되므로 오랫동안 씹어서 먹어야 한다. 20개 이상 섭취할 경우 변비가 생길 수 있으므로 주의한다. 부패한 대추는 독성이 있을 수 있으므로 섭취를 피한다.

1. 탈모 예방 : 붉은색 싱싱한 대추를 자주 섭취하면 탈모를 방지하고 머리색이 흑발이 된다.
2. 오랜 기침에 : 냄비에 대추 10알과 소주잔 1컵의 우유를 넣고 달인 뒤 대추를 씹어먹는다.
3. 신경 안정과 혈액 보충 : 대추 20알, 달걀 1개를 넣어 죽을 끓인 뒤 흑설탕으로 맛을 낸 후 1일 1회 음식 겸 약으로 섭취한다.
4. 항암에 : 생대추와 건조한 대추를 1년 가량 쥐에게 임상실험한 결과 암에 따라 다르지만 10~60%의 항암 억제력이 있음이 밝혀졌다.

기가 허하고 피곤할 때
대추산약죽(大棗山藥粥) 비밀 레시피

●

대추죽은 비장과 위장을 보하고 산약죽(산마죽)은 폐, 비장, 신장을 보한다. 대추산약죽은 빈혈, 기허, 피곤증, 건조한 피부에 효능이 있다.

1>. 대추 10개, 쌀 100g, 산마(山藥) 1뿌리, 설탕을 준비한다.
2> 대추를 따뜻한 물에서 세척한 뒤 적당한 크기로 자른다.
3> 산마의 껍질을 벗긴 후 동그랑땡 모양의 얇은 편으로 썰어둔다.
4> 쌀을 1시간 정도 물에 불린다. 냄비에 쌀, 대추, 산마, 물을 넣고 고온에서 죽으로 끓인다.
5> 죽이 거의 완성되면 불을 저온으로 줄인 뒤 설탕을 가미해 맛을 조절한다.

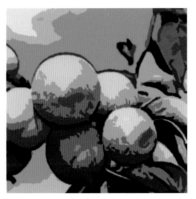

당나라 궁중 댄서 양귀비와
배꽃(이화, 梨花)

서기 719년 6월 22일생인 양귀비(楊貴妃)의 본명은 양옥환(楊玉環)이다. 원래는 숙부 밑에서 얌전하게 자랐으나 기생에게서 몰래 호선무(胡旋舞)를 배워 춤과 미모가 알려지면서 상류층 연회에 초대되었고 이때 중종의 딸 장녕공주와 친해졌는데 이것이 인연이 되어 함의공주와도 친해졌다. 양옥환은 연회에서 춤을 추거나 노래를 불렀는데 이때 황제인 현종의 제18왕자이자 함의공주의 동생인 수왕 이모(李瑁)가 양옥환에게 반했다. 이런 인연으로 해서 양옥환은 17세의 나이로 수왕 이모와 혼례를 올렸지만 수왕은 왕위 계승권에서는 멀리 있는 힘없는 왕자였다. 6년간 수왕과 행복하게 지내던 양옥환의 앞에 어느 날 비밀스런 방문객이 찾아왔다.

때마침 당나라 황제인 현종(玄宗)은 무혜비(武惠妃)와 사별한 후 홀로 외로움에 빠져 지내고 있었다.

그날 양옥환의 집에 찾아온 인물은 환관 고역사(高力士)였다. 그는 황제의 외로움을 달래줄 여자를 찾아 다니다가 수왕 이모의 부인이 아름답다는 소문에 방문한 것이었다. 이것이 인연이 되어 양옥환은 황제의 연회에 궁중 무희로 불려갔다. 양옥환은 무희이자 음악에도 조예가 깊었으므로 술자리에서 공연이 이루어진 것은 당연지사. 아뿔싸! 현종은 양옥환의 공연을 보다가 한눈에 반하고 말았다.

그런데 양옥환은 현종의 18번째 아들의 부인이므로 현종에게는 며느리라고 할 수 있었다. 현종은 며느리 양옥환을 소유하고 싶었지만 차마 말을 건네지 못했다. 그러자 고역사가 대신 작업에 들어갔다. 고역사는 양옥환에게 사람들과 재물들을 계속 보내 유혹하였다. 마침내 마음이 움직인 양옥환은 수왕 이모를 버리고 현종의 품에 안기는데 그때가 26살이었다.

크게 흡족한 현종이었지만 며느리를 후궁으로 앉히는 것은 경을 칠 일이었다. 현종은 양귀비를 도가(道家)에 입문시킨 후 여자 도인으로 신분을 세탁한 후 궁으로 불러들였고 양옥환이 27세 때 비로소 후궁에 앉혔다. 현종은 태진궁을 짓고 그 곳에서 시도때도 없이 양옥환과 불장난을 했다. 양옥환과의 주색에 빠져 지냈으니 현종이 국사를 소홀히 한 것은 당연한 일이었다. 재색에 머리까지 총명했던 양옥환은 현종이 국사를 소홀히 하는 틈을 타서 현종 대신 권력을 휘두르기 시작했다. 양옥환은 현종 몰래 궁궐 주변에 자기 사람을 심기 시작했고 시골 시정잡배인 6촌오빠 양국충을 장안으로 불러 요직에 앉혔다. 현종은 양옥환의 꿍꿍이도 모른 채 양옥환을 유일하게 자신의 말을 이해하는 꽃, 즉 해어화(解語花)라 불렀다.

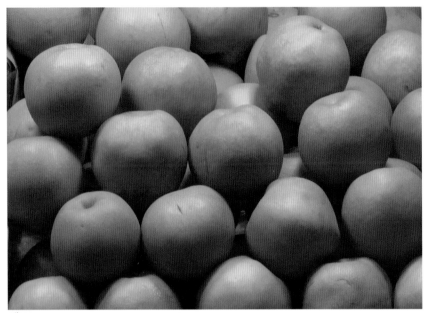

배

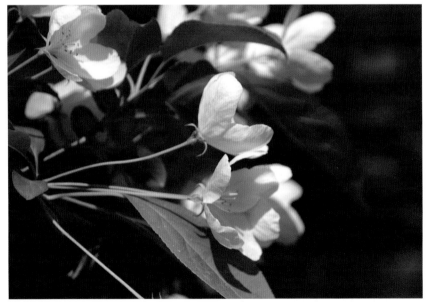

배나무 꽃

이 무렵 돌궐 출신이지만 무역으로 재물을 모으고 아첨을 잘 해 승승장구하던 40대의 안록산(安祿山)이란 자가 있었다. 40대의 안록산은 현종뿐 아니라 현종의 후궁인 20대의 양옥환에게도 아첨을 하여 스스로 양자가 되었다. 양옥환은 6촌오빠 양국충보다 안록산과 친하게 지냈는데 혹자는 서로 정(情)을 통하는 사이였다고 한다. 양옥환이 안록산을 양국충보다 높은 직급에 등용하자 양국충이 화가 난 것은 당연지사. 그가 안록산을 제거할 목적으로 모함하자 안록산은 15만 대병을 이끌고 안록산의 난을 일으켰다.

스스로 대연황제(大燕皇帝)가 된 안록산은 군대를 이끌고 장안까지 쳐들어왔다. 발등에 불이 떨어진 현종은 양옥환을 데리고 촉(燭)을 향해 허둥지둥 도주하였다. 현종이 피난을 하다 보니 그 동안 국사를 소홀히 하여 나라 꼴도 말이 아니었는데 안록산의 난까지 겹쳤기 때문에 백성들의 원성이 자자했다. 백성들은 현종의 피난길을 가로막고 이 지경이 된 원인인 양옥환과 양국충을 사형시킬 것을 주장하였다.

피난길이 막힌 현종은 양옥환을 처리하는 문제에서 손을 떼기로 했다. 양옥환은 사태가 호전되기를 기다리면서 사찰의 불전에서 기다리고 있었다. 사찰을 찾아온 것은 고역사(高力士) 일행이었는데 이들은 양옥환을 포위한 상태에서 그녀의 목을 매여 죽였다. 양옥환의 시체는 비단보에 싸여 땅에 매장되었는데 그때 양옥환의 나이는 38살이었다.

귀비 양옥환의 미모를 표현하는 시는 수없이 많은데 이 가운데 가장 신금을 울리는 시는 현종과 양귀비의 사랑을 소재로 한 장한가(長恨歌)이다. 장한가는 현종과 양귀비가 헤어지는 장면을 다음과 같이 묘사하는데 여기서 배꽃이 등장한다.

玉容寂寞淚欄干

백옥 같은 얼굴에 쓸쓸한 눈물이 방울지고

梨花一枝春帶雨

배꽃 한 가지가 봄비에 젖은 듯

含情凝睇謝君王

정다운 눈길로 황제께 고마운 말 전하네.

한국 3대 명주인 배로 담그는 술
이강고(梨薑膏) 비밀 레시피

●

배의 맛은 달고 시며, 성질은 차다. 폐와 위를 보하고 가래, 숙취, 기침, 갈증, 변비, 당뇨, 소화불량, 백일해, 해열, 뇌졸중, 항암 등에 효능이 있다. 배는 음이 강한 과일이므로 많이 섭취하면 속이 차가워져서 설사를 일으킬 수 있다. 또한 오한, 설사, 만성 질병, 빈혈증에는 배의 섭취를 피한다. 배는 성질이 차가우므로 성질이 차가운 게와 금기인데, 같이 섭취할 경우 위장에 나쁜 영향을 주어 설사를 유발할 수 있다. 또한 배를 먹을 때 뜨거운 물을 마시거나 기름기가 있는 음식과 같이 먹으면 설사를 유발할 수 있다.

배를 약으로 먹으려면 보통 술로 담가 먹는데 배를 여러 등분으로 나눈 뒤 씨앗을 포함해 소주와 설탕을 넣고 담근다.

조선의 상류층이 즐겨 마신 이강고(梨薑膏)는 달달한 맛의 술이다. 이강고는 다음 순서로 만든다.

1〉 배의 껍질을 벗긴 뒤 배를 강판으로 갈아낸다. 갈아낸 것을 보자기로 짜서 배즙을 낸다.
2〉 배즙에 생강즙, 꿀을 가미한 후 소주와 혼합하여 술병에 넣고 밀봉한 뒤 끓는 물에 중탕한다. 또는 생강과 배를 갈아서 주머니에 넣고 이것을 계피 가루와 울금 가루를 탄 소주에 2~3시간 동안 담근다.
3〉 이강고를 담그는 방법이 두 가지인 이유는 하나는 전라북도 방식, 다른 하나는 황해도 방식이기 때문이다.

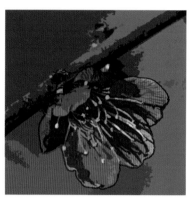

액운은 사라지고
매화와 매실(梅實)

매실이란 매화(梅花)의 과실을 말한다. 별로 쓸모 있는 과실은 아니라서 모과[木瓜]와 함께 천대받는 과실이다. 복숭아도 아니고 살구도 아니므로 어렸을 때는 무엇에 쓰는 과실인지 모르는 사람도 많았을 것이다. 그러나 모과차를 마시면 모과와 사랑에 빠지듯, 매실차를 음복하면 그 시원하고 시큼한 맛이 일품이라서 그때부터 매실이 괜찮은 과실로 기억된다. 요즘이야 매실음료수로도 만날 수 있지만 예전에는 집안에서 만들어야 먹을 수 있는 여름 음료였다. 매실이나 모과의 공통점은 한 가지이다. 머릿속에 떠오르는 순간 '파블로프의 개'처럼 침이 저절로 나온다는 점이다.

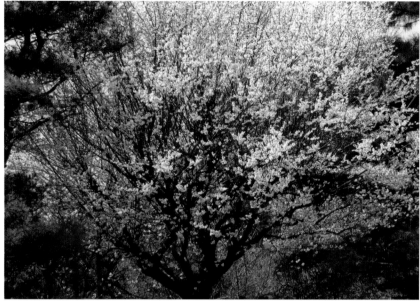

매실나무

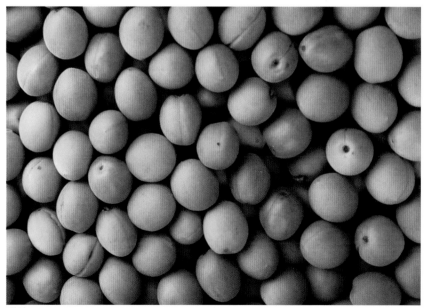

매실

먼 옛날 중국에서 있었던 일이다. 장수가 병졸들을 이끌고 깊은 산을 넘어가는데 모든 병졸들이 기진맥진하여 쓰러질 지경이었다. 이에 장수는 꾀를 내었다.

"저 산을 넘어가면 매실밭이 있을 것이다."

이 간단한 말에 병졸들은 부쩍 기운을 냈다. 매실이 있다는 말에 입에 침이 괴면서 갈증도 사라지고 기운이 났다는 것이다.

코미디 같은 일화이지만 매화는 사실 중국에서는 으뜸으로 치는 봄 나무이다. 이른 봄에 꽃을 개화하면서 봄 소식을 알려주니 고대 중국에서는 매화꽃이 피는 것을 상서로운 일로 간주하였다.

매화 꽃이 피면 한 해의 시작이었고, 매화가 피는 것은 순리를 뜻하였다. 또한 매화가 피는 것은 평화와 이득이 생길 것을 상징했고, 매화가 피는 것은 순결과 정숙을 의미해 매화는 4덕이 있다고 하였다. 그리하여 매화가 피는 것은 액운이 사라짐을 의미하였으니(봄이 왔음을 의미하였으니), 매화 꽃이 필 무렵에는 주역의 원형리정(元亨利貞)이라고 액운을 쫓아내는 주문처럼 사람의 마음을 안정시켰던 것이다.

매화의 4덕이 발전하여 나중에는 매화 꽃의 꽃잎 5개가 오복을 상징한다고 하였다. 매화 꽃의 오복이란 유쾌함, 행복(幸福), 장수(長壽), 순조로움, 화평(和平)을 말한다. 매화가 중국의 황실에서 거의 국가 꽃에 해당하는 대접을 받고 동양화의 사군자 중 하나가 된 것은 바로 이런 이유 때문이다.

매실의 효능과 매실 청량음료, 매실청

중국에서의 매화는 사군자의 하나로서 화려하고 요염함, 그리고 순백의 꽃이다. 이를 인정하듯 중국의 황실은 여러 나무 가운데 유독 매화를 아꼈다.

중국은 예로부터 주방에 두 가지 조미료가 꼭 있었는데 그것은 소금과 매실이었다. 이것과 관련된 재미있는 일화가 있다.

『서경(書經)』에 의하면 은(殷)나라 고종(高宗)이 부열(傳說)을 재상으로 임명하면서 열변을 토했다고 한다.

"너는 짐의 뜻을 헤아려서 짐이 술과 단술을 만들면 누룩과 엿기름이 되어야 할 것이고, 짐이 국에 간을 맞추거든 너는 소금과 매실이 되어야 하느니라."

하지만 매화에 대한 감상은 사람마다 달라서, 봄날 흐드러지게 피다가 꽃잎이 날리는 모습에 한숨을 쉰다는 노래도 있다. 그러나 매화를 국가 꽃에 준해 대접했기 때문에 당나라 때에는 매화 재배 기술이 놀랍도록 발전하였을 뿐만 아니라, 송나라와 원나라 시대에는 수많은 문인들과 화가들이 매화를 극찬하는 매화의 번영기였다. 송ㆍ원 시대에 매화를 소재로 한 문인 화가 작품이 5천 점이 넘었다고 하므로 얼마나 대중적인 소재인지 알 수 있다.

매화는 문인뿐만 아니라 시정잡배와 기생들 사이에서도 인기를 얻어 머리핀과 옷, 문갑, 가마 따위에서 각종 문양이 되었다.

중국에서는 매화를 매(梅)라고 칭하고 꽃은 매화(梅花), 열매는 매자(梅子), 매화나무는 매수(梅樹)라고 부른다. 매실에는 다양한 유기산과 비타민, 플라보노이드 등이 함유되어 있고 신맛은 대개 유기산 때문이다.

매실 음료는 6월 초에 수확한 덜 익은 열매를 짚불에 훈증한 오매(烏梅)로 담근다. 오매를 냄비에 물을 넣어 달인 뒤 껍질과 씨앗을 걸러낸다. 그 후 귤껍질(陳皮;진피)과 설탕을 넣고 조금 더 달인다. 완전히 달인 뒤에는 잠시 식혀 얼음을 띄워 시원하게 한 뒤 병에 담아 냉장 보관한다.

매실 음료를 마실 때에는 입맛에 맞게 꿀이나 시럽을 타서 마신다. 오매로 담근 매실 음료는 신맛이 강한데 정장, 기침, 살균, 식욕 증진, 해열, 여드름, 만성 설사에 좋다.

성숙한 매실인 홍매실은 쉽게 무르기 때문에 매실 음료로 담그는 것을 피해야 한다.

참고로 매실 음료의 신맛은 임산부와 태아에게도 좋으므로 임산부가 신맛을 찾을 경우 매실 음료를 제공하는 것이 좋다.

주당들에게 인기 있는 매실주(梅實酒)

매실은 중국의 옛날 주방에서 소금과 함께 필수 조미료였다. 지금도 이를 응용한 것이 매실청이나 매실 효소 같은 조미료이다. 매실청이나 매실 효소는 훈증하지 않은 청매실로 담근다. 먼저 매실을 씻어 물기를 거의 제거한 뒤 매실과 동량의 설탕을 넣어서 담근다. 설탕량이 매실보다 많으면 매실청이 되고, 매실보다 조금 적으면 매실 효소가 된다. 매실청이나 매실 효소를 담근 뒤 1년 뒤에는 엑스가 나오는데 이것에 물을 혼합하면 주방에서 사용하는 각종 요리의 조미료가 된다.

역시 덜 성숙한 청매(靑梅)로 담그는 매실주(梅實酒)는 설사, 식욕 증진, 소화, 피로회복에 좋은 술이다.

준비한 청매실은 바로 술로 담그지 않고 하룻밤 통풍이 잘 되는 어두운 곳에 두어 푹 삭혀준다. 이것을 다음 날 깨끗이 세척한 뒤 물기를 없애고 병에 담는다. 그 위에 매실과 같은 분량의 설탕을 채우고 소주를 붓는다. 병을 밀봉한 뒤 건냉암소에 2~3개월 동안 보관하면 술 색깔이 노르스름한 색으로 변한다. 이때부터 음복할 수 있지만 1년 이상 발효시키면 술 맛이 더 좋아진다.

신경통 환자는 매실주를 환부에 바르면 효능이 있다. 피부 미용에는 물과 혼합해 발라주어도 좋다.

참고로 청매실은 약간의 독성이 있으므로 날것은 섭취하지 않는 것이 좋다. 청매실은 반드시 설탕이나 술, 소금에 절여야만 섭취할 수 있다.

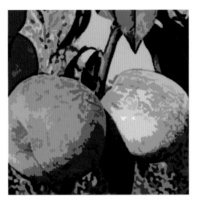

천하 제일 과일
복숭아

오경(伍經)의 하나인 『예기(禮記)』는 복숭아를 신에게 바치는 다섯 과일의 하나라고 하였는데 이들 다섯 과일은 복숭아(桃), 자두(李), 매화(梅), 살구(杏), 대추(棗)를 말한다. 실례로 기원전 11세기부터 6세기 사이의 시를 수록한 중국 최고의 시집 『시경(詩經)』에 복숭아에 대한 구절이 있는 것으로 보아 중국에는 기원전 10세기 전후에 이미 광대한 복숭아 밭이 광활한 황하 강에 있었을 것으로 추정하고 있다. 이로 인해 복숭아 밭은 고대 이상향을 뜻하는 단어가 되어 훗날 무릉도원(武陵桃源)이라는 고사성어가 만들어졌다. 무릉도원은 훗날 고대의 복숭아 밭을 연상시키는 지상낙원 내지는 이상향(理想鄕)을 뜻하는 단어가 되었다.

남녀간의 관계에서 황홀함을 맛보는 순간을 흔히 무릉도원(武陵桃源)이란 말로 표현하기도 하는데 이는 절정의 순간이 천국에서나 맛볼 수 있는 쾌락을 뜻하기 때문일 것이다.

맛있는 과육으로 인해 천하 제일 과일로 알려진 복숭아나무의 정식 명칭은 '복사나무'이다. 복사나무는 복숭아 열매 및 씨앗뿐만 아니라 전체가 약용 목적으로 사용할 수 있다. 이 가운데 과일로 섭취하는 복숭아 과육에는 단백질, 지방, 탄수화물, 섬유, 칼슘, 인, 철, 비타민 B1, 유기산, 과당이 함유되어 있다. 신선한 복숭아 과육 100g은 수분 88%, 단백질 0.7g, 탄수화물 11g을 함유하고 있고 열량은 180kcal이다. 복숭아를 약용하려면 보통 미숙과를 약용해야 하며 그 외에 씨앗, 수피, 잔가지, 꽃, 뿌리를 약용할 수 있다. 부종, 혈액순환, 빈혈, 소화, 종기, 어혈, 월경불순, 변비, 갈증, 식욕부진, 여드름에 효능이 있고 폐와 간을 보한다.

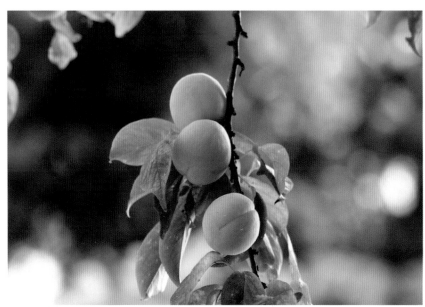

복숭아 열매

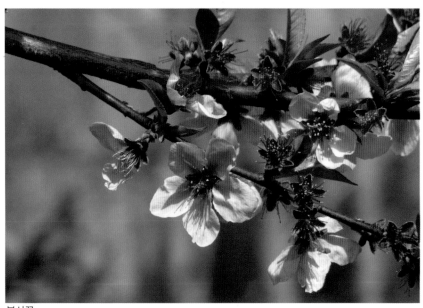

복사꽃

장수의 상징 복숭아
복숭아술(桃酒) 비밀 레시피

복숭아는 중국 전통 문화에서 다산, 행운, 장수, 불멸을 상징한다. 중국의 민속에서 복숭아는 귀신과 관련이 있어 현대에 들어서는 귀신을 쫓아내는 나무라고 알려져 있다. 특히 복숭아나무의 동쪽 가지는 도동지(桃東枝)라고 하는데 추운 겨울을 지나 봄철에 햇빛을 가장 많이 쬐면서 싹이 난 가지를 뜻한다. 이런 가지는 양기가 많다 하여 음(귀신)을 내쫓는 가지라고 하였다. 우리나라 세시풍습에도 도동지로 빗자루를 만든 뒤 창문을 두들겨 귀신을 들지 못하도록 쫓아내는 풍습이 있다.

중국 신화에서 복숭아는 불멸의 과일을 뜻하며, 신선들이 먹는 과일이었다. 그리하여 1등급 복숭아를 먹으면 땅과 하늘, 달과 태양과 같아지고, 2등급 복숭아를 먹으면 새처럼 거닐며 불로장수할 수 있다 하였고, 3등급 복숭아를 먹으면 신선처럼 득도를 하고 몸을 가볍게 할 수 있다 하였다. 과일의 으뜸인 복숭아로 술을 담그는 방법은 다음과 같다.

1〉 잘 익은 복숭아를 수확한 뒤 깨끗이 세척하여 2~4등분으로 잘라 준비한다. 씨도 버리지 않고 준비한다.
2〉 유리 단지에 준비한 복숭아와 씨를 넣고 소주와 설탕 또는 꿀을 가미한다.
3〉 3개월간 숙성시킨 다음 찌꺼기는 걸러내고, 또 다시 1개월 더 숙성시킨 뒤 음복한다.

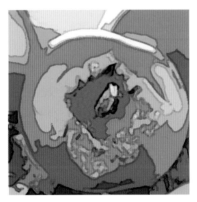

글씨를 쓸 수 있었던
감

당나라의 단성식(段成式)이 쓴 유양잡조(酉陽雜俎)는 감나무를 이렇게 칭
찬하였다.

① 果肉甜美 (과육은 감미롭고)
　　과육감미

② 高齡長壽 (오랫동안 장수하고)
　　고령장수

③ 樹可遮陰 (나무 밑에 좋은 그늘을 만들고)
　　수가차음

④ 鳥不築巢 (새가 둥지를 만들지 않고)
　　오불축소

⑤ 少遭蟲害 (해충이 적고)
　　소조충해

⑥ 秋色可賞 (가을 단풍이 아름답고)
　　추색가상

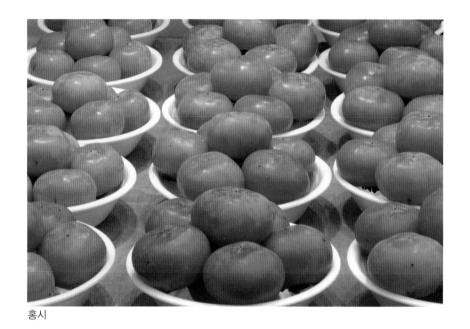

홍시

엽가임서
⑦ 葉可臨書 (잎에 글씨를 쓸 수 있다.)

이 가운데 ⑦은 당나라 시인 정건(鄭虔)의 일화에서 따온 내용이다. 집안이 가난했던 정건은 종이 살 돈이 없어 인근 사찰의 감나무 잎으로 서예 연습을 했다. 정건은 나중에 시험에 합격하여 관리가 되었고 훗날에는 홍문관 학사로 출세한 뒤 시인 두보의 술 친구가 되기도 했다. 정건의 일화는 훗날에도 많은 선비들에게 감명을 주어 감나무 잎은 곧 글씨를 쓸 수 있는 종이에 비견되기도 했다.

감은 높은 영양가와 좋은 효능을 가지고 있지만 쓴맛(탄닌 성분)이 강해 몇 가지 경우 금기해야 한다. 먼저 공복에 감을 먹으면 위장에서 소화

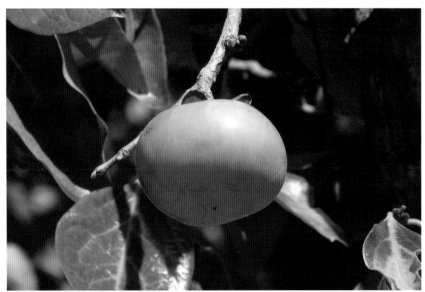
감나무의 감

되지 않고 변비를 불러일으킬 수 있다. 감을 먹을 때는 껍질을 벗기고 먹는 것이 위장에 좋다. 감의 탄닌 성분은 철분과 결합하므로 철분이 부족한 빈혈 환자는 감의 섭취를 피한다. 아울러 감은 우유와 궁합이 맞지 않다.

이자성(李自成)의 반란과 곶감

감은 여러 가지 상태로 섭취할 수 있다. 먼저 홍시(紅柿)는 빨갛게 잘 익은 감을 말하는데 늦가을에 먹는 시큼하고 달콤한 맛이 별미인 과일이다. 홍시는 심장과 폐장을 보하고 토혈, 숙취를 풀지만 술과 겸하거나 게와 같이 먹으면 복통과 구토가 발생할 수 있다.

홍시를 불에다 말린 것은 오시(烏柿)라고 한다. 오시는 해독과 화상, 설사, 지통에 효능이 있다.

노랗게 익은 감을 볕에다 자연건조시킨 것은 백시(白柿)라고 하는데 이 것이 곶감이다. 건시(乾柿), 황시(黃柿)라고도 부르는데 정작 중국에서는 시 병(柿餅) 내지는 시자병(柿子餅)이라고 한다. 곶감은 우리나라뿐만 아니라 중국에서도 흔히 먹는 전통 간식이다.

곶감은 중국 명나라 말기 이자성(李自成)의 난 때 생겨났다. 이자성은 서안에서 북경까지 농민군을 이끌고 진군하였지만 기근기와 겹치다 보니 식량도 부족했고 먹을 것도 없었다. 이때 이자성의 부대원 중 농민들이 산 에서 딴 감을 곡물 가루에 묻혀 번철 따위에 지져 구웠는데 이것이 곶감 의 기원이다. 그 후 이 곶감은 농민군의 정식 식량이 되었다. 이것이 유래 가 되어 훗날 이자성의 가족들은 이자성의 죽음을 그리워하며 매년 가을 에 감을 번철에 구워 먹었다. 물론 지금의 곶감은 불에 굽지 않고 자연 상 태에서 말린 것을 말하지만 중국에서는 번철에 구운 곶감, 자연광에서 말 린 곶감, 인공광에서 말린 곶감 등 세 종류 곶감을 먹는다. 훗날 번철에서 구운 곶감은 이자성의 반란군이 대승리를 했던 서안(西安)의 명물 음식이 되었는데 지금도 서안에 가면 번철에 구운 곶감을 만날 수 있다.

곶감은 영양가가 농축되어 있기 때문에 비타민과 당분 함량도 일반 과 일에 비해 두 배 정도 높다. 곶감의 약용 효능은 주로 신체 하부 질환에 집 중되어 있다. 이질(痢疾), 치질(痔疾), 임질(淋疾), 소화불량 등의 질환에 효능 이 좋고 지혈, 고혈압, 기미에도 효능이 있다. 단 몸이 차거나 변비가 심한 사람, 그리고 병약자는 곶감의 약용을 피하는 것이 좋다.

『본초비요(本草備要)』는 곶감이 장풍(腸風), 치루(痔漏), 각혈(咯血)에 효능 이 있다고 하였다. 주로 치질 관련 질환들이다. 곶감을 매일 2~3개씩 쪄서 먹으면 효능이 있지만 변비 환자는 금기이다.

민간에서는 임질(淋疾)과 방광 질환에 곶감 500g을 물 5컵에 달여 일주일 정도 마시면 효능이 있다고 한다.

피부 미용과 기미에는 곶감을 씹어서 환부에 바를 수 있다. 부스럼과 화상 피부에는 짚불에 그을린 감을 짓찧어 바른다.

시상(柿霜)과 정력 강정제(强精劑)

시상(柿霜)이란 곶감의 표면에 붙어 있는 흰 분말을 말한다. 심장, 폐, 위를 보하고 기침, 진해, 인후염, 설태, 객혈, 갈증, 만성 기관지염, 당뇨, 치질에 효능이 있고 노인의 진을 보한다. 특히 시상은 폐와 관련된 질병에 효능이 높은데 대부분 임상적으로 증명되었다. 단 감기에 의한 기침에는 금기이다.

시상은 당뇨에도 좋으므로 당뇨병 환자의 감미료로 사용할 수 있다. 중국의 북송 시인 소식(苏轼)은 당뇨병을 치료할 때 시상을 사용했다.

시상은 감을 자연 건조할 때 감의 당분이 외부의 습기와 접촉하면서 막을 형성하고 이 막이 자연 건조 과정을 거쳐 분말로 변한 것이다. 시상을 채취하려면 시상이 많이 붙어 있는 곶감을 구입한 뒤 대나무 조각으로 긁어서 채취한다. 이렇게 채취한 시상은 채에 걸러서 불순물을 제거한다. 시상을 보관할 때는 먼저 잘 건조시킨 뒤 습기가 차지 않도록 밀봉 보관한다. 시상을 약으로 복용할 때는 보통 1회 12g 정도를 복용한다. 시상을 채취할 수 없을 경우에는 곶감을 대신 섭취하되 감은 위장과 문제가 발생할 수 있으므로 일반적으로 1일 3개 이하를 섭취해야 한다.

몇몇 사람들은 시상이 폐를 보하고 진을 보충하기 때문에 허한 자의 정력를 증진하는 데 효능이 있다고 하여 강정제(强精劑)로도 먹을 만하다고 한다.

버릴 것이 없는 감꼭지

감나무는 전체가 약으로 사용할 수 있는데 이 가운데 흔하게 사용하는 약재는 감꼭지이다. 감꼭지는 생약명으로 시체(柿蔕)라고 한다.

사람이 밤에 오줌을 싸는 증세는 야뇨증 내지는 유뇨증이라고 하는데 우리말로는 오줌싸개라고 부른다. 야뇨증이 심한 어린이를 둔 부모는 아이들이 자다가 오줌을 싸지 않도록 수분 섭취를 제한하거나 단 것을 주지 않는다. 이것은 임시방편의 처방이므로 야뇨증을 치료할 단방 처방법을 알고 있으면 좋다. 사용할 수 있는 단방 처방 약재는 은행알과 감꼭지가 있다. 어린이의 야뇨증이므로 약간 독성이 있는 은행알보다는 감꼭지를 사용할 것을 권장한다. 감꼭지는 기를 누르는 효능이 있으므로 딸꾹질과 구토에도 효능이 있다.

야뇨증 환자가 감꼭지를 약용하려면 물 1컵에 감꼭지 10개를 넣고 물의 양이 반 컵이 될 때까지 달인다. 이것을 매일 복용하면 야뇨증이 완치될 것이다.

미성숙한 감에서 채취한 즙을 시칠(柿漆) 또는 감즙이라고 부른다. 시칠은 어망과 비옷의 이음새 따위에서 방부제로 사용하지만 혈압을 내려주는 효능이 있어 고혈압 약으로 사용한다.

사찰의 약선차 중에는 감잎을 차로 우려 마시는 감잎차가 있다. 감잎차는 이뇨, 혈액 정화, 신진대사 촉진, 기침, 천식에 효능이 있는데 민간에서는 불면증에도 좋다고 한다.

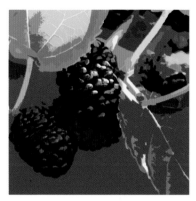

광무제와 등우를 구출한
뽕나무 오디

한자로 상(桑)은 뽕나무를, 상실(桑實)은 뽕나무의 열매인 오디를 말한다. 아마 아직도 오디를 먹어 보지 못한 분들이 많을 것 같은데 식도락가라면 즐길 만한 미식에 가까운 과일이다. 흡사 산딸기와 비슷한데 그 맛은 산딸기보다 더 좋다.

때는 서한 말, 나중에 후한을 건국하게 될 광무제 유수(劉秀)가 난양(南陽)에서 군대를 기병하던 시절이었다. 유수는 군대를 이끌고 유주(幽州)로 진격했지만 왕망의 군대에 대패한 뒤 부관 등우(鄧禹)를 데리고 홀홀단신 도주했다.

유수가 숲에 숨어서 몸에 박힌 화살촉을 뽑아낸 뒤 고통을 참고 있었

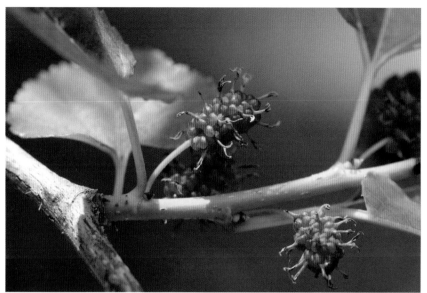
뽕나무 열매(오디)

는데 왕망군이 유수를 찾는 목소리가 들렸다. 덜컹 겁이 난 유수는 나무 밑에 숨어 추세를 살폈다. 그 곳은 왕망의 군대가 주둔한 지역이었다. 이 곳에서 섣불리 도망을 치다간 오히려 적에게 들통나 화살 세례를 맞을 것 같았다. 유수는 부장 등우가 부축해 주는 가운데 주위를 더듬거리며 몸을 감출 장소를 찾아다녔다. 그들의 눈에 벽돌을 둥글게 쌓아 만든 가마집이 보였다. 이미 오래 전부터 사용하지 않는 가마터라서 잡풀만 무성할 뿐 인적은 없는 곳이었다. 유수는 부관과 함께 가마집 안으로 몸을 감추었다. 유수는 온 몸에 부상이 심했기 때문에 가마집 안에서 눕자 바로 기절해 버렸다. 유수가 잠에서 깨어난 것은 2~3일 뒤였는데 유주 전투에서 패배한 7일 뒤였다. 유수가 부관에게 말했다.

"몹시 시장하구나 먼저 먹을 것이 있는지 오늘 밤 찾아보러 나가자."

어둠이 내리자 유수는 부관과 함께 먹을 것을 찾기 위해 가마터의 문을 열고 나왔다. 때는 5월 중순이었다. 가마터 앞에는 숲이 있었는데 문 바로 앞에는 큰 나무 세 그루가 있었다. 유수는 큰 나무에 몸을 기댄 채 숨을 헉헉거렸는데 별안간 잘 익은 열매 하나가 유수의 잎 안으로 굴러 떨어졌다. 유수는 그것이 무엇인지 몰라 서둘러 뱉으려 했는데 잎 안에서 사르르 녹는 것이 아닌가! 심지어는 맛과 향기도 달콤했다!

그 날 이후 유수와 등우는 낮에는 가마터 안에서 지냈고 밤에는 열매를 따 먹기 위해 밖으로 나왔다. 그런 식으로 30일을 보내자 유수의 몸은 완치되었고 체력은 회복되었다.

몸이 완치되자 유수는 불현듯 가마터 앞의 나무들이 궁금해 부관 등우에게 물었다. 등우가 대답했다.

"대장께서 드신 열매는 뽕나무 열매이옵니다. 왼쪽 나무는 참죽나무, 오른쪽 큰 나무는 사시나무입니다."

"이 지역의 이름은 무엇이더냐?"

"이 지역은 흥현(兴县) 관할의 야장촌(野场村)이란 곳이옵니다."

유수는 격정에 빠져 말했다.

"그랬구나! 나는 생각해 보았다. 장차 한 왕조가 복원되면 이 뽕나무를 왕으로 봉하겠다고."

그로부터 10년 후의 일이다. 유수는 왕망을 쫓아내고 후한을 건국한 뒤 광무제로 즉위하였지만 뽕나무 일은 까마득히 잊어버렸다. 그러던 어느 날 꿈 속에서 백발 노인이 나타나 별안간 광무제에게 봉을 하였다.

잠에서 깨어난 광무제는 백발 노인이 왜 자신을 봉했을까 곰곰이 생

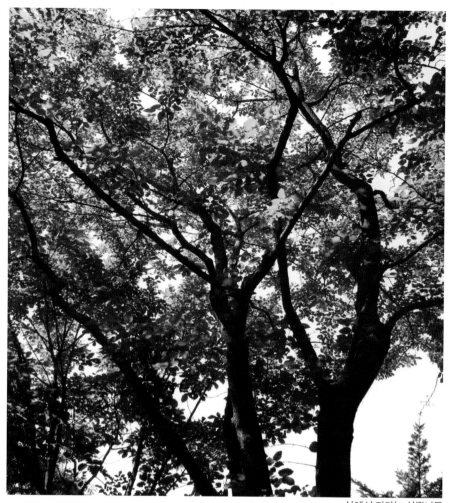

산에서 자라는 산뽕나무

각하다가 뽕나무를 봉해야 하는 것을 뒤늦게 기억해냈다. 광무제는 태감을 호출한 뒤 나무 3그루의 생김새를 설명한 뒤 봉을 하라고 지시했다.

태감은 뽕나무를 봉하기 위해 야장촌을 찾았지만 태감의 머리 속에는 어느 것이 뽕나무인지 알 수 없었다. 태감은 세 그루의 나무를 찾아낸 뒤 오디 열매를 찾았지만 이미 열매가 떨어지고 없었다. 단지 참죽나무에만 열매들이 주렁주렁 달려 있었다. 태감은 별수 없이 참죽나무를 봉하였다.

이렇게 해서 재미난 이야기가 탄생했다. 수고는 뽕나무가 하고 참죽나무가 왕이 되니 배알이 꼴린 뽕나무는 몸이 꼬부라지고 그 모습에 사시나무가 실실 웃는다는 이야기이다.

전통의 강정제(强精劑) 오디

뽕나무는 잎, 열매, 수피 등 전체를 약용할 수 있다. 뽕나무 잎은 폐와 시력, 피를 보하고 해열, 두통, 기침, 가슴통, 가래 없는 기침, 갈증, 충혈, 신경통, 졸중풍, 항균, 피로회복, 강장에 효능이 있다. 아울러 뽕나무 잎은 당뇨병의 저혈당에 효능이 있지만 당뇨병 환자에만 적용되고 신체 건강한 사람에게는 적용되지 않는다. 뽕나무 수피와 잎에서 나오는 백색 즙은 종기, 외상출혈에 바르면 효능이 있다.

열매는 오디라고 부른다. 검정색과 빨간색 열매가 같이 나는데 둘 다 말려서 약용하거나 싱싱한 상태로 섭취한다. 말린 열매는 간, 신장, 피를 보하고 당뇨, 변비, 나력, 신경통, 눈이 어두운 증세, 강장에 효능이 있다. 특히 오디로 담근 술은 장수연명주(長壽延命酒)라는 별명이 있듯 강장에 좋다. 약용 목적의 오디는 일반적으로 검정색 오디가 더 효능이 많지만 뽕나무는 차가운 성질이기 때문에 어린이가 많이 섭취하면 설사를 할 수 있다. 오디는 약으로 먹을 경우 당뇨 치료에 도움이 되지만 생으로 먹을 때는 당분이 많기 때문에 당뇨에 좋지 않다.

- 숙취 해소에 : 말린 오디를 가루낸 뒤 꿀을 섞어 환을 만들어 복용한다.
- 관절통 예방에 : 오디차 또는 오디술(상심주)을 즐겨 마신다.
- 감기 예방에 : 4월에 상심주를 마시면 여름 감기를 예방할 수 있다.

오디 열매를 술로 담그는 2가지 방법
상실주(桑實酒) 비밀 레시피

자양강장에 좋은 상실주는 소주를 사용하는 쉬운 방법과 누룩을 사용하는 전통 방식으로 담글 수 있다.

1〉 오디 1kg, 담금주(소주) 1.8L, 흑설탕 500g을 준비한다.

2〉 유리단지의 물기를 깨끗이 닦은 후 오디, 담금주, 흑설탕을 켜켜히 넣고 밀봉한 뒤 건냉암소에 보관한다. 3개월 뒤 찌꺼기를 걸러내고 다시 밀봉 보관한 뒤 음복한다.

3〉 전통 상심주는 오디 3kg, 찹쌀 400g, 쌀 800g, 적량의 누룩을 준비하되 누룩이 없으면 생막걸리 2병을 준비한다.

4〉 오디를 차가운 물에 세척한 뒤 즙을 낸다.

쌀은 쌀뜨물이 나오지 않을 때까지 여러 번 문질러서 세척한 뒤 반나절 동안 물에 불린다. 솥에 물을 넣고 그 위에 천을 깔고 쌀을 담은 뒤 증기로 찐다. 60~100분 정도 찌면 고두밥이 나온다. 고두밥을 30도 정도의 온도로 식힌 후 막걸리 또는 누룩을 넣어 버무린다. 그때 오디 즙을 끓여 30도 정도로 식힌 후 고두밥에 버무린다.

5〉 버무린 고두밥을 깨끗이 소독한 유리단지에 2/3 높이까지 담은 뒤 밀봉하고 이불을 덮어서 3~7일 발효시킨다. 그 후 썩지 않도록 건냉암소에서 100일간 발효시킨다.

누에나방과 뽕나무 양잠의 기원과 전설

중국 고대 신화에는 황하 지역에 유소씨(有巢氏)가 살았다. 그는 중국 역사에서 최초로 나무집을 짓고 나무 열매를 먹는 법을 가르친 사람이다. 지금으로 치면 고대 어느 마을의 족장일 것이다.

그를 이어서 등장한 인물은 수인씨(燧人氏)이다. 수인씨는 돌을 마찰하여 불을 만드는 방법을 알아낸 인물이다. 그가 그 방법을 사방에 알려주니 중국 고대인들은 불로 음식물을 구워 먹는 법을 알게 되었다.

뒤를 이어 복희씨(伏羲氏)가 출현했다. 그는 짐승을 사냥하고 그물로 물고기를 잡는 방법을 가르쳤다. 말하자면 사냥을 발견한 사람이다.

뒤를 이어 신농씨(神農氏)가 출현하는데 그는 고대 중국인에게 농경을 가르친 인물이다. 농경과 함께 온갖 식물의 쓰임새를 알아냈으니 약초 의약(醫藥)의 길을 열었던 인물이다.

신농씨가 활동할 즈음 헌원(軒轅)이라는 사람이 나타났다. 헌원은 고대 중국의 여러 부족을 평정하여 거대한 세력을 만들어 나갔다. 헌원의 강세에 신농씨의 지배력은 크게 흔들리면서 신농씨 연맹은 분열의 길로 접어들었다.

이 무렵 헌원씨와 함께 가장 강력한 인물은 구려(九黎)족 동맹의 족장 치우(蚩尤)였다. 농업은 물론 구리와 철을 다룰 줄 알았던 치우는 무쇠 같은 얼굴에 눈은 넷이요, 손가락은 여섯이었는데 사람들은 그가 요술을 부린다 말하였다. 헌원과 치우가 고대 중국을 사이에 두고 대결을 벌였다.

헌원은 탁록(涿鹿) 벌판에서 치우와 대결투를 벌인다. 치우가 물안개 요술을 부리는데 어디에 있는지 알 수 없었다. 헌원은 지남차(指南車)를 만들어 치우가 있는 방향을 파악한 뒤 그를 생포했다. 지남차란 나침판이 없었던 고대 중국에서 항시 남쪽 방향을 가르키기 위해 만든 수레를 말한다. 지남차가 항상 남쪽 방향을 가르키므로 병졸들은 안개 속에서 치우가 있는 방향을 찾을 수 있었다.

이렇게 하여 고대 중국이 통일되었고 곧 최초의 국가가 건립되니 헌원이 첫 제왕의 자리에 오르는데 이가 곧 중국의 황제(黃帝)이다. 그래서 고대에서 황제란 말은 헌원 임금을 뜻하기도 한다.

중국 문명의 시발점이라고 할 수 있는 헌원 황제의 등장은 기원전 2,600년 전후의 일이었다. 도읍지는 탁록으로 정해졌다. 황제는 달력을 만들고 풍류를 일으키고 조개를 화폐삼아 시장을 개설했다. 교통 수단으로 배와 수레가 만들어졌다. 황제의 신하 창힐(倉頡)은 새와 짐승 발자국을 보고 문자를 만들었는데 그것이 지금의 중국 글자인 한자(漢字)의 시초이다. 약초학이 의학으로 정립되기 시작한 것도 이때였다. 황제는 자신의 스승이자 신하인 기백(岐伯)과 함께 약초에 대해 의론하였으니 『황제내경(黃帝內經)』이란 의학책은 그 당시 황제와 기백(岐伯)의 대화를 엮은 의학서이다.

다음은 황제가 발명한 것이라고 알려져 있지만 전설도 적당히 추가되었을 것이므로 100% 맞는 말은 아닐 것이다.

수학 : 중국에서 최초로 도량형 제도를 실시했다.

군대 : 고대 전술서를 발간했다.

음악 : 대나무 단소 악기를 발명하고 음계를 정했다.

옷 : 황제의 비가 양잠 기술을 발견했다.

의학 : 황제와 신하가 약초학을 토론하였다.

문자 : 황제의 신하가 문자(초기 한자)를 만들었다.

우물 : 우물을 발명했다.

화살 : 활과 화살을 발명했다.

배와 수레 : 배와 수레를 발명했다.

가옥 : 가옥을 발명했다.

황제의 부인은 누조(嫘祖)라는 여인이었다. 황제가 농업과 사냥, 가축 사육, 쇠의 제련을 관리할 때 누조는 옷을 만드는 법을 관장했는데 당시의 옷이란 별것 아니었다. 동물 가죽을 벗겨 만든 옷이나 털모자, 털신발이었고 이런 복장은 족장들이나 입을 수 있었다.

누조의 시녀들은 산에 올라가 누조에게 바칠 과일들을 따러 다녔다. 그러나 대부분 시큼하거나 쓴 맛이었기 때문에 먹을 만한 과일이 없었다. 여인들이 며칠 동안 산에서 과일을 찾는데 어느 날 해가 질 무렵 이상한 과일이 보였다. 뽕나무에서 실 같은 것이 열매처럼 뭉쳐 있었는데—누에 고치였지만—열매로 착각한 것이었다. 해가 질 무렵이었으므로 시녀들은 멋도 모르고 그것을 수확해 광주리에 담았다.

궁으로 돌아와서 시녀들이 그것을 먹어 보니 아무 맛도 나지 않았고 분위기는 호들갑스럽게 변했다. 소리를 듣고 누조가 나타났다.

"무슨 일인데 이렇게 소란스럽느냐?"

시녀들이 자초지종을 말하자 누조가 말했다.

"어디 한번 나도 내일 너희들을 따라가서 그것을 봐야겠구나."

다음 날 누조는 시녀들을 따라 산에 올라가 보니 뽕나무 가지에 누에

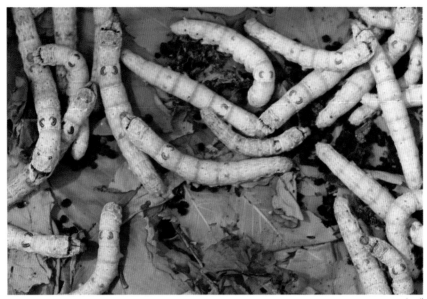

누에

고치가 주렁주렁 달려 있었는데 손으로 훑어 보니 실 같은 것이 나왔다.
누조는 실을 자세히 관찰하다가 시녀들에게 말했다.

"너희들이 이번에 큰 공을 세울 수 있겠구나!"

누조는 이렇게 해서 누에를 키워 실을 뽑는 양잠(養蠶) 기술을 발견하
였다. 이로 인해 누조는 곧 양잠의 신이라고 불린다.

우리나라에 양잠 기술이 들어온 것은 삼국시대 초기로 보인다. 조정에
서 양잠 기술을 널리 장려한 것은 서기 500년 전후이므로 그 이전에는 일
부 농가에서 아름아름 뽕나무를 심고 양잠 사업을 했을 것이다.

조선 초 1459년에 세조는 종상법(種桑法)을 반포하며 대농은 300그루,
중농은 200그루, 소농은 100그루의 뽕나무를 심을 것을 의무화하였고 관
에서 특별 관리하는 뽕나무도 8,000여 그루 심었다. 또한 궁궐에서는 친잠

제(親蠶制)를 거행해 왕후가 뽕나무 잎을 따는 행사를 거행했다.

양잠에 사용하는 누에는 누에나방의 유충(누에벌레)을 말하고 누에가 실을 토하면서 집을 지은 것은 '누에고치', 누에고치 안에 죽어 있는 누에 유충은 '번데기'라고 한다. 한방에는 누에의 똥을 잠사(蠶沙)라고 하며 중풍(中風), 장명(長鳴), 자양강장 약으로 사용한다. 누에 알이 떨어질 때 종이를 대면 알이 붙는데 이를 누에씨 종이, 즉 잠포지(蠶布紙)라고 부르며 부인병의 피임(避妊)이나 불임(不妊)에 사용한다. 번데기는 잠용자(蠶蛹子)라 하는데 풍(風)과 허를 보한다. 자연스럽게 죽은 누에는 백강잠(白殭蠶)이라 하는데, 음부가 가려운 증세에는 백강잠 달인 물로 씻는다.

누에가 고치에서 나오면 누에나방이 되는데 이 중 교배하지 않은 숫나방을 프라이팬에 볶거나 건조한 뒤 만든 분말을 원잠아(原蠶蛾)라고 한다.

원잠아의 맛은 짜고 성질은 따뜻하다. 원잠아는 간과 신장을 보하고 발기부전, 가래, 출혈, 해독, 부기에 효능이 있는데 특히 강정과 조루의 특효약이다. 이 약은 반드시 교미하지 않은 숫나방 분말을 사용해야 한다. 이 분말을 꿀과 혼합하여 환으로 복용하기도 한다.

당나라 시대인 서기 652년에 씌어진 고전 의학서 『천금방(千金方)』은 원잠아환이 한 번에 여러 여자를 만족시켜 주는 정력제라고 하였다. 기력이 약해져서 마음까지 왜소해지는 중장년층에게 이 원잠아 약이 도움이 되길 기원해 본다.

발기부전의 명약
원잠아(原蠶蛾) 비밀 레시피

●

원잠아 발기부전 약을 제조하려면 반드시 누에고치에서 탈피한 숫누에나방을 바로 잡아서 사용해야 한다. 이미 교배를 경험한 숫누에나방을 약으로 사용하면 약효가 떨어진다고 한다.

1〉수컷 누에나방을 잡아서 끓는 물에 삶은 뒤 건조시킨다

2〉건조시킨 나방에서 불순물과 발, 날개를 떼어내어 버린다.

3〉프라이팬에 구운 뒤 복용하거나 분말로 만들어 복용한다. 분말로 복용할 경우 1회 1.5~5g을 복용한다.

4〉분말을 보관할 때는 건조시킨 후 습기가 차지 않도록 밀폐 보관한다.

5〉분말을 꿀과 혼합해 환을 만들어 복용할 수도 있다.

6〉숫누에나방을 구입하려면 국내의 양잠 농장에 문의한다.

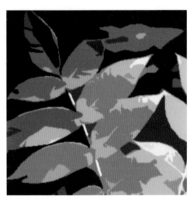

서태후(西太后)가 좋아한
호두

맛있는 견과류인 호두(胡桃)는 예로부터 피부 미용과 정력, 자양강장에 쓰여 왔다. 호두는 살을 오르게 하고, 피부와 모발을 윤택하게 할 뿐만 아니라 뇌의 노화를 예방한다. 장기간 복용하면 야뇨, 빈뇨에 좋고 치질이 낫는다. 호두의 오메가-3 지방산은 우울증을 예방한다. 호두는 한방뿐만 아니라 서양의 고대 그리스 로마에서도 최음제로서 가능성이 있다고 생각했다. 호두 잎을 달인 물에 음경(陰莖)을 담그면 뿌듯하게 힘을 나게 하고, 매독을 치료한다고 하였고, 민간에서는 모발을 검게 하기 위해 호두 껍질과 잎을 달인 물에 머리를 감았다.

호두는 즐겨 섭취하면 코피가 터질 정도로 정력이 붙는다고 하였지만

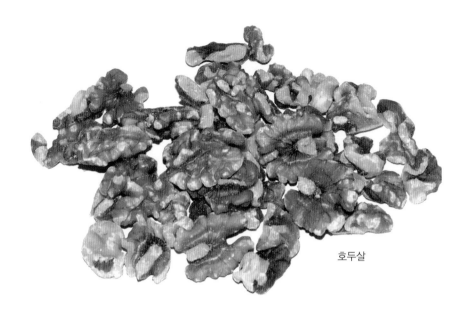

호두살

칼로리가 높으므로 과식하기보다는 매일 소량씩 섭취한다. 호두는 겉껍질 안의 속껍질도 약용 효능이 있으므로 호두를 섭취할 때는 속껍질을 함께 섭취해야 한다.

귀신이 곡할 호두의 효능

『본초강목(本草綱目)』은 호두가 보혈(補血)에 좋다고 하였고 『개보본초(開寶本草)』는 치질 · 이뇨에 좋고 머리칼이 흑발이 되게 한다고 하였다. 『의학입문(醫學入門)』은 호두가 보약처럼 정력을 돕는다고 했다. 『본초비요(本草備要)』는 몸이 차갑고 폐가 약한 증세를 보하고 보기(補氣) 및 보혈(補血)한다고 했다. 현대의학에서의 호두는 치매 예방 및 노화 예방에 좋고 강장, 강정(通精)약으로 효능이 있고 항암, 항당뇨에도 사용한다.

호두를 이용한 다양한 치료법 중에서 쉽게 접할 수 있는 처방법을 간

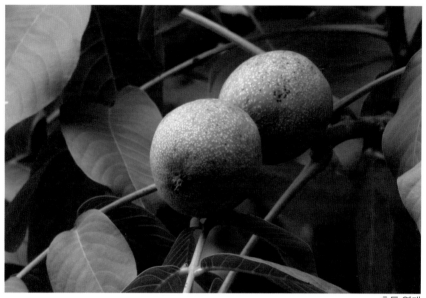

추려 본다.

1. 치매 예방에 : 호두알 2~3개를 손에 쥐고 비비면 손의 경혈을 자
   극해 치매 예방과 뇌 질환 재활에 효능이 있다.
2. 유방암 예방에 : 하루에 약 60g의 호두를 섭취하면 유방암과 종양
   에 걸릴 확률이 줄어든다.
3. 혈액을 보충하고 뼈의 강화, 장수, 충혈, 피부 보습에 : 『어약원
   방(御藥院方)』에서 나온 호두환(胡桃丸)을 만들어 복용한다. 호두(胡桃),
   파고지(破古紙, 개암풀의 열매), 두충(杜仲), 비해(萆薢, 도꼬로마의 뿌리)를 각
   4냥(200g)씩 준비하여 물과 반죽해 호두환을 1천 개 이상 만든 뒤
   1회 30~50알을 뜨거운 수프와 함께 복용한다.

4. 귀울림 : 호두살의 얇은 속껍질을 달여서 복용한다.

5. 무좀 및 손이 틀 때 : 호두살을 빻아서 만든 즙을 환부에 바른다.

6. 타박상 : 호두살을 빻아 술에 탄다.

7. 담석 : 호두살, 빙당(氷糖, 덩어리 설탕), 마유(麻油) 각각 500g을 쪄서 7~10일 복용한다.

7. 잦은 소변 : 호두살을 취침 전 4~5개씩 온수와 함께 섭취한다.

8. 변비 : 호두살과 꿀을 함께 섭취한다.

9. 기침 : 인삼(人蔘) 혹은 생강 적량에 호두살을 1개 끓여 복용한다. 살구씨(杏仁)를 추가하면 오랜기침에 효과가 크다.

10. 신허요통(腎虛腰痛), 복통, 빈뇨, 감기에 : 잦은 음양교접으로 허리가 아플 때 생기는 요통을 신허요통이라고 한다. 호두를 사용하는 '가미청아환(加味青娥丸)' 처방법이 유용하다. 『고금의감(古今醫鑑)』의 가미청아환 제조법은 파고지(개암풀 열매) 6량, 지마(山藥, 참마)와 같이 볶은 후 마는 버리고 두충(杜仲) 6량을 생강즙에 담갔다가 볶은 것과 호두 6량, 침향(沈香), 유향(乳香), 몰약(沒藥) 각 3량을 혼합하여 가루를 만든 뒤 육종용(肉蓯蓉) 6량을 물에 담가 고약처럼 만들어 여기에 가루약을 섞어 환(丸)을 만든다. 1회 50~70환을 온수나 소금물로 복용한다.

11. 불면증(不眠症) : 호두죽을 섭취한다.

12. 임질(淋疾) : 호두살을 분말로 만든 뒤 죽으로 섭취한다.

서태후(西太后)의 미용 세안용
호두 세안 크림 비밀 레시피

●

　탄력이 있으며 밝고 화사한 피부를 만들기 위해 서태후가 애용했다는 호두 젤리의 제조법을 알아본다. 이 죽은 신장에 좋고 피부 보습에 좋다. 나이가 든 서태후는 이를 사용하여 젊고 탱탱한 피부를 유지하였다고 한다.

1〉 빨간 대추 500g, 호두살 150g, 검은깨 150g, 용안(龍眼) 과육 150g, 아교(阿膠) 250g, 빙당(氷糖) 250g, 황주(黃酒) 500g을 준비한다. 참고로 용안을 계원(桂圓)이라고도 한다.
2〉 대추, 호두살, 검은깨, 용안을 믹서로 갈아 분말로 만든다.
3〉 아교는 10일 동안 황주에 담근 뒤, 세라믹 용기에 물과 함께 아교를 넣고 아교가 완전히 녹을 때까지 삶는다. 이후 대추, 호두살, 검은깨, 용안, 빙당(분말)을 넣고 잘 저어서 녹인다.
4〉 깨끗한 용기에 밀봉 보관한 뒤 매일 1~2티스푼을 뜨거운 물에 풀어 세안한다.

서태후(西太后)의 건강을 위한
호두 젤리 비밀 레시피

앞의 세안용 호두 세안 크림은 사실 복용이 가능하지만 의학 식단 목적의 식용 죽은 다음과 같이 만들 수도 있다. 복용할 경우 노화 예방, 면역력 향상, 뇌, 뼈 건강에 효능이 있다. 준비물은 앞에서와 달리 대추를 사용하지 않는다.

1〉 호두살 150g, 검은깨 150g, 황주(黃酒) 150g, 빙당(氷糖) 150g, 아교(阿膠) 150g을 준비한다.
2〉 냄비에 황주와 아교를 넣고 나무주걱으로 잘 저어주면서 20분 동안 끓인다.
3〉 앞의 냄비에 분말 상태가 아닌 호두살과 검은깨를 넣고 믹서로 갈아낸 빙당 분말을 추가한 뒤 잘 혼합하면서 조금 더 끓인 뒤 불을 끈다.
4〉 참기름을 바른 사각 용기에 페이스트를 붓고 빠르게 평평하게 펴면서 식힌다.
5〉 먹기 좋은 크기로 자른 뒤 냉장 보관한다.
6〉 매일 1개를 섭취하되 임산부는 과다 섭취를 피한다.

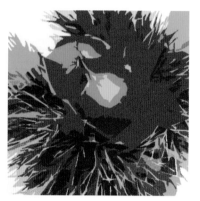

기침과 기력 회복에 좋은
밤과 오과차

약을 구하기 어려운 산골짝의 어느 촌부가 삼 뿌리를 먹고 체했을 때 밤 껍질을 달여 먹다 보니 나중에는 백일해와 기침 따위에 밤죽을 먹기 시작하였고 급기야 밤이 귀할 때는 밤나무 잎을 달여서 기침약으로 복용했다고 한다. 조금 더 여유 있는 촌부는 산골에서 구하기 쉬운 오과차(伍果茶)를 기침약으로 사용했는데 이는 호두, 밤, 은행, 대추, 생강을 넣어서 달인 약이었다. 사람이 사는 모습과 배우는 모습은 도시나 산골짝이나 똑같은 모양이다.

귀신이 곡할 밤의 효능

밤은 비장, 신장, 위장에 좋다. 성미는 짜고 따뜻하며 독성이 없다. 『식

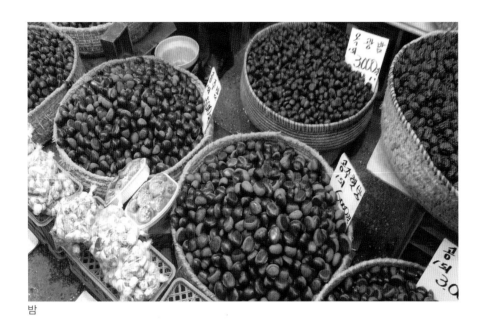

밤

성본초(食性本草)』에는 밤이 뼈와 근육을 이롭게 한다 했다.『본초도경(本草
圖經)』에는 혈액순환(活血)에 좋다고 하였다.『당본초(唐本草)』는 부러진 근
골, 통증, 부기에 이롭다고 하였다. 산후의 임산부, 소아는 과식을 피한다.

1. 신장 결핍, 허리통, 무릎 허약에 : 율설(栗楔, 밤)을 바람에 말려 매
   일 7조각씩 먹은 뒤 바로 돼지 신장으로 끓인 죽을 섭취한다.
2. 옻독, 습진, 피부병에 : 진하게 달인 밤 잎 물로 목욕한다.
3. 주름살, 피부 미용에 : 밤의 속껍질을 말려 분말로 만든 뒤 물에
   개어 바른다.
4. 여드름에 : 밤을 빻아서 개어 바른다.
5. 구토, 종기, 당뇨에 : 밤의 겉껍질인 털송이를 달여서 복용한다.
6. 비출혈, 혈변에 : 밤의 겉껍질을 달여서 복용한다.
7. 요통에 : 매일 아침 공복에 건조시킨 밤을 2알씩 섭취한다.
8. 칼이나 도끼 상처에 : 생밤을 짓찧어 환부에 붙인다.

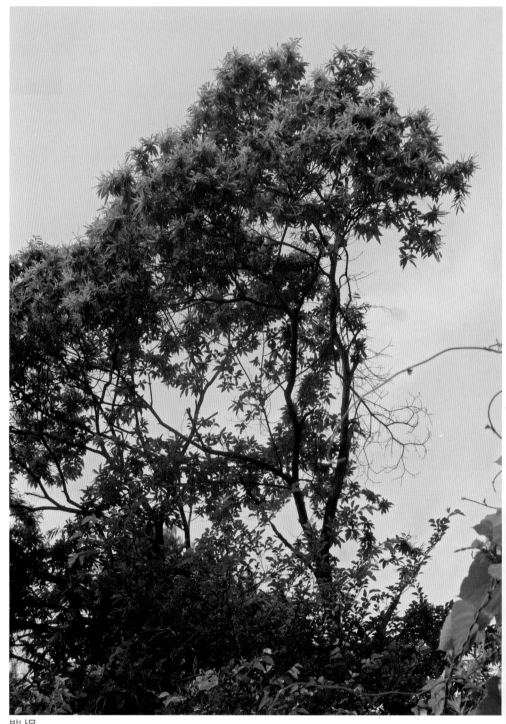

밤나무

자양강장, 기침, 위장에 좋은
밤죽 비밀 레시피

밤죽은 자양강장, 기침, 위장에 좋다.

1〉껍데기를 벗긴 생밤을 물에 불린 뒤 강판이나 믹서로 갈아낸다.

2〉물과 혼합한 뒤 죽으로 끓이면서 꿀을 조금 추가해 준다.

기침에 좋은 오과차
오과차 비밀 레시피

◉

오과차는 노인의 기허(氣虛)와 기침에 좋다.

1〉 호두 10개, 은행 15개, 대추 7개, 밤 7개, 생강 1쪽을 준비한다.

2〉 밤의 겉껍질은 벗기고 속껍질이 있는 상태의 밤을 익기 쉬운 크기로 썬다. 대추는 2~3조각으로 썬다. 은행알은 깨끗이 세척한 뒤 준비한다.

3〉 물 8~9컵에 준비한 재료와 생강을 넣고 끓인다. 끓기 시작한 뒤에는 중불로 30~40분간 은근히 달인다. 차로 마시되 맛이 부족하면 꿀을 가미한다.

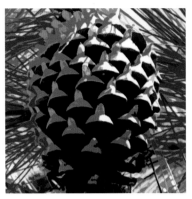

소나무를 약으로 잘 먹는 법
소나무

소나무는 예로부터 매화, 대나무와 함께 추위의 세 친구라고 불렸다. 설악산의 금강소나무를 보면 한겨울 폭설에도 쓰러지지 않고 늠름한 자태를 뽐내는 것이 자신이 왕이라고 말하는 것 같다. 흔한 소나무 그림들을 보면 눈이 쏟아지는 한겨울에도 푸른 잎을 자랑하며 오똑하게 서 있고 소나무가 둘러싸인 환경은 그윽한 계곡이거나 벼랑이다. 이 때문에 소나무는 세속(世俗)을 떠난 선비의 모습이거나 신선(神仙)의 모습에 견주어진다. 그 때문인지 몰라도 소나무 그림에는 신선을 같이 그려 넣는 경우가 많다.

우리나라에는 '정2품송'이 있듯 중국에는 '오대부송(伍大夫松)'이란 소나무가 있다. 전설에 의하면 진시황이 태산을 유람하는데, 지금의 보운교 북쪽에서 별안간 큰 폭우를 만났다. 다행히 길가에 두 그루의 노송이 있어 진시황은 노송 아래에서 폭우를 피했다. 그 공로를 인정해 진시황은 오대부송(伍大夫松)이라고 봉했다.

대부(大夫)라 함은 나중에는 직급이 많이 떨어졌지만 진(秦)나라 때만 해도 작위(爵位)급이었고 조선시대를 기준으로 하면 정일품에서 종사품까지에 붙일 수 있는 칭호였다. 이 오대부송은 서기 162년에 폭우로 2그루가 소실되었고 현존하는 3그루는 1730년에 다시 심은 것이라고 한다.

그렇다면 소나무의 약효(藥效)는 어떨까? 이 또한 신선이 즐길 만한 약재였을까?

소나무의 귀신이 곡할 효능

소나무는 토종 소나무인 적송, 강원도 일대에서 자라는 금강송, 바닷가에서 자라는 해송과 해외에서 들어온 리기다소나무가 있다. 이 중 적송, 금강송, 해송 등이 한방에서 약재로 사용한다. 소나무에서 약용하는 부위는 송엽(松葉), 송순(松筍), 송화(松花), 송진, 송자(松子), 수피, 근백피(根白皮) 등이므로 소나무의 모든 부분을 약으로 사용할 수 있다. 다음은 소나무의 주효 효능이다.

소나무의 주요 효능	
피로회복	운동 능력 개선과 피로 저항력에 좋다.
천식	천식 치료에 효능이 있다.
여성병	여성의 자궁내막증, 월경불순을 개선한다.
정력	남성의 정자 수를 늘릴 수 있다.
호르몬 개선	호르몬을 증진한다.

혈관 질환	나쁜 콜레스테롤을 감소시키고 혈관이 산화되는 것을 방지하고 혈관을 확장한다.
혈액순환	혈액순환을 개선한다.
혈압	혈압을 내려주고 혈관 수축 인자를 제거한다.
두뇌 개선	기억력 증진에 효능이 있다.
노화 예방	면역력과 신진대사를 개선하여 노화를 예방한다.
뇌졸중 예방	뇌졸중 및 심근경색의 위험을 줄인다.
시력	눈의 망막을 보호한다.
항염	각종 염증에 효능이 있다.
항암	유방암에 효능이 있다.
피부 질환	건선 및 피부 염증을 치료한다. 자외선으로부터 피부를 보호하고 다양한 피부병에 사용한다.
흡연	흡연으로 인한 혈소판 응집을 해소한다.
치아	잇몸 출혈과 플라크의 형성을 줄인다.

소나무 열매의 씨앗 송자(松子)는 심폐(心肺) 기능을 좋게 하고 대장(大腸), 강장에 효능이 있다. 예로부터 송자인죽(松子仁粥)이라 하여 소나무 씨앗으로 죽을 끓여 먹었다.

소나무의 수피인 송목피는 기근기에 식량으로 사용되기도 했는데 항암, 지혈, 종기에 사용한다. 칼에 베었을 때 소나무 고목의 수피와 석회를 섞어 가루로 만들어 바르면 지혈과 함께 상처가 아문다. 송피고(松皮膏)는 소나무 고목의 껍질을 푹 고으면 새까맣다가 호박색으로 변한 것을 말하는데 폐결핵, 월경불순에 사용한다.

송유(松油)는 소나무 수피에서 얻은 송진을 불에 가열해서 만든 기름으로 등잔불 기름으로 사용하거나 약재로 사용한다. 흔히 말하는 서양의 테레빈유가 송유이다. 송유는 백반 가루와 섞어 옴 치료에 사용하는데 인위적으로 채취한 것보다 6월에 자연스럽게 채취한 것을 높이 쳐준다. 송진 자체만으로도 지통, 생기에 효능이 있다.

소나무 꽃의 꽃가루인 송화(松花)는 노란색이고 식용할 수 있다. 떡고 물 따위에 넣었던 송화는 한방에서 심폐(心肺) 기능을 좋게 하고 활기, 지혈, 두통, 현기증, 설사, 외상출혈에 효능이 있지만 열을 올리므로 적게 먹어야 한다. 몇몇 사람들은 송엽이나 송자보다 송화가 가장 약성이 높다고 말한다. 송황(松黃)은 이른 봄에 떨어진 소나무 꽃가루(송화)가 땅에 묻혔다가 봄을 지나 여름이 올 때쯤 땅 위로 탄환이나 달걀 혹은 버섯처럼 솟아오른 것을 말하는데, 진액을 보하고 가래를 없애며 소변을 찔끔거릴 때에 사용한다.

송화석(松化石)이란 소나무 고목 가지가 저절로 부러져 물에 처박혀서 돌처럼 변한 소나무 가지의 화석을 말한다. 일단 약으로 사용하는 송화석은 일체 소나무 느낌이 없는 완전 돌처럼 생겼다. 송화석은 짝사랑으로 상심병이 클 때 약용하면 효능이 있을 뿐만 아니라 기침, 부기, 치통에 효능이 있다. 9~12g을 달여서 복용하거나 분말로 복용한다.

솔잎(송엽)

과거에만 해도 기근기가 돌아오면 사람들은 먹을 것을 찾아서 들이나 산으로 갔다. 흔히 말해 풀뿌리를 캐어 먹고 살았다는 말과 일맥상통한다.

사람들이 자연에서 먹을 수 있는 것은 모두 찾았지만 그 중에서 칡 뿌리, 둥굴레, 삽주는 귀하게 취급했다. 시쳇말로 다른 뿌리는 연명하기 어려운데 칡 뿌리, 둥굴레, 삽주 따위는 자양이 되기 때문에 기근기를 헤쳐가는데 많은 도움이 되었고, 곡식 없이도 연명할 수 있는 풀이라고 하였다. 실례로『본초강목(本草綱目)』에는 어느 사람이 전쟁을 피해 산중으로 피난을 갔는데 그 곳에서 삽주를 캐어 먹고 수십 년 만에 고향으로 돌아오니 얼굴이 어린아이처럼 젊어졌다는 이야기가 있다.

기근기나 전쟁통에 산으로 피난을 가면 가장 흔히 구할 수 있는 것이 소나무 수피와 솔잎이다. 아무리 가뭄이 들어도 소나무는 마르지 않고, 전국 어느 산에나 흔한 것은 소나무이기 때문이다.

『본초강목』에는 곡식이 부족할 때 굶주림을 면하려면 솔잎이 가장 좋다 하였다. 솔잎을 가늘게 썰어서 좁쌀이나 미음에 타서 먹는다. 정 먹을 것이 없을 때는 솔잎을 그늘에서 말린 뒤 가루로 만들어 물에 타 먹는다. 피난을 떠날 때 비상 식량으로 대두(大豆)와 솔잎을 섞어 분말로 만들어 먹는 방법도 있다. 아주 형편이 좋지 않은 상황에서는 솔잎을 가늘게 썰어 냇물에 타 마시기도 하였다고 한다.

솔잎은 맛이 쓰지만 오장을 편안하게 하고 전염병 예방, 중풍 따위에 좋다. 음낭이 가렵고 축축할 때는 솔잎 달인 물로 세척한다. 민간에서는 솔잎을 오랫동안 섭취하면 그만큼 수명도 늘어난다고 한다.

솔잎으로 연명하며 300년을 산 괴인

『천금방(千金方)』에는 솔잎에 대한 재미있는 이야기가 나온다.

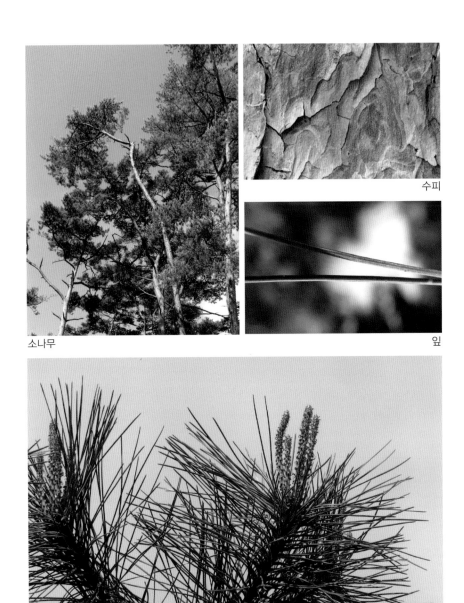

수피

잎

소나무

소나무 수꽃

먼 옛날 중국 종남산(綜南山) 깊은 골짜기에 한 괴인이 살았는데 옷도 입지 않고 몸에는 검은 털이 치렁치렁 나 있었다. 그 괴인이 계곡을 뛰어 노는데 어찌나 날랜지 흡사 사슴과 같았다.

마을 사람들은 괴인이 나타났다는 소문에 괴인을 찾아나섰다. 마침내 마을 사람들이 괴인을 포위하여 잡았는데 여자였다. 마을 사람들이 놀라며 묻자 여자는 말했다.

"저는 진(秦)나라 궁녀인데 어느 해에 관동적(關東賊)이 쳐들어와서 황제가 항복을 하였습니다. 저는 너무도 놀라서 산으로 달아났습니다. 막상 산에 들어오자 먹을 것도 없었고 굶주리고 있었는데 어느 노인이 나타나 송백엽(松柏葉, 솔잎과 잣잎) 먹는 것을 가르쳐 주었습니다. 처음에는 그 맛이 쓰고 떨떠름했으나 나중에는 익숙해져서 먹을 만했습니다. 결국에는 송백엽만으로도 굶주리지 않았고 한겨울에도 춥지 않았습니다."

마을 사람들은 여자의 말에 놀라고 말았다. 그도 그럴 것이 이때는 진나라가 멸망한 뒤 한(漢)나라 성제(成帝) 시대였던 것이다. 여자의 말이 사실이라면 그녀는 300년을 살았던 것이다.

귀신도 곡할 솔잎의 약용 방법…
- 심장, 고혈압, 중풍, 알레르기 민간 처방

아래에 솔잎을 이용한 민간 요법을 정리하였다.

1. 심장 기능 장애에 : 심장 기능을 개선하는 가장 확실한 방법은 수시로 솔잎을 씹는 것이다.
2. 고혈압에 : 솔잎 50개를 세척한 뒤 1cm로 썰어서 준비한다. 주전자

에 넣고 차로 끓여서 매일 3~4회 마신다.

3. 심근경색에 : 솔잎 50개를 세척한 뒤 사발에 갈아서 즙을 낸다. 천으로 즙을 짜낸 후 3회분으로 나누어서 아침 일찍, 점심, 밤에 공복에 섭취한다.

4. 중풍에 : 암소나무의 솔잎, 종려(당종려의 잎자루를 말린 약재), 대두 각 20g을 달여서 복용하면서 이마의 땀을 흘리면 개선된다.

5. 동맥경화에 : 매일 솔잎 50개를 씹어먹거나 차로 우려 마신다. 또는 식전에 소주잔으로 솔잎주 1~2잔을 음복한다.

6. 뇌경색 예방에 : 매일 솔잎즙을 마시거나 솔잎주를 마신다.

7. 천식 알레르기에 : 암소나무의 솔잎 20g을 그늘에서 말린 뒤 매일 달여 먹거나 어린 솔잎을 프라이팬에 구운 뒤 빻아서 인후부에 바른다.

중풍에 묘약인
솔잎주, 송액주

솔잎술이나 솔잎차는 혈액순환 및 중풍 예방에 효능이 있다. 솔잎차는 앞의 내용대로 차로 끓여 마시면 되는데 매일 그렇게 하기가 번거로울 경우에는 솔잎주를 만드는 것이 좋다.

1〉 부드러운 솔잎 100g, 담금주 1.8L를 준비한다.
2〉 솔잎 100g을 빻아서 즙을 낸다.
3〉 앞에서 만든 솔잎즙을 담금주에 넣어 섞어서 밀봉한 뒤 이틀 동안 둔다.
4〉 이틀 뒤에는 반나절 동안 따뜻한 곳에 놓고 이불을 덮어둔다.
5〉 매일 처음에는 5ml를 마시고, 매 식사 시간에는 10ml를 마신다.
6〉 소나무술을 만드는 다른 방법으로는 비단 주머니에 송화를 넣어 1대 3 비율로 술을 붓고 5일을 성숙시킨다. 1일 2회 저녁 식전과 아침 공복 시에 따뜻하게 해서 마시면 중풍에 의한 어지럼증에 효능이 있다.
7〉 송진, 찹쌀, 누룩으로 빚은 전통주는 송액주(松液酒)라고 한다. 송액주는 중풍으로 인한 신경마비, 반신불수, 지각신경 마비에 효능이 있다.

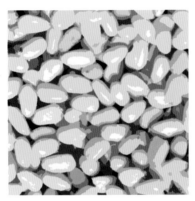

건륭제가 아침 저녁으로 먹었던
잣

잣은 깊은 산림에서 나오는 열매 가운데에서 가장 유명하지만 매우 희귀한 열매이다.

서기 8세기경, 당나라의 북동쪽인 발해 지역은 해마다 당 왕조에 공물을 바치기 위해 백두산 일원에서 수많은 잣을 수확했다. 이러한 관례는 그 후에도 계속되어 청나라 건륭제는 아침과 저녁 식사에 잣을 즐기면서 잣에 대한 감상적인 시를 남겼다. 그가 남긴 '잣나무' 시는 다음과 같은 내용인데 깊은 산중에는 수많은 종류의 소나무가 있지만 잣은 그만큼 희귀하다는 내용의 시이다.

窩集林中各種松

中生果者亦稀逢

잣나무의 원산지는 우리나라와 중국(백두산과 접한 발해 지역), 시베리아, 일본 등이다. 원산지로 보면 4개국에서 자생하지만 사실상 백두산 일원에 분포하고 있기 때문에 당나라는 물론 청나라 백성들은 잣을 구경할 수도 없었다. 이 점으로 보아 청나라 건륭제가 잣을 즐기면서 크게 흡족한 모습을 보인 것은 충분히 이해하고도 남을 일이다. 이것이 인연이 되어 중국에서는 지금도 장백산맥 지역의 잣보다는 한국산 잣을 더 높이 쳐준다. 아예 잣으로 만든 제품에 한국산 잣을 사용했다고 홍보하는 업체들도 보인다.

귀신이 곡할 잣의 효능

잣의 맛은 달고 성질은 온화하다. 신경통과 풍(風)을 사전에 예방하고 자양강장, 정력, 노화 예방에 좋다.

『해약본초(海藥本草)』에는 잣을 오랫동안 복용하면 몸을 활기차게 하고 늙지 않는다고 하였다.

『본초경소(本草經疏)』에는 잣을 선인이 먹는 음식이라고 하면서 많이 먹을수록 생명을 연장하고 신체를 활기차게 하여 쉬이 늙지 않는다고 하

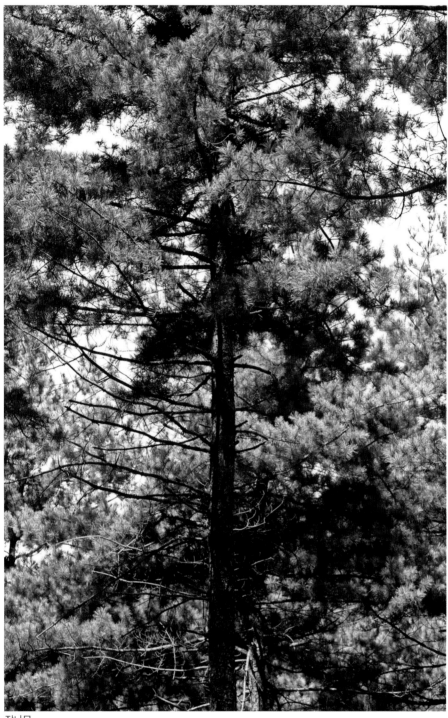

잣나무

였다.

『일화자본초(日華子本草)』에는 잣이 피부 보습에 좋고 오장을 튼튼하게 한다고 하였다.

잣은 이 외에도 기침, 가래, 변비, 현기증에도 효능이 있고 병후의 빠른 회복과 신체 허약자에도 좋지만 100g당 열량이 680kcal나 되므로 한 번에 많은 양의 섭취를 피한다. 아울러 비장 결핍에 의한 설사 환자와 객담이 심한 환자는 금기이다.

1. 현기증에 : 잣 5~9g을 달여서 복용한다.

2. 소아경련에 : 잣 3.5g을 식후마다 먹는다.

3. 노인의 얼굴 주름, 노화 예방에 : 매일 10~30알의 잣을 생식하거나 각종 볶음 요리, 튀김 요리에 잣을 넣어 섭취한다.

4. 변비에 : 매일 10~30알의 잣을 생식하되 며칠 동안 섭취하여 변비가 호전되면 중단한다.

장수와 강정을 위한
잣죽(송자인죽, 松子仁粥) 비밀 레시피

●

잣죽은 병자가 회복할 때 즐겨 먹는 죽이지만 미식가를 위한 음식이기도 하다. 잣죽을 섭취하면 장수하고 얼굴의 주름살을 없애준다. 아울러 발기부전, 피부 보습, 기침, 가래, 변비, 양혈, 현기증에 효능이 있고 오장을 부드럽게 한다. 잣과 호두를 같이 넣으면 동맥경화 예방, 자양강장, 치매 예방의 효과가 배가된다.

1〉쌀 100g, 잣 10g, 호두 20g을 준비하되 호두를 준비하지 못하면 쌀과 잣으로 죽을 조리한다.

2〉쌀을 물에 1시간 이상 불린 뒤 냄비에 넣고 두 배 분량의 물을 넣고 고온에서 죽으로 조리한다.

3〉잣과 호두를 절구로 빻아서 준비한다. 절구가 없을 경우 잘게 다져준다.

4〉죽이 끓기 시작할 무렵 잣과 호두를 넣고 30분간 저온에서 조리한다.

5〉죽이 완성되면 설탕으로 간을 하고 섭취한다.

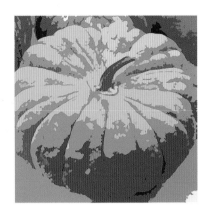

한약에 필적하는 효능의
호박

　호박은 서태후가 먹고 권장했던 음식으로, 특히 여성의 아름다운 피부와 변비에 효과가 있다. 호박은 한문으로 남과(南瓜)라고 하고 오이는 '호과(胡瓜)'라고 하는데 이 둘의 공통점은 피부 미용에 좋다는 점이다.

　중국인들이 붙인 이들 이름 중에 남과(南瓜)란 중국 남쪽에서 온 과실이며 호박, 호과(胡瓜)는 북쪽 산악 지방 오랑캐들이 먹던 열매이고 오이, 서과(西瓜)는 서아시아 어딘가에서 온 과실인 수박을 뜻한다는 것이다.

　호박은 영양분이 풍부할 뿐 아니라 포만감을 주기 때문에 반찬으로 즐겨 먹는 음식이다. 늙은 호박을 먹을 때는 보통 껍질을 버리고 알맹이만 먹는데, 사실 껍질의 약용 효능도 한약에 필적할 만큼 좋다. 늙은 호박 껍

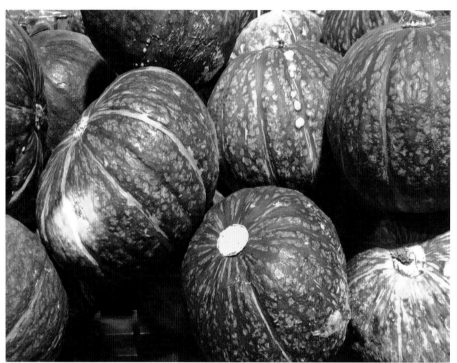

단호박

질의 주요 성분은 코발트(Cobalt)인데 이는 동물의 간, 게, 조개, 꽁치, 고등어에 미량 함유된 성분이다. 코발트는 비타민 B12 합성에 관여하므로 인체의 신진대사를 활성화하고 혈액을 만드는 작업인 조혈작용(造血作用)을 돕고 빈혈을 방지한다. 또한 호박 껍질에는 아연, 펙틴, 만니톨, 칼슘, 칼륨 성분이 있어 해독, 소화불량, 위궤양 예방, 비만 예방, 피부·대장암 예방에 효과가 있다.

귀신이 곡할 호박의 효능

호박의 성질은 달고 따뜻하며 독성은 없다. 호박에서 약용(藥用) 부위는 과육, 덩굴, 잎, 꼭지, 껍질이므로 거의 전체를 약용한다고 해도 과언이 아니다. 과실을 약용할 경우 산후부종, 고혈압, 항염, 지통에 효능이 있고 식용할 경우 해독, 변비에 효능이 있다. 호박 뿌리는 임병·이질·황달에, 잎은 이질에 좋다. 호박과 금기 식품은 새우이다.

1. 동통(疼痛)에 : 호박의 덩굴손 한줌에 소금을 조금 뿌린 뒤 짓찧어서 온수에 넣었다가 복용한다.

2. 구충제로 : 호박 씨를 씹어 먹는다.

3. 불면증에 : 호박을 삶아 먹는다.

4. 중풍 예방에 : 볶은 호박 씨를 식용한다.

5. 혈압 강하에 : 볶은 호박 씨를 식용한다.

6. 일광에 살이 탔을 때 : 깨끗이 세척한 호박 껍질로 반죽을 만든 뒤 하루에 3회 환부에 바른다. 보통 1주일이면 일광에 탄 살갗이 복원된다. 또는 호박을 짓찧어 환부에 붙인다.

7. 칼에 베인 상처에 : 호박 잎 분말을 뿌린다.

8. 젖이 나오지 않을 때 : 호박 씨 40~50알을 볶은 뒤 까 먹거나 달여서 1일 3회 식사와 식사 사이에 복용한다.

9. 독충(毒蟲)에 물린 상처 : 호박 잎 또는 호박 꽃을 짓찧어 붙인다.

10. 건성 늑막염 통증에 : 삶은 호박을 환부에 붙인다.

해독 음식으로 좋은
호박죽 비밀 레시피

●

호박죽은 다이어트, 고혈압, 항염, 지통, 해독에 효능이 있다.

1〉단호박 또는 늙은 호박, 찹쌀 가루, 물 또는 우유, 설탕, 소금을 준비한다.
2〉호박을 적당한 크기로 자른 뒤 용기에 물과 함께 넣고 전자레인지에서 10분 가량 익힌다.
3〉앞에서 익힌 것을 믹서에 넣어 잘게 분쇄한다.
4〉냄비에 분쇄한 호박 퓌레를 넣고 우유 또는 물을 추가한 뒤 끓인다.
5〉찹쌀 가루를 차가운 물에 잘 풀어 놓는다. 냄비가 끓으면 찹쌀 풀을 넣어 점성을 맞춘다.
6〉설탕과 소금을 넣어 간을 맞춘다.
7〉더 맛있게 조리하려면 쇠고기, 참마 가루 또는 고구마를 넣어 조리한다.

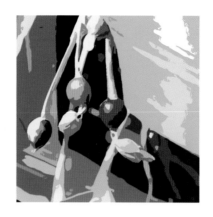

마원(馬援)과 율무–
비만, 피부에 좋은
율무죽

후한 광무제(光武帝) 때 안남(베트남)에서 반란이 일어났다. 광무제는 반란을 평정하기 위해 마원(馬援) 장군을 보냈다. 마원은 반란을 평정하는 도중 전염병과도 싸웠는데 이때 율무를 먹으면서 체력을 다스리고 몸을 민첩하게 했다.

반란을 진압한 마원은 당시 중국에는 없었던 율무를 보급하고자 수레마다 율무를 가득 싣고 귀경했다. 도시에서 마중나온 사람들은 마원이 다른 장군들과 달리 풀떼기 외에는 가져온 것이 없자 뇌물을 몰래 상납받고 빼돌렸을 것이라고 몹시 질투했다. 사람들은 황제에게 마원이 다른 장군과 달리 뇌물을 받았을 것이라고 중상 모략하였다. 황제는 마원의 작위와

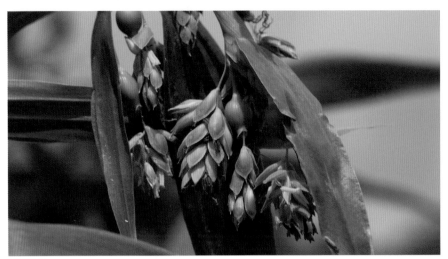
율무의 꽃

명예를 박탈하고 귀향을 보냈다.

'아무리 좋은 뜻이 있어도 사람들에게 의심받을 행동을 하면 자신에게 해가 된다'는 마원의이(馬援薏苡) 고사성어는 이렇게 해서 탄생했다.

중국의 전설에 위하면 어느 부잣집 외동딸이 태어났을 때부터 바닷가의 어부들처럼 피부가 등껍질 같았다고 한다. 부자는 딸의 피부를 탄력 있게 만들기 위해 백방으로 노력했지만 그의 노력은 수포로 돌아갔다. 그의 딸은 24세가 될 때까지 집 밖으로 나오지 않았다. 그러던 어느 날 율무의 효험을 들은 아버지는 매일 아침과 저녁에 각 50g의 율무로 죽을 만들어 딸에게 먹이고 음료로는 율무 음료를 마시게 했는데 반 년 후 딸의 피부가 소녀 피부처럼 옥빛으로 변했다고 한다.

우리나라의 율무 주산지는 경기 연천과 충북 제천 일대이다. 이 일대에서 드넓은 율무 밭을 보노라면 한여름에도 폭염이 날아갈 정도로 상큼하고 아름답다.

귀신이 곡할 율무의 효능

『본초강목(本草綱目)』에는 율무를 장기간 복용하면 몸을 가볍게 하고 기운을 북돋운다 하였다. 아울러 부종을 없애고 식욕을 증진한다.

『의학입문(醫學入門)』에는 율무를 장기간 섭취하면 식욕이 좋아지고 성질을 누그러뜨린다고 하였다. 『사기(史記)』에는 몸이 가벼워지고 전염병을 이긴다고 하였다. 율무의 주효능은 식욕 증진, 원기회복, 근육 활동 촉진, 이뇨, 부종, 소화, 신경 안정, 피부미용에 좋은데 장기간 섭취해야만 효능이 나타난다.

1. 사마귀나 깔깔할 살갗 : 율무를 삶아서 장기간 섭취하면 10명 중 6명은 사마귀가 사라진다.
2. 구취(口臭)에 : 율무 가루와 감초 가루를 섞어 혀에 바른다.
3. 신경통에 : 율무 달인 물로 목욕하거나 율무주를 마신다.
4. 질투심에 : 율무차를 마신다.
5. 소아발육 부족에 : 물 1컵에 중간 수저로 율무 1스푼을 넣고 약불로 반 컵이 되도록 달인 후 꿀을 가미해 마신다.
6. 피부미용과 비만에 : 율무를 달여 먹거나 율무죽을 먹는다. 물 1컵에 중간 수저로 율무 1스푼을 넣고 약불로 반 컵이 되도록 달인 후 꿀을 가미해 마신다.
5. 정력 증진에 : 율무 수프나 율무죽을 먹는다. 율무를 달이는 방법은, 물 1컵에 중간 수저로 율무 1스푼을 넣고 약불로 반 컵이 되도록 달인 후 꿀을 가미해 마신다.

피부미용, 주름살에 좋은
율무 달임 & 율무죽 비밀 레시피

●

율무죽은 원기 회복, 부종, 소화, 항암(위암과 폐암), 근육통, 근육 피로, 피부 미백, 기미, 여드름 예방에 효능이 있다. 중국 전설에 의하면 사마귀가 있는 여성이 율무 음료를 마시고 사마귀가 없어졌는데 심지어는 얼굴의 주름살까지 사라졌다고 한다.

1〉 율무 100g을 깨끗이 세척한 뒤 물 5큰컵과 함께 냄비에 넣고 약 3~4시간 동안 천천히 끓인 뒤 건더기를 걸러낸다.

2〉 잔여물에 물 2큰컵을 넣고 30분간 조리하면 율무 달임이 만들어진다. 냉장 보관한 뒤 아침에 음료처럼 마신다.

3〉 율무죽은 율무 1, 멥쌀 0.5 비율로 준비한 뒤 물에 2시간 동안 불려서 믹서로 갈아준다.

4〉 냄비에 재료와 참기름을 넣고 볶은 뒤 물을 추가하여 끓인다. 죽이 완성되면 소금으로 간을 맞춘 뒤 섭취한다.

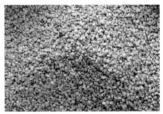

율무

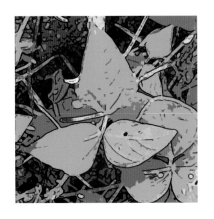

황제를 놀라게 한,
한약과 같이 먹지 않는 음식
녹두죽(綠豆粥)

청나라 강희제(康熙帝)는 대만섬의 수복을 결정했다. 이에 복건(福建)성의 시랑(施琅)이란 자가 강희제에 투항하여 복건성을 바친 뒤 대만 수복의 중책을 맡게 되었다. 군함이 바다에서 싸우려면 건조 음식을 준비해야 했다. 밤 늦은 시각, 시랑은 친구이자 주방장을 불러 넌지시 말했다. "바다를 건널 때 필요한 건조한 음식을 준비하되 목이 마르지 않도록 특별한 수프를 만들어라." 시랑의 지시가 내려지자 주방장은 해결책을 찾기 위해 밤낮으로 고군분투했다. 그렇게 해서 준비한 식량이 고기 전병(煎餅)과 녹두죽이었다. 주방장은 말했다.

"더운 날에 녹두죽을 먹으면 무더위를 물리치고 해독이 되지만 불행

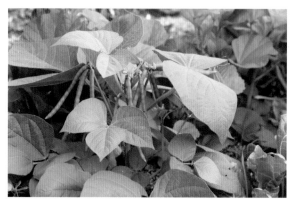
녹두 전초

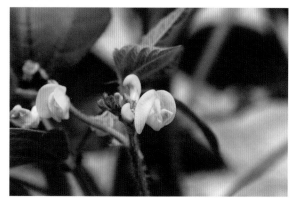
녹두꽃

히도 건조 식품이 아닙니다."

이때 시랑은 준비된 음식을 시식하다가 실수로 녹두죽을 전병에 떨어뜨렸다. 그때 불현듯 시랑에게 영감이 떠올랐다. "전 모양으로 만들어라, 전 모양으로 만들어라." 물론 시랑이 만들라고 한 전 모양은 지금의 녹두전 모양이 아닌 중국의 월병 모양의 빵을 말한다. 이 일화는 녹두가 해독으로 유명한 식품임을 한눈에 알게 한다.

녹두는 예로부터 몸 속 독성을 없애는 해독(解毒) 기능이 탁월한 식품이라고 알려졌다. 해독 기능이 얼마나 탁월한지 한약과 같이 먹으면 한약의 약성까지 없애버린다 하여 녹두는 한약과 같이 먹지 않는 음식으로 유명하다. 아울러 녹두는 잉어와 같이 먹지 않는다.

귀신이 곡할 녹두의 효능

녹두의 성질은 달고 차갑다. '손사막(孫思孫邈)'은 녹두가 추위와 더위를 물리치고 객담을 멈추게 한다고 하였다. 『본경봉원(本經逢原)』은 해독과 비소 중독에 녹두가 좋다 하였다. 녹두는 몸 속의 독성을 없애는 기능이 탁월하므로 해독에 의한 노화 예방에 좋다. 몸의 열(熱)을 내리고 종기와 술독(酒毒), 숙취(宿醉)를 풀어주고 당뇨를 예방한다. 현대의학에서의 녹두는 노화 예방, 고혈압, 비만 예방 물질을 풍부하게 보유하고 있음이 밝혀졌다.

1. 더위먹음과 열사병에 : 녹두 0.5~1냥(25~50g)을 연하게 달여 복용한다.
2. 여드름에 : 녹두 가루를 꾸준히 발라준다.
3. 적리(赤痢)가 오랫동안 계속될 때 : 녹두를 쪄 먹는다.
4. 오두 해독에 : 녹두 4냥(약 200g)에 감초 2냥(약 100g)을 넣어 달여 복용한다.

중국의 어느 유명한 녹두 만두집 이야기이다. 그 집에 전해오는 전설에 의하면 청나라의 건륭제는 어느 해에 강남을 시찰하였다고 한다. 강남을 시찰하던 건륭제는 어느 날 아침 배가 몹시 고팠는지 소수의 수행원만 대동하고 비밀리에 작은 객관을 찾았다. 그 곳의 주인은 손님이 온 것을 보고는 급히 만두를 만들어 홀로 내보냈다.

건륭제는 만두의 냄새를 맡아 보다가 한입 깨어 물었다. 그리고는 주방을 향해 음식의 이름을 묻자 주방에서 '녹두로 만든 만두'라는 대답이 들렸다. 건륭제는 크게 박수를 치면서 "이 만두를 먹었더니 천하의 산해진미가 필요하지 않구나." 했다. 그제야 건륭제임을 알아챈 주인은 허겁지겁 주방에서 튀어나와 바닥에 엎드리며 황제를 칭송하였다. 이 만두집이 그 후 유명해진 것은 당연한 이치이다.

해독, 노화 예방에 좋은
녹두죽 비밀 레시피

체내 독성을 해독하고 노화 예방에 좋은 녹두죽 만드는 법을 알아본다.

1〉 쌀 1/2컵, 녹두 120g, 다진 쇠고기 150g, 소금, 간장, 설탕을 준비한다.
2〉 깨끗이 씻은 쌀과 녹두를 냄비에 넣는다.
3〉 물 1L를 추가한 후 약불에 20~30분 끓인다.
4〉 죽이 되어갈 때 다진 쇠고기를 넣는다.
5〉 죽이 완성되면 소금과 간장, 설탕, 참기름 따위로 간을 맞춘 뒤 섭취한다.

녹두

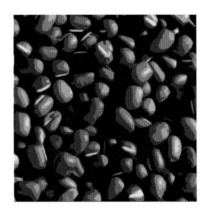

귀신을 쫓는
팥죽(적두죽, 赤豆粥)

동짓날에는 팥죽을 먹는데 사람들은 겨울에 팥죽을 먹는 것이 귀신을 피할 수 있는 길이라고 믿었기 때문이다.

『형초세시기(荊楚歲時記)』에 따르면 진나라의 공공씨에게 재주 없는 아들이 있었다고 한다. 늦게 얻은 아들이 재주도 없이 말썽만 피우고 다니자 공공씨는 어느 해 겨울 해가 바뀌기 전 팥죽을 먹어야 한다는 옛말이 떠올라 없는 살림에 팥죽을 쑤었다. 공공씨는 아들에게 한술 떠 보라고 하였지만 아들은 상을 엎고는 그대로 집 밖으로 뛰쳐나갔다.

그런데 잠시 뒤 아들이 우물에 빠졌다는 소식이 들려왔다. 아들이 죽은 후 마을에는 별안간 전염병이 돌았다. 사람들은 공공씨의 아들이 귀신

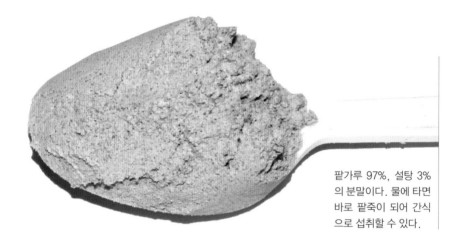

팥가루 97%, 설탕 3%
의 분말이다. 물에 타면
바로 팥죽이 되어 간식
으로 섭취할 수 있다.

이 되어 전염병을 퍼뜨렸다고 생각했다. 그 후 사람들은 귀신을 물리칠 목
적으로 공공씨의 아들이 두려워했던 팥죽을 쑤어 문 밖에다 뿌려두었는
데 이것이 효과가 있었는지 전염병이 사라졌다.

이로 인해 중국에서는 동짓날 팥죽을 쑤는 것이 풍습이 되었다. 말할
것도 없이 재앙과 액운을 물리칠 목적으로 동지팥죽을 먹는 우리나라의
풍습은 공공씨 전설에서 유래된 것이다.

재앙과 액운을 물리치는 민속 의례를 흔히 '액막이'라고 하는데 새해
에 하는 액막이에는 여러 가지가 있다. 우리나라는 조선 시대 남인의 거
두였던 미수 허목(許穆)이 만들었다는 '입춘대길(立春大吉)'이 대표적인 예
이다. 입춘대길 부적은 매년 입춘에 한해의 운을 기원하기 위해 대문이나
대들보, 문설주 등에 붙인다. 부적의 글씨를 붉은색으로 쓰는 이유는 붉
은색은 양(陽)이며 양은 음(陰)을 쫓아내는 힘이 있다고 믿었기 때문이다.

정초에 가족이나 친족에게 삼재(三災)가 든 사람은 머리가 셋 달린 매

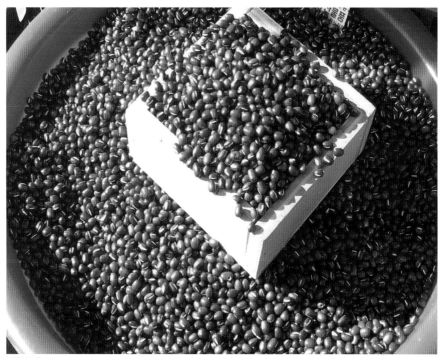

팥(적두)

그림을 붉은색으로 그린 부적을 문설주에 붙이는데 이 역시 정월에 하는 액막이다. 돈 많은 세도가들은 길일을 정한 뒤 무당을 불러 굿을 하여 액막이를 하였고, 농부들은 정월대보름에 불집놀이를 하다가 달집을 태울 때 자신의 저고리를 태우는 방법으로 액막이를 하였다.

당나라의 명의 손사막(孫思邈)은 『천금방(千金方)』에서 정월에 재액을 물리치는 풍습으로 '정월 인일(寅日)에 머리카락을 태우면 길하다'고 말했다. 옛날 사람들을 이를 위해 빗질을 할 때마다 빠진 머리카락을 납지(臘紙)로 만든 주머니에 모았다.

동지 팥죽 전설 때문인지 동짓날에 행하는 팥을 이용한 액막이 풍속이 하나 더 있다. 흔히 '매성이 심기' 혹은 '삶은 팥 심기'라는 풍습이다. 그 해에 가족이 죽거나 가족 중 누군가가 병이 있는 사람은 자기 나이 수 대로 팥을 삶은 뒤 그 해의 무병을 기원하면서 밭에다 묻으면 액막이가 된다는 것이다.

귀신이 곡할 팥의 효능

팥의 맛은 달고 시큼하며 성질은 평하거나 따뜻하고 무독성이다. 팥은 부종, 이뇨, 각기, 류머티즘, 복부 통증, 궤양, 염증, 말라리아, 이질, 당뇨, 통변(通便), 구충, 최유(催乳), 해독의 효능이 있는데 이뇨 작용이 좋기 때문에 특히 부종에 효능이 높다.

- 부종에 : 팥 1컵을 하루 동안 불린 뒤 1L의 물에 삶은 후 팥 물을 냉장 보관하면서 식전에 1컵씩 음료수로 마신다.
- 다이어트에 : 팥을 거의 탈 때까지 볶은 후 믹서로 갈아서 분말을 만든 뒤 식전에 팥 분말 몇 스푼을 물에 타 마신다.
- 소변이 자주 나올 때 : 팥 잎을 즙으로 먹거나 달여서 복용한다.
- 혈변에 : 팥의 어린 싹을 달여서 복용한다.

이뇨, 급성 신부전에 특히 좋은
동과팥죽(冬瓜赤豆粥) 비밀 레시피

●

팥은 한자로 적두(赤豆)라 하므로 팥죽은 곧 '적두죽(赤豆粥)'이다. 우리나라와 중국은 일반적으로 팥죽을 달콤하게 먹는데 조리법은 조금 다르다. 여기서는 부종이나 급성 신부전을 물리치기 위해 동과와 팥을 이용한 동과팥죽의 레시피를 알아본다.

1〉 동과(冬瓜) 300g, 팥 30g을 준비한다.
2〉 냄비에 동과와 팥, 물을 넣고 죽으로 삶는다.
3〉 소금으로 간을 하지 않고 1일 2회 나누어서 섭취한다.

우리의 팥죽과 비슷한 간식이 중국의 계화팥죽이다. 계화(桂花)란 향이 강한 목서의 꽃을 약재로 만든 것이다.

1〉 팥 300g, 설탕 120g, 계화(桂花) 30g을 준비한다.
2〉 깨끗이 씻은 팥을 하룻밤 동안 물에 담가 불린다. 냄비에 팥과 물 1.5리터를 넣고 약불에 2~3시간 은은하게 끓인다.
3〉 팥이 완전히 익어서 뭉개지기 전에 설탕과 계화를 넣고 잘 섞는다. 이때 팥이 손상되지 않도록 조리하는 것이 계화팥죽의 특징이다. 조리된 죽은 간식으로 섭취한다

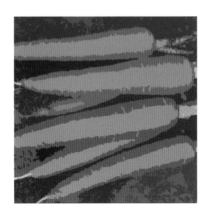

고혈압에 좋은
당근

당근의 생약명은 붉은 무를 뜻하는 호라복(胡蘿蔔)이라고 한다. 흔히 무와 비슷한 식물이라고 생각하지만 당근은 산형과, 무는 십자화과 식물이므로 성품이 전혀 다른 식물이다. 당근은 확실히 남서 아시아 원산의 채소인데 원산지에서는 2천 년 전부터 재배한 것으로 보이고 그 조상은 파슬리, 셀러리, 회향 등의 향신료 채소들과 친척 관계이다. 당근이 중국에서 언제부터 재배하였는지는 자세히 알 수 없지만 중국인들은 송나라 혹은 원나라 때부터 당근을 먹기 시작했을 것이라고 추정한다.

도가의 신비의 미약이라고 알려진 옥녀단(玉女丹)은 진주와 당근 분말로 만드는 것으로 알려져 있는데 사실은 10여 가지 순수 한약재로 제조한

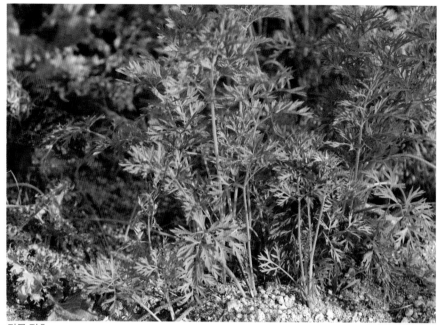
당근 전초

다. 옥녀단으로 여성의 비밀스러운 곳을 씻으면 옥수(玉水)가 샘물처럼 솟구친다고 하는데, 의학적으로는 질 질환을 고치는 일종의 민간약이다. 지금도 중국에서는 몇몇 업체가 질 질환으로 고통받는 여성들을 위해 옥녀단을 제조 판매한다. 질 질환을 고치면 성기능이 아무래도 정상으로 돌아오므로 옥녀단이 여성들의 미약으로 불리는 것이 틀린 말은 아닐 것이다. 제조업체들은 옥녀단의 해독, 항균, 항염 기능이 각종 질염과 조기난소부전, 난소낭종, 자궁근종, 자궁내막염, 자궁암 등을 예방한다고 선전하지만 과학적으로 증명된 것은 아니다. 사실 성분 자체도 제조업체마다 다르기 때문에 요즘 제조되는 옥녀단에는 당근 성분이 보이지 않는다.

귀신이 곡할 당근의 효능

『본초강목(本草綱目)』에는 당근이 사람의 내장을 편안하게 하므로 이익이 될지언정 손해는 없다고 하였다. 현대의학에서의 당근은 가래, 소화, 부기, 항암 등에 유효한 성분과 섬유질을 풍부하게 함유한 것으로 밝혀졌다. 당근을 섭취할 때는 일반적으로 껍질을 벗기고 먹는데 깨끗이 세척한 후 껍질째 조리하거나 섭취하는 것이 좋다.

- 변비에 : 당근을 날것으로 섭취한다.
- 눈의 영양 공급에 : 당근의 베타카로틴과 비타민 A는 야맹증과 시력에 좋으므로 하루에 1끼 이상 당근을 볶아서 섭취한다.
- 원기 회복에 : 당근과 사과로 생즙을 내어 매일 아침 1잔씩 꿀을 타서 마신다.
- 고혈압에 : 당근 주스나 생즙, 혹은 날것을 상시로 섭취하면 고혈압을 완화시킬 수 있다.
- 심장병과 불면증에 : 당근을 아침, 점심, 저녁에 각 1뿌리씩 생식한다.
- 이뇨에 : 당근을 날것으로 생식하거나 갈아서 마신다.
- 입 냄새에 : 당근 잎을 씹는다.
- 치통에 : 당근 종자를 달인 물로 입을 행구거나 당근 종자를 치아 안에 넣어둔다.
- 전립선염에 : 매일 아침 소주잔으로 반 잔 정도 당근 즙을 섭취하면 전립선염이 완화된다.

당근

시력, 고혈압, 소화불량에 좋은
당근죽과 당근달걀죽 비밀 레시피

●

1〉 당근 300g과 찹쌀 100g을 준비한다.

2〉 세척한 당근을 깍두기 모양 또는 잘게 분쇄한 뒤 끓는 물에 살짝 삶는다.

3〉 프라이팬에서 삶은 당근과 다진 파, 생강, 마늘을 넣고 살짝 볶는다.

4〉 찹쌀 100g과 물을 냄비에 넣고 죽으로 끓이다가 앞에서 볶은 것을 넣는다.

5〉 당근찹쌀죽이 조리되면 참기름을 뿌려 섭취한다.

6〉 죽이 완성되기 10분 전에 달걀을 1개 풀어서 조리하면 당근달걀죽이 완성되는데 이는 미식가들만이 아는 별미 중의 별미이다.

팁박스
유아용 당근죽의 배합은 당근 100g, 쌀 200g 비율이 좋다.

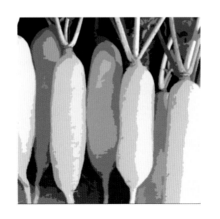

10월 무는 인삼과 견줄 만하다
무죽(나복죽, 蘿蔔粥)

　　고서에서 여복(蘆菔)·내복(萊菔)이라고도 불렸던 무의 정확한 한자명은 나복(萝蔔)이라 하고, 흰 무는 특별히 백라복(白萝蔔, 白萝卜)이라고 한다. 이 때문에 무죽은 한자로 나복죽(蘿蔔粥)이라고 불린다.

　　무는 일반적으로 과일과 먹지 않아야 하며 갑상선종 환자는 무의 과식을 피해야 한다. 중국에서는 예로부터 무를 잘 먹으면 인삼보다 좋다 하여 10월에 나온 무는 인삼과 견줄 만하다 하였다. 이 때문에 무를 약용하려면 보통 초겨울에 무를 수확해 사용한다. 다른 철에 무를 잘 먹는 방법은 여러 가지가 있는데 이 중 식초를 첨가하는 방법이 무를 잘 먹는 방법이다.

　　무에서 가식 부위는 잎과 뿌리이고 약용으로 많이 사용하는 부위는 뿌

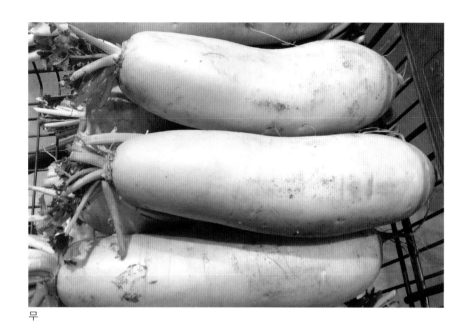

무

리이다. 한방에서는 겨울에 말린 잎을 봄에 달여 복용하면 이질에 좋다고
한다. 우리나라의 '무청시래기된장국'도 알고 보면 건강에 도움이 되기 때
문에 먹기 시작한 것이 아닌가 생각된다.

무의 주성분은 전분 소화 효소인 디아스타제 성분이다. 이 성분은 소
화와 니코틴 해독에 좋기 때문에 담배를 많이 피우는 사람은 무 즙을 항
시 섭취하는 것이 좋다.

귀신이 곡할 무의 효능

『본초비요(本草備要)』에는 여름에 무를 많이 섭취하면 가을에 이질에 걸
리지 않는다 하였다. 무의 주요 효능은 당뇨(소갈), 화담(化痰), 이질, 편두
통, 기침, 가래, 해독이다.

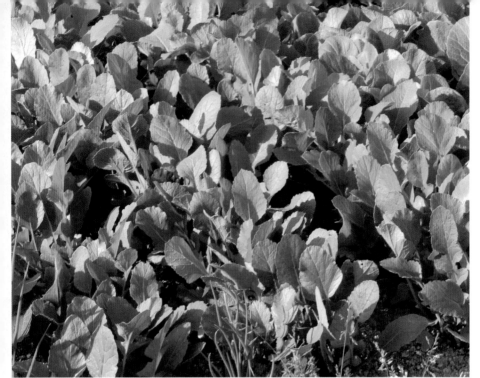

무 어린 잎

1. 기침에 : 무 즙 50~100g을 물엿과 혼합해 먹는다.

2. 뱃멀미에 : 무 즙 50~100g을 물엿과 혼합해 먹는다.

3. 소화에 : 겨울~봄에 채취한 무 잎 말린 것을 달여서 복용하거나 된
   장국으로 먹는다.

4. 젖이 나오지 않을 때 : 겨울~봄에 채취한 무 잎을 건조시킨 뒤 달
   여서 복용하거나 된장국으로 먹는다.

5. 기침과 가래가 끓고 숨이 찰 때 : 무 종자 4~6g을 달여서 복용한다.

6. 담배 해독에 : 무 즙 50~100g을 마신다.

시력, 고혈압, 소화불량에 좋은
무죽과 무고기죽 비밀 레시피

무는 차가운 성질의 식품이므로 몸이 차가운 사람은 과다섭취를 피한다. 『본초강목』에서는 무죽이 소화와 가슴앓이에 효과가 있다고 하였다.

1〉 '무죽'은 큰 무 1개와 찹쌀 50g을 준비한다.

2〉 무를 잘게 썰어 찹쌀과 함께 죽을 쑨 뒤 섭취한다.

3〉 '무고기죽'은 무, 쌀, 다진 쇠고기, 생강, 양파, 참기름, 소금, 돼지비계를 준비한다.

4〉 쌀을 반나절 정도 물에 담가서 불린다.

5〉 무, 고기, 생강, 양파를 잘게 잘라서 준비한다. 모양을 내려면 무를 작은 깍두기 모양으로 자른다.

6〉 냄비에 쌀과 물을 넣고 죽을 끓인다.

7〉 죽이 되어갈 무렵에 앞에서 준비한 무, 고기, 생강, 양파를 넣고 약불로 10분 정도 끓이다가 돼지비계를 조금 넣고 끓인다.

8〉 참기름, 다진 파, 소금으로 간을 맞춘 뒤 섭취한다.

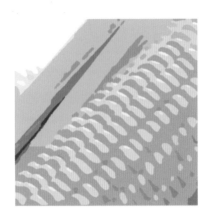

남성의 옥경을 강양(强陽)하는
옥수수(옥미, 玉米)

옥수수는 한자로 옥미(玉米), 옥경(玉莖)이라고 불린다. 옥수수는 이뇨에 탁월해 신장과 부종에 좋고 당뇨, 다이어트에 효능이 있다고 알려져 있지만 최근에는 옥수수가 남성의 귀두를 자극시켜 힘을 유지한다고 하여 여성뿐 아니라 남성에게도 좋은 음식으로 알려져 있다. 세계에는 각 지역마다 남성에게 좋은 수많은 식품이 있는데 보통 남성의 성기와 비슷한 음식이 정력에 좋은 성분이 있을 것이라는 믿음이 있다. 예를 들면 아스파라거스, 바나나, 고추, 감자, 옥수수 따위가 이에 해당한다. 옥수수는 쌀과 비슷한 양의 나이아신(niacin; 비타민 B3, 니코틴산)을 함유하고 있는데 단백질과 단단하게 결합되어 있어 신체에 잘 흡수되지 않는다. 따라서 옥수수 다이어

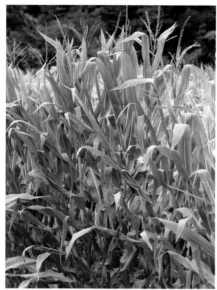

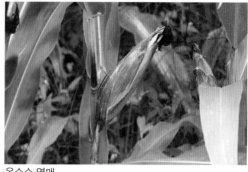
옥수수 열매

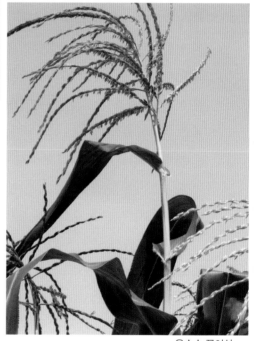
옥수수 꽃이삭

트를 하는 사람은 옥수수를 찔 때 베이킹 소다를 조금 넣는 것이 나이 아신의 신체 흡수력을 높일 수 있는 방법이다. 나이아신이 결핍되면 치매, 설사, 불면증, 피부염, 환각 증세가 발생하므로 쌀 대신 옥수수를 주식으로 먹는 사람은 나이아신이 결핍되었는지 자신의 식단을 조사하는 것이 좋다.

옥수수는 특히 아프리카의 주요 식량 자원이다. 지구력 좋기로 유명한 케냐의 칼렌진 종족은―그들은 매일 달리기를 한다.―에너지의 90%를 옥수수와 콩 요리로 공급받는다고 하므로 스테미너 음식이라고 할 수 있다.

옥수수는 중국 황실의 식단으로도 유명한데 여기에는 유명한 일화가 있다.

어느 날 청나라 강희제는 수행원과 함께 난평현의 장산으로 사냥을 갔다. 해가 저물기 시작하기에 서둘러 귀가하던 황제 일행의 눈 앞에 별안간 사슴이 나타나자 황제는 사슴을 쫓아갔다. 사슴 사냥에 빠진 황제가 정신을 차려 보니 경호대는 보이지 않았고 길을 잃은 상태였다. 황제는 몹시 피곤한 상태로 산을 헤매다가 어느 허름한 농가를 발견했다. 때마침 매우 배가 고팠던 황제의 눈에 농가에서 저녁을 준비하는 모습이 보였다. 강희제가 말에서 바라보니 식탁 위의 토끼 요리와 버섯 요리, 그리고 채소 반찬과 황금색 요리가 보였다. 강희제는 배가 매우 고팠기 때문에 말에서 내린 뒤 돈을 지불할 테니 식사를 하고 싶다고 하였다. 농가의 노인은 강희제를 환대하며 식탁으로 안내했다. 강희제는 농가의 가족들과 함께 식사를 하였다. 강희제는 특히 황금색의 죽을 좋아했는데 그것은 옥수수죽이었다. 강희제는 무엇보다 그 음식이 입에 맞았기 때문에 연거푸 세 그릇을 비웠다. 식사를 끝낸 강희제가 물었다.

"이 맛있는 식사는 누가 준비하신 겁니까? 분명 솜씨가 좋은 아내께서 준비하셨겠죠?"

노인은 웃으면서 대답했다.

"아닙니다, 저는 아내가 없으므로 세 아들이 준비한 것이나 진배없습니다. 장남은 사냥으로 토끼를 준비했고, 둘째는 산나물을 캐므로 버섯을 준비했고, 막내 아들은 밭일을 하므로 채소 반찬을 준비할 수 있었습죠."

노인의 말에 강희제는 노인의 세 아들을 흐뭇한 눈빛으로 바라보았다. 이때 황제의 수행원들이 농가 앞에 세워져 있는 황제의 말을 발견하고는 우르르 도착했다. 그제야 노인과 아들들은 같이 식사를 한 사람이 강희제임을 알고는 두려움에 떨었다. 강희제는 빙그레 웃으며 말했다. "행복한 가족을 보며 평화로운 식사를 했으니 그대들 덕에 내가 더 행복했소." 강희제는 보상으로 노인의 가족에게 은 100냥을 하사하고 그 곳을 떠났다.

궁으로 돌아온 강희제는 농가에서 먹었던 옥수수죽이 몹시 먹고 싶어졌다. 강희제는 사람들을 보내 수소문 끝에 농가를 찾아낸 후 노인과 세 아들을 궁궐 주방의 옥수수 요리 전문가로 초빙했다. 옥수수죽이 황제의 식탁에 오른 것은 이런 이유 때문이라고 한다.

귀신이 곡할 옥수수의 효능

옥수수는 고혈압, 고지방, 동맥 경화증, 당뇨를 예방하고 이뇨, 부종, 다이어트에 좋을 뿐만 아니라 체력, 지구력 보충에 좋다. 옥수수의 칼로리는 쌀의 절반에 불과하지만 식이 섬유 함량은 쌀이나 고구마보다 4~5배 높으므로 많이 섭취해도 살이 찌지 않는다. 옥수수의 영양소를 파괴하지 않고 섭취하려면 삶는 것보다 찌는 것이 좋다.

- 이뇨에 : 옥수수를 먹거나 옥수수 뿌리를 60~120g 달여 복용한다.
- 부종에 : 옥수수를 먹고 버리는 속대(옥미축)를 12~16g 달여 복용한다.
- 당뇨 예방에 : 옥수수 수염차를 음료처럼 자주 마신다.
- 고혈압 예방에 : 옥수수 수염차를 음료처럼 자주 마신다.
- 변비에 : 옥수수를 삶아 먹는다.
- 치통, 잇몸 질환 예방에 : 옥수수를 먹고 버리는 속대(옥미축)를 주전자에 삶은 뒤 가글액으로 사용한

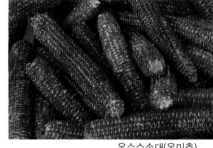

옥수수속대(옥미축)

다. 가글을 오랫 동안, 매일 자주 할수록 치통 예방에 효과가 있다.

당뇨 예방, 항암, 치매 예방에 좋은
옥수수죽과 기장옥수수죽 비밀 레시피

●

옥수수는 탄수화물이 풍부하지만 매일 옥수수 식사만으로는 영양분이 골고루 섭취되지 않기 때문에 콩과 함께 조리하거나 쌀, 좁쌀, 혹은 우유를 섞는 것이 좋다. 옥수수죽 또한 기호에 따라 육류를 추가할 수 있다. 당뇨병 환자는 옥수수와 돼지 췌장으로 조리한 죽이 좋다.

1〉 옥수수 가루 100g, 콩 가루 20g을 준비한다.
2〉 옥수수 통조림을 준비한 경우 옥수수 알갱이를 믹서로 분쇄한다.
3〉 냄비에 옥수수 가루와 콩 가루, 물을 넣고 죽으로 조리한다.
4〉 조리된 죽은 꿀이나 소금을 가미한 후 아침 또는 저녁에 섭취한다.
5〉 만일 당뇨 예방 목적으로 섭취할 경우 위의 것에 돼지 췌장을 넣어 조리한다.
6〉 '기장옥수수죽'은 옥수수알(통조림) 100g과 좁쌀 100~150g으로 조리한 죽을 말한다. 산후 체력 회복, 당뇨 예방, 치매 예방, 다이어트에 좋은 죽이다.

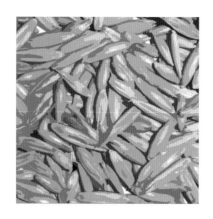

스테미너, 남성의 정기,
피부에 좋은
귀리

　전설에 따르면 중국 고대 시대 때 농사를 관장하는 신선 형제가 살았다. 어느 날 이 신선들은 각종 씨앗을 뿌리며 어느 씨앗이 잘 자라는지 내기를 하였다. 형제들은 각기 밀, 보리 따위를 심기 위해 자신이 선호하는 땅을 찾았다. 당연히 식물이 잘 성장해야 했으므로 대부분 따뜻한 지역을 찾아 씨앗을 뿌렸다. 그런데 형제 중 장남만은 유독 춥고 척박한 북쪽 땅에 씨앗을 뿌렸다. 어느덧 씨앗들이 쑥쑥 자란 뒤 푸른 들판을 만들었다. 그런데 춥고 혹독한 북쪽 지역에서 더 푸르게 자란 식물들이 있었다. 그것은 장남이 뿌린 귀리라는 씨앗이었다. 춥고 혹독한 환경은 식물의 성장에는 나쁜 조건이지만 이 조건은 귀리를 다른 식물들보다 더 강하게 만든

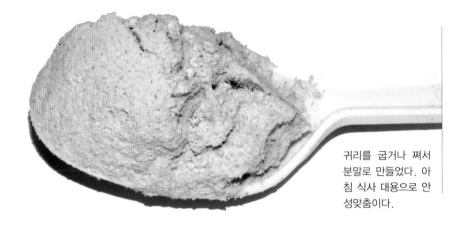

귀리를 굽거나 쪄서
분말로 만들었다. 아
침 식사 대용으로 안
성맞춤이다.

것이다. 칭기즈 칸의 몽골 기병이 체력이 강한 이유도 사실은 춥고 혹독한
기후에서 자라는 귀리가루와 옥수수 가루를 반죽하여 만든 '난'을 주식으
로 먹었기 때문이라고 한다. 그래서 곡물류 중에서는 스테미너에 가장 좋
은 음식이 귀리라고도 한다.

최근 미국 타임지는 10대 슈퍼푸드를 뽑았는데 그 목록에 귀리가 포
함되었다. 타임지 또한 귀리가 스테미너를 증진시키고 남성의 정기에 도
움된다고 인정한 셈이다.

귀신이 곡할 귀리의 효능

귀리의 베타글루칸(β-glucan)은 혈당 수치의 증가를 더디게 하고 비만,
당뇨병 및 심혈관 질환을 예방하고 항암에 효능이 있다. 귀리는 밀이나 옥
수수에 비해 식이섬유 함량이 5~7배 많기 때문에 변비에 효능이 있다. 귀
리는 비타민 B와 라이신을 많이 함유하고 있고 특이하게도 인삼의 주성분
인 사포닌도 함유하고 있다. 귀리의 주요 효능으로는 혈압 강하와 콜레스

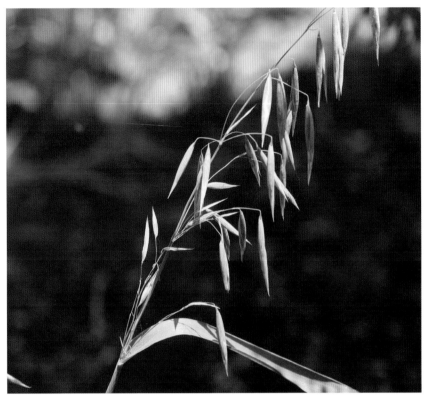

귀리 전초

테롤 수치를 낮추고, 대장암, 당뇨 예방, 다이어트, 변비, 스테미너 증진이다. 귀리는 소화가 잘 되지 않기 때문에 성인의 1일 섭취량은 40~50g 이하가 좋고 소아의 섭취량은 더 적어야 한다. 귀리의 부작용은 위경련, 더부룩함 등이므로 저녁보다는 아침, 점심에 섭취한다.

- 피부 보습과 미백에 : 귀리 수프나 귀리 달인 물을 얼굴에 바르거나 마스크팩을 한다.

- 변비, 당뇨 예방, 스테미너 증진에 : 쌀 10, 귀리 1~2 비율로 귀리
  밥을 지어 먹되, 귀리를 30분 정도 물에 불린 후 밥을 짓는다.
- 스테미너, 변비, 다이어트에 : 볶은 귀리쉐이크를 아침 식사 대용
  으로 섭취한다.

팁박스

흔히들 쌀과 귀리를 같은 비율로 섞어 밥을 짓거나 쌀의 50%
비율로 귀리를 넣기도 한다. 보통의 귀리밥은 쌀 10에 귀리
1~2 비율로 혼합하는 것이 소화에도 좋고 밥맛도 좋다. 이 경
우 더부룩함 같은 부작용이 적으므로 저녁 식사용으로도 맛
있게 섭취할 수 있다.

스테미너, 남성의 정기, 다이어트에 좋은
귀리전자렌지죽과 버터귀리죽 비밀 레시피

1〉 귀리죽은 납작귀리 40g, 물 240ml(또는 우유나 두유 240ml)를 준비한다. 납작귀리가 없으면 귀리 분말을 준비하는데 귀리 분말은 통귀리, 생귀리, 볶은 귀리를 분쇄하여 준비할 수도 있다.

2〉 귀리를 분말로 준비한 경우 물에 잘 혼합한 뒤 전자렌지에서 10분 정도 돌리면 귀리죽이 조리된다.

3〉 납작귀리를 준비한 경우 냄비에 먼저 물을 끓인다.

4〉 물이 팔팔 끓기 시작하면 납작귀리를 넣고 중불에서 10분 정도 주걱으로 저어가면서 조리한다.

5〉 기호에 따라 우유나 두유를 물 대신 사용할 수도 있지만 이 경우 맛은 좋아지지만 칼로리는 높아진다. 기호에 따라 육류나 당근 조각을 넣어서 모양을 낼 수도 있다.

6〉 죽이 거의 완성되면 기호에 따라 소금, 설탕, 꿀, 버터, 참기름으로 간을 하고 아몬드 같은 견과류를 몇 개 추가한 뒤 섭취한다. 보통의 귀리죽에는 아몬드와 건포도 조합이 가장 좋다.

7〉 아침 식사 대용의 볶은 귀리쉐이크는 볶은 귀리 40g, 바나나 또는 사과 1개, 우유 240ml를 섞은 뒤 믹서로 갈면 된다. 귀리 쉐이크는 다른 재료가 필요하지 않는 간편한 아침 식사식이다.

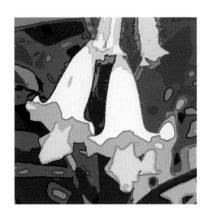

3년을 복용하라!
참깨와 검정깨

참깨를 지마(脂麻)라고 부른다. 이 중 검은색 참깨는 흑지마(黑脂麻), 흰색 참깨는 백지마(白脂麻)라 부르는데 참깨의 종자 색깔은 통상적으로 흰색, 황색, 갈색, 검정색이 있다. 인도 원산의 참깨가 한나라 때 중국으로 도입되었을 때는 삼과 비슷하다고 하여 호마(胡麻)라고도 불렸지만 삼은 대마초를 말하므로 여기서는 혼동을 피하기 위해 '지마'라고 부르기로 한다.

참깨 가운데에서 가장 약성이 좋은 것은 흑임자라고 불리는 검정깨이다.『본초강목』등 여러 의학서들은 검정깨를 복용하면 복용 100일 후 모든 병이 물러난다고 했다. 또한 검정깨를 매일 복용하면 1년 뒤에는 피부에 광택이 나고, 2년 뒤에는 백발이 흑발이 되고, 3년 뒤에는 치아가 다시

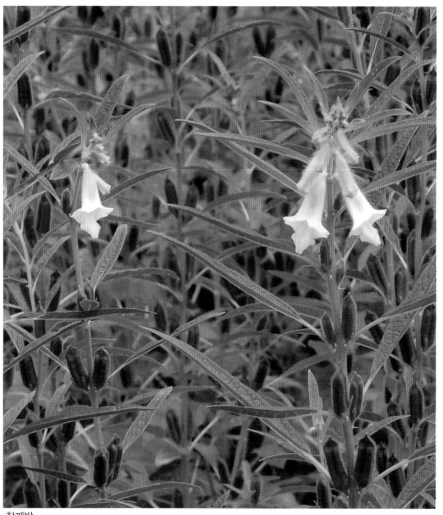

참깨밭

나고, 5년 뒤에는 달리는 말을 따라잡을 수 있고 무병장수한다고 하였다.

귀신이 곡할 참깨와 검정깨의 효능

참깨는 피부 미용, 미백, 피부 노화 예방에 좋을 뿐만 아니라 심혈관 질환 예방, 두뇌 증진, 빈혈, 현기증, 피로 회복, 대장암 예방에 좋다. 특히 참

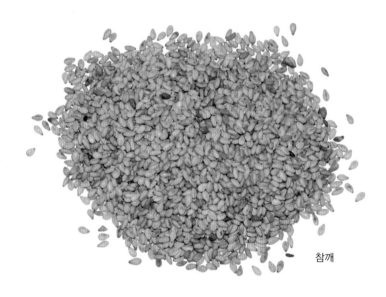

참깨

깨는 트립토판(tryptophan) 성분이 있기 때문에 복용 방법은 물론 바르는 방법으로도 피부 미용을 위해 사용할 수 있다. 참깨를 조리하지 않고 복용할 때는 두터운 껍질 때문에 소화가 잘 되지 않으므로 볶은 깨를 분말로 만들어 먹되 매일 수저로 1순가락씩 먹거나 음료에 타서 섭취한다. 참깨는 열량이 높은 식품이므로 과다하게 섭취하는 것을 피한다.

- 피부 미용에 : 참깨 가루 2스푼, 우유 2스푼, 적량의 밀가루를 혼합해 참깨팩을 만들어 얼굴에 바른 뒤 15분 경과 후 세안한다.
- 조기 미백에 : 소량의 검정참깨죽을 복용 목적으로 매일 섭취하거나 음료에 검정깨 가루를 타서 마신다.
- 백발 머리를 흑발로 : 볶은 검정깨 가루를 매일 밥수저로 1순가락 복용한다.

만병통치약으로 섭취하는
참깨죽(지마죽, 芝麻粥) 비밀 레시피

●

참깨죽은 간과 신장에 좋고 심혈관 질환 예방 및 피부 미용, 미백, 변비에 효능이 있다. 참깨죽을 조리할 때는 식사 대용의 죽과 약용 목적의 간단한 죽으로 조리할 수 있다.

1〉 식사 대용의 참깨죽은 찹쌀 220g, 검정깨 10g, 적량의 쇠고기를 준비한다. 찹쌀은 미리 2시간 정도 물에 불린다.

2〉 검정깨를 볶은 뒤 곱게 빻아준다.

3〉 냄비에 찹쌀과 물을 넣되 물은 재료의 2배 분량을 넣고 뜨거운 불로 죽을 조리한다.

4〉 죽이 되어갈 무렵 검정깨 가루, 다진 쇠고기, 꿀 또는 소금을 넣고 조금 더 조리한다.

5〉 약용 목적의 참깨죽은 찹쌀 100g, 검정깨 20~30g을 준비한다.

6〉 검정깨를 볶은 뒤 곱게 빻아준다.

7〉 냄비에 찹쌀과 물을 넣고 뜨거운 불로 죽을 조리한다.

8〉 죽이 되어갈 무렵 검정깨 가루를 넣고 조금 더 조리한다.

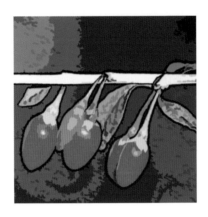

남성과 여성에게 참 좋은
구기자

이 이야기는 중국 북송 시대 전설이다. 어느 날 황실의 사자가 길을 가다가 16~17세로 보이는 소녀와 할아버지를 보았다. 소녀는 대나무 막대기로 등이 굽은 백발의 할아버지에게 매질을 하고 있었다. 사자는 기겁을 하여 소녀를 불러세웠다.

"소녀야, 왜 노인장에게 매질을 하는 거니?"

사자의 질문에 소녀는 아무 일도 아니라는 듯 말했다.

"이 아이는 내 증손자입니다."

"설마? 아무리 그래도 그렇지 노인을 때리면 되니?"

"이 아이의 가족은 치아가 다 빠지고 늙어 버려서 나는 그에게 교훈을 가르치려고 한다. 이 아이의 가족은, 불로장생하고 백발을 흑발로 만드는 약을 먹기를 거부했기 때문이다."

사자는 호기심에 물었다.

"그렇다면 소녀야, 너의 나이는 올해 몇 살이니?"

소녀는 퉁명스럽게 대답했다.

"나는 올해 372살이다."

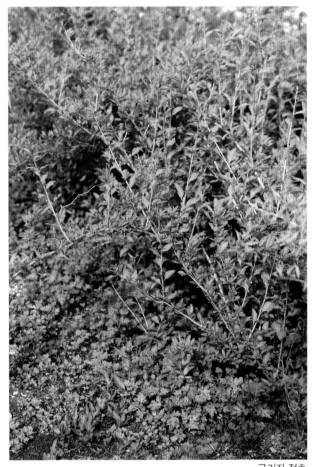

구기자 전초

소녀의 말에 깜짝 놀란 사자는 황급히 말에서 뛰어내린 뒤 소녀에게 고개를 조아리며 물었다.

"소녀님, 그렇다면 그렇게 장수할 수 있는 비법은 무엇입니까?"

소녀는 아무렇지도 않게 말했다.

"나는 아무런 비방도 처방받지 않았소이다. 단지 매일 약처럼 먹는 것이 있을 뿐이외다."

"그것의 이름은 무엇입니까?"

"그것은 다섯 가지 이름으로 불린다. 봄에는 천정(天精)이요, 여름에는

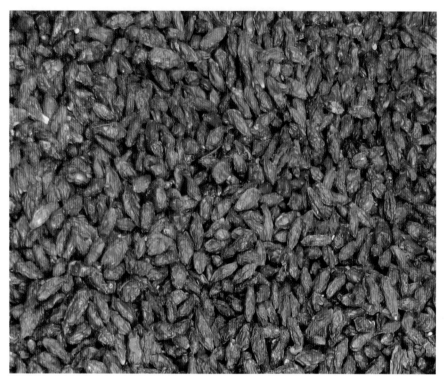

채취한 구기자 열매

구기(拘杞), 가을에는 지골(地骨), 겨울에는 선인의 지팡이[仙人杖], 혹은 서왕모 지팡이[西王母杖]라고 한다. 그것을 2백 일 동안 섭취하면 피부에 윤기가 돌고 3백 일 섭취하면 회춘이 된다. 구기를 계속 먹으면 나처럼 장수하게 된다."

봄에는 천정(天精)이라 함은 구기자의 어린 잎, 여름의 구기(拘杞)는 열매요, 가을의 지골(地骨)은 줄기, 겨울의 선인의 지팡이[仙人杖] 또는 서왕모 지팡이[西王母杖]는 일반적으로 구기자의 말린 열매를 뜻한다.

소녀의 대답에 사자는 구기(枸杞)라는 이름을 머릿속에 기억해 두었다. 이때부터 '구기자'가 장수(長壽)에 좋다는 소문이 중국에 퍼져갔다.

구기자와 관련된 또 다른 전설은 중국 전국시대 전설이 있다. 진나라

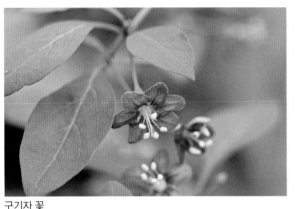
구기자 꽃

영토 황하 남쪽의 향산(香山) 북쪽 기슭에 홀어머니를 모시고 사는 부부가 있었다. 이들 부부는 덕이 많고 효심이 강해 동네에서도 잉꼬 부부로 소문이 났다. 그러던 어느 해 남편이 전쟁에 징발되었다. 남편이 전쟁터로 떠난 지도 어언 10년이 흘렀다. 그 사이 마을은 오랫 동안 기근이 들었다. 남편이 돌아와서 어머니와 아내를 보았을 때 옛날처럼 볼에 장밋빛이 보였다. 남편이 물었다.

"기근이 몹시 심했다는데 어떻게 견딘 것이오?"

그의 아내는 말했다

"나는 굶주림을 피하기 위해 어머니를 모시고 산 속에 들어가 빨간 열매를 따서 먹었어요. 사람들이 구기자라고 말하는 열매였어요."

구기자는 여러 전설에서 공통적으로 장수 식품으로 거론된 약재이다. 예컨대 1677년부터 1933년까지 256세까지 살았다는 이청운(李靑雲) 전설이 있다. 이들 불로장생 전설에는 공통적으로 나오는 3가지 조건이 있다. 첫 번째 조건은 채식 식단을 즐기는 것이다. 두 번째 조건은 마음을 행복하게 가지는 것, 세 번째 조건은 매일 구기자 차를 음용하는 것이라고 한다.

귀신이 곡할 구기자의 효능

구기자는 구기자 나무의 여름, 가을에 수확한 성숙한 열매를 그늘에서 건조한 것을 말한다. 구기자의 맛은 달고 성질은 차갑고 독이 없다. 구기자의 주요 기능은 신장과 폐, 간을 보하고 시력 개선에 있다. 아울러 요통이나 관절통, 현기증, 피로 회복, 기침, 가래, 양혈, 뇌졸중, 폐병, 당뇨 예방에 효능이 있다.

『도홍경(陶弘景)』은 구기자가 남성의 정기를 보충하고 여성의 질을 활기차게 한다고 하였다.

『약성론(藥性論)』은 구기자가 남성의 정력에 유익하고 눈에 좋을 뿐만 아니라 심신을 안정시킨다고 하였다.

『식료본초(食療本草)』는 구기자가 근육과 뼈를 이롭게 하고 허로를 보충한다고 하였다.

1. 자양강장에 : 2L의 구기자와 동량의 청주를 섞어 술을 담근 뒤 구기자를 압착해 분쇄한다. 7일 뒤 술을 조금 더 추가하고 찌꺼기는 제거한다. 매일 음복한다.
2. 정력 보충에 : 봄~여름에 어린 잎을 수확한 뒤 술을 담가 먹거나 구기자 술을 만들어 음복한다.
3. 노화 예방에 : 구기자 1컵을 2L의 물에 끓인 뒤 냉장 보관하여 매일 음료수처럼 마신다.
4. 당뇨 예방에 : 구기자 1컵을 2L의 물에 끓인 뒤 냉장 보관하여 매일 음료수처럼 마신다.

시력 개선과 남녀의 성기능에 좋은
구기자죽(拘杞子粥) 비밀 레시피

⬤

구기자죽은 자양강장, 남녀 성기능 개선, 현기증, 이명, 무릎통, 간·시력 개선에 효능이 있다. 구기자죽은 가을에 수확한 싱싱한 구기자를 준비하되 건구기자도 사용할 수 있다.

죽을 섭취할 때 구기자 씨앗이 불편하면 미리 따뜻한 물에 구기자를 30분 동안 침전했다가 씨앗을 제거한 뒤 넣는다. 건구기자 역시 죽으로 조리할 때 잘 풀리도록 물에 30분 동안 불린 뒤 사용한다. 구기자 열매 대신 구기자 분말을 사용할 수도 있다.

1〉 쌀 80g, 구기자 열매 20g을 준비한다.
2〉 쌀을 1시간 동안 물에 불린 뒤 냄비에 물과 함께 넣고 죽으로 조리한다.
3〉 생구기자를 준비하되 건구기자를 준비한 경우 물에 30분간 불린 후 사용한다.
4〉 죽이 끓기 시작하면 구기자를 투입한 뒤 조리한다. 구기자를 너무 일찍 투입하면 신맛이 강해질 수 있으므로 주의한다.
5〉 죽이 완성될 즈음 설탕으로 간을 한다.
6〉 입맛에 따라 쌀을 조리할 때 땅콩, 달래 따위를 추가하여 조리해도 무방하다.

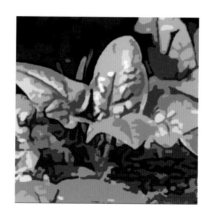

청나라 건륭제가 극찬한
시금치

청나라 건륭제(乾隆帝)가 강남을 시찰했을 때였다. 양쯔강 일대를 시찰하던 건륭은 마침 배가 고파 소수의 근위대만 데리고 인근 주관(酒館)에 들렀다. 주관 주인이 내온 음식은 당시까지만 해도 중국에서는 흔하지 않았던 시금치와 두부를 이용한 음식이었다.

건륭제가 두 번 튀긴 두부 요리와 함께 시금치를 입에 대자 부드럽고 매끄러운 맛이 건륭제의 미각을 만족시켰다.

건륭제는 접시에 놓여 있는 음식이 궁금해 주인을 불렀다. 주인은 이렇게 대답했다.

"황금빛 테두리의 하얀 비취 접시에 있는 것은 홍취연앵가(紅嘴緣鸚哥)

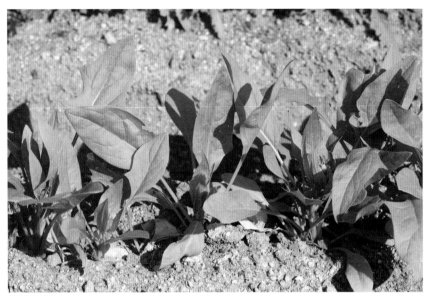
시금치 전초

이옵니다.”

훗날 황궁으로 돌아온 건륭제는 시금치가 먹고 싶어져서 주방에 홍취연앵가를 대령하라고 지시했다. 그러나 궁궐 주방에서는 홍취연앵가가 뭔지 몰랐다. 홍취앵가(紅嘴鸚哥)란 붉은 꼬리의 앵무새를 뜻하는 단어였고 시금치 잎의 하단부는 붉은색이므로 '앵무새와 닮은 채소'라고 홍취연앵가(紅嘴緣鸚哥)라는 이름이 붙었지만 주방장이 이것을 알 리가 없었다.

음식을 대령하지 않으면 목이 날아갈 지경이었으므로 주방장은 서둘러 숲으로 하인들을 보내 홍취앵가를 구해오라고 하였다. 그래서 하인들이 구해온 것은 홍취앵가(紅嘴鸚哥), 즉 앵무새였다.

건륭제가 앵무새 요리를 보고 불같이 화를 낸 것은 당연한 이치였다. 건륭제는 노기를 띠고 말했다.

"짐이 준비하라고 한 것은 홍취앵가(紅嘴鸚哥; 앵무새)가 아니라 홍취연앵가(紅嘴緣鸚哥)이노라!"

그 전설로 인해 시금치에는 황제가 하사한 이름인 '홍취연앵가'라는 이름이 생겼고 지금도 홍취연앵가는 두부를 곁들인 시금치 요리를 말한다. 이 음식은 보통의 경우 두 번 튀긴 두부 조림에 시금치 나물이 곁들여진 형태이지만 부드러운 식감의 음식이라고 하므로, 으깬 두부와 시금치 나물을 함께 볶아서 버무린 음식이 아닐까 생각되기도 한다.

고대 서양의 의사들은 배변 활동을 돕기 위해 시금치를 아욱 등과 함께 삶아 먹는 것을 권장했다. 알고 보면 시금치의 가장 큰 효능은 빈혈 환자에게 보혈을 하는 기능이다. 다량으로 함유된 철분 성분이 빈혈 환자의 몸 속에 있는 피를 돕는 것이다. 한방에서는 시금치를 외관상 몸이 허약하거나 얼굴빛이 누르스름하고 현기증과 가슴이 두근거리는 사람들에게 먹였다. 시금치는 다른 채소에 비해 단백질 함량이 매우 높기 때문에 병약자에게 공급하는 채소 가운데에서 가장 이로운 채소라고 하겠다.

귀신이 곡할 시금치의 효능

한방에서 시금치는 오장(伍臟)을 편안하게 하고 양혈, 보혈, 빈혈, 당뇨, 변비약으로 사용한다. 시금치를 약으로 먹는 방법은 삶아서 먹는 것이 가장 편리하지만 달임약과 분말로도 복용할 수 있다. 단, 시금치는 성질이 차갑고 약간 독(毒)이 있으므로 과다하게 섭취하는 것은 피하고 결석증을 유도할 수 있으므로 모래 따위를 깨끗이 세척하고 섭취할 것을 권장한다.

- 변비에 : 시금치된장국을 끓여 먹는다.

- 몸이 여위며 얼굴이 바짝 마르고 기미가 생길 때 : 시금치를 즐겨 먹거나 분말로 1회 9~15g 섭취한다. 시금치 외에도 포도, 오디, 올리브, 참마, 후추, 밤, 생강, 전복, 굴, 전갈, 지렁이도 효능이 있다.
- 어지러움, 현기증이 나면서 어떤 병이 생길 조짐을 보일 때 : 시금치를 즐겨 먹거나 분말로 1회 9~15g 섭취한다. 시금치 외에도 포도, 오디, 올리브, 참마, 후추, 밤, 생강, 전복, 굴, 전갈, 지렁이도 효능이 있다.

양혈, 보혈, 병약자, 아이의 유아식
시금치고기죽(파릉육죽, 菠薐肉粥) 비밀 레시피

●

시금치고기죽은 보혈, 양혈에 효능이 있고 부드러운 식감 때문에 아이의 유아식, 병약자의 음식으로 안성맞춤이다. 잦은 두통에는 시금치 대신 근대죽을 끓여 먹으면 효과가 있다.

1) 쌀 100g, 시금치 100g, 돼지고기 또는 쇠고기 50g, 마늘 또는 생강, 소금, 참기름을 준비한다.
2) 물에 불린 쌀을 냄비에 물과 함께 넣어 30분간 뜨거운 불에 조리해 죽을 만든다.
3) 준비한 고기를 잘게 다진 뒤 생강이나 마늘을 넣고 10분간 재운다.
4) 깨끗이 세척한 시금치를 잘게 자르거나 찢어놓는다.
5) 다진 고기를 넣고 10분간 조리한다.
6) 죽이 완성될 무렵 시금치를 넣고 1분간 더 조리한다.
7) 소금과 참기름으로 간을 한 뒤 섭취한다.

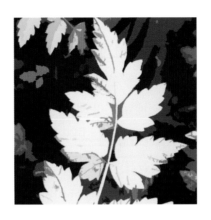

남성의 양정(養精)에 좋은
미나리(水芹)

미나리를 근채(芹菜) 또는 수근(水芹)이라고 부르는데 중국에서는 '샐러리(Apium graveolens)'를 '근채'라고 부르기 때문에 여기서는 수근(水芹)이라고 부르기로 한다. 미나리는 논밭 주변의 물가에서 야생으로 흔히 자라기 때문에 야생 샐러리라고도 한다. 우리나라의 경우 재배 미나리를 흔히 미나리 또는 물미나리라고 부르고, 야생 미나리는 돌미나리라고 부르지만 물미나리보다는 돌미나리를 더 쳐주기 때문에 최근엔 돌미나리도 재배 품종이 많아졌다.

귀신이 곡할 미나리의 효능

미나리는 지혈, 양정(養精), 가래, 코막힘, 콧물, 발열, 초기 감기, 황달,

수종(水腫), 임병(淋病), 대하(帶下, 냉증), 신경통에 효능이 있다. 『신농본초경(神農本草經)』은 미나리가 지혈, 보혈, 양정(養精)에 좋다 하였는데 양정은 남성의 정기를 보하고 정자의 질을 활성화시키는 것을 뜻한다.

『식경(食經)』은 미나리가 '배뇨 곤란'과 '부기'에 좋다 하였다.

『동의보감』은 미나리가 주독을 해독하고 부인병, 황달에 좋으므로 김치로 담그거나 날로 먹을 것을 권했다.

여러 모로 요긴한 미나리이지만 비장이 약하고 몸이 차가운 사람은 과다섭취를 피하는 것이 좋다.

- 양정(養精)에 : 미나리는 대부분의 국물 요리에 잘 어울리는 향미 채소이므로 정을 보하는 효과를 보려면 생선 찌개, 물김치, 된장국, 라면 등에 수시로 넣어 먹는다. 사과 같은 과일과 함께 녹즙으로 먹을 수 있다. 초고추장에 찍어 먹는 미나리강회로 섭취할 수도 있다.

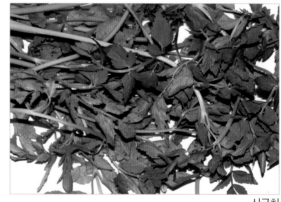

시금치

- 신경동통에 : 건조 미나리 30~60g 달여서 복용한다.

- 몸이 붓는 수종(水腫)에 : 미나리를 야채로 자주 섭취한다. 또는 건조 미나리를 30~60g 달여서 복용한다.

양정(養精)과 고지혈증에 좋은
미나리바지락죽(水芹蛤蜊粥) 비밀 레시피

●

미나리죽은 양정(養精), 코막힘, 몸의 부기, 변비, 다이어트식으로 섭취한다. 조개(바지락, 재첩 포함) 역시 정력에 좋은 식품이자 타우린 성분을 함유하고 있으므로 정력 증진은 물론 고지혈증을 예방할 뿐만 아니라 죽의 맛도 풍부해진다.

1〉 쌀 100g, 미나리 100g, 바지락 100g(껍질 포함)을 준비한다.
2〉 쌀을 1시간 동안 물에 불린다. 이 과정을 피하려면 밥을 1공기 준비한다.
3〉 냄비에 쌀과 두 배 분량의 물을 넣고 나무주걱으로 저어가면서 죽을 끓인다.
4〉 죽에 잘게 다진 미나리와 조갯살을 넣고 조금 더 조리한다.
5〉 간장으로 간을 하고 참기름을 넣어 섭취한다.

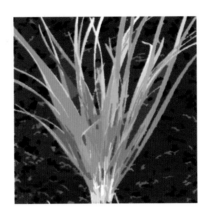

남자와 여자에게도 참 좋은
부추(정구지)

중국 전한 말기에 왕만의 아들 왕망(王莽)은 효애 황제가 죽자 대사마가 옥쇄를 강탈하여 9살 난 전한평제를 옹립한 뒤 그 자신이 대사마가 되었다. 그 후 전한평제는 왕망의 딸을 황후로 맞았지만 그 이듬해 천하를 노리고 있던 왕망에 의해 독살당했다. 왕망은 그 후 신나라를 건국하고 스스로 황제가 되었다. 황제가 된 왕망은 뒤탈을 없애기 위해 전한평제와 관련이 있는 자를 자를 모두 몰살하였지만 유수(劉秀)라는 자는 죽은 황제의 측근들 도움으로 탈출하였다. 유수가 장안의 먼 곳에서 절치부심하며 재기를 꿈꾸는 사이에 세월은 십수 년이 흘렀다.

황제가 된 왕망은 현실성 없는 정책을 남발하면서 황궁의 재정을 파탄내고 주변국인 흉노나 고구려 등과도 충돌이 잦았다. 민중의 생활이 곤궁해진것은 당연지사. 파탄에 빠진 농민들은 마침내 낫을 들고 경시제(更始帝) 유현을 전한의 황제로 옹립한 뒤 신나라 왕조에 맞서는 '적미의 난'을 일으켰다. 이때 경시제 휘하에는 그 옛날 왕망이 죽이려 했던 유수가 있었다. 왕망의 100만 군대는 곤양(昆陽) 전투에서 유수에게 대패하였고, 이를 기회로 경시제의 군대는 승승장구하면서 장안에 입성하였다. 경시제의 군대는 1천 명을 사살한 끝에 왕망도 살해하였다.

유수는 군웅할거 시대를 평정한 뒤 후한 왕조를 선포하였는데 그가 곧 후한의 초대 황제 광무제(光武帝)이다.

어느 날 광무제는 어려웠을 때 어느 객관에서 먹었던 음식을 떠올렸다. 객관 주인이 '구채(救菜)'라고 하였는데 그것은 곧 지금의 부추를 말한다. 부추가 먹고 싶었던 광무제는 그것을 먹었던 객관에 주문해 궁궐 주방에 요리를 맡겼다. 그런데 궁궐 주방의 솜씨가 좋은 것인지 생각보다 더 맛있었고 몸도 가뿐하게 만들었다. 부추의 맛에 푹 빠진 광무제는 부추를 궁궐에서 키우게 하였고 궁궐 의사도 부추의 약용 효능을 연구하였다. 연구 결과는 궁궐 기록으로 남겼다.

부추를 매일 먹었던 광무제는 '구채(救菜)'라는 이름이 마음에 들지 않았다. 부추의 명칭이 '구채(救菜)'에서 '구채(韭菜)'로 변경된 것은 광무제가 하사한 이름이기 때문이라고 한다.

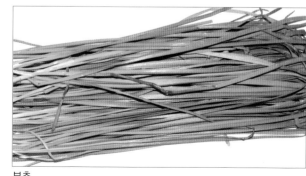

부추

부추는 흔히 남자의 발기부전을 치료하는 채소로 유명하지만 그 정도까지는 아니다. 물론 부추에 함유된 아연은 남성의 정력에 매우 유용한 물질이지만 그 효과를 보려면 부추를 자주, 그리고 많이 섭취하는 것이 좋다.

귀신이 곡할 부추의 효능

부추는 신장, 비장, 위장에 좋고 해독, 가래, 발기부전, 가슴 통증, 구토, 혈뇨, 설사, 치질, 타박상, 식욕부진, 변비, 위장암 예방에 효능이 있다.

명나라 의술가 손일규(孫一奎)는 자궁경하수(자궁탈출)에 부추를 사용하라고 하였다.

『본초강목(本草綱目)』은 부추를 익혀 먹으면 약독(藥毒)을 풀어 준다 하였다.

손사막(孫思邈)은, 부추는 맛이 시므로[酸] 간을 보하고 심신에 좋다 하였다. 간은 음경 근육과 관련되어 있으므로 간이 허하면 발기부전이 생긴다.

최근 연구에 의하면 가정에서 흔히 섭취하는 8가지 채소의 항암 성분을 연구하던 중 부추의 항암 성분이 가장 뛰어났음이 밝혀졌다.

- 자궁하수(자궁탈출)에 : 부추 250g을 달여서 물과 섞어 외음부를 세척한다.
- 산후어혈에 : 생부추를 섭취하거나 생부추와 데운 식초를 병에 집어넣고 코를 병의 주둥아리에 대고 들이마신다.
- 감기, 몽정에 : 부추의 흰색 부분 8냥에 호두살 2냥을 참기름으로 볶은 후 1일 1회 섭취하되 1개월 동안 섭취한다.
- 발기부전에 : 부추 씨앗 16~20g을 진하게 달여서 식전에 복용한다.

항암, 권태감에 좋은
부추해산물죽(구채죽, 韭菜粥)

부추죽은 신장, 비장, 위장 같은 오장을 보하고 허약한 사람의 정력(精力)을 보하며 권태감을 예방한다. 아울러 살균, 혈액순환, 식욕감퇴, 간, 항암에 효능이 있다.

1〉 멥쌀 100g, 부추 30~60g을 준비한다. 해산물은 바지락, 새우, 굴, 해삼 따위를 100g 정도 준비하거나 돼지고기 100g을 준비하는데 보통은 바지락이나 돼지고기를 준비한다.
2〉 멥쌀을 씻은 후 물에 1시간 동안 불린다.
3〉 멥쌀과 두 배 분량의 물을 냄비에 넣고 죽으로 조리한 뒤 불을 약불로 줄인다.
4〉 준비한 부추를 다진다.
5〉 죽이 조리되면 다진 부추와 해산물을 넣고 2분간 더 조리한다.
6〉 소금, 참기름, 후추로 간을 한 뒤 섭취한다.

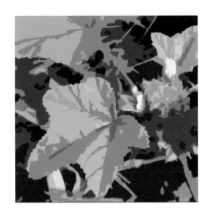

채소의 왕

아욱

전설에 따르면 중국의 허난성 소실산(少室山)에 사는 어느 농부가 아욱의 효능을 발견했다. 소실산은 기원전 2,070년경 하나라를 건국한 우임금의 두 번째 부인인 도산씨(塗山氏) 자매가 살던 곳이다. 그래서 자손들이 그녀를 기리기 위해 소이묘(少姨廟)를 지어 제사를 지냈고 이것이 인연이 되어 소실산(少室山)이란 이름이 붙었다. 고대에는 실(室)이라는 단어가 부인을 뜻하는 단어였으므로 소실(少室)은 작은 부인이란 뜻이다.

어느 해 여름, 이 곳 마을에서 유래없는 가뭄이 발생해 그 해 가을 흉작이 나서, 마을 사람들은 다가올 겨울을 어떻게 보내야 할지 고민을 했다.

기어코 겨울이 왔다. 식량이 떨어진 마을 사람들은 식량을 구하기 위

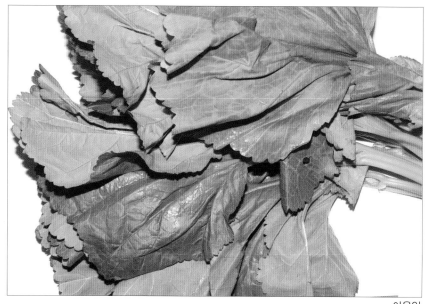

아욱잎

해 소실산으로 올라갔다. 소실산은 중국 5대 명산인 숭산 지역의 산 가운데 작은 산이지만 험준하기는 매한가지였다. 농민들은 계속 산에 올라가 먹을거리를 찾았는데 물 부족과 음식 부족으로 태반이 핍뇨(乏尿)나 무뇨(無尿), 요로감염으로 고통을 받았다. 굶주림에 시달린 농부들은 풀뿌리를 캐어 먹었는데 이 가운데 어느 농부가 시들어 버린 아욱과 아욱 종자를 삶아 먹었다. 뜻밖에도 그 농부는 며칠 뒤 핍뇨 증세가 사라지고 오줌이 잘 나오기 시작했다. 이 소문을 전해들은 마을 사람들은 너도나도 아욱의 종자를 끓여 먹었고 이듬해에는 아예 아욱을 재배하기 시작하였다.

아욱은 동규자(冬葵子)라고 하는데 주로 씨앗을 이뇨, 신장결석, 유즙분비약으로 사용한다.

귀신이 곡할 아욱의 효능

아욱의 성미는 달고 차갑다. 아욱의 종자는 이뇨, 신장결석, 해독, 부종, 변비, 임병뿐만 아니라 여성의 젖 분비를 촉진하고 산후의 유방 통증에도 효과가 있다. 하지만 임산부는 약용에 주의해야 한다.

1. 이뇨에 : 아욱 종자를 6~15g 달여서 복용한다.
2. 10일 이상의 **변비**에 : 아욱 종자를 가루 낸 뒤 같은 양의 우유에 타서 마신다. 아욱 종자를 6~15g 달여서 복용하거나 아욱 잎을 30~60g 달여 복용한다. 또는 아욱된장국을 자주 먹는다.
3. 산후의 유방 통증에 : 아욱 종자를 6~15g 달여서 복용한다.

다이어트와 변비에 좋은
아욱죽(동규죽, 冬葵粥)

●

이뇨, 부종, 변비, 임병과 여성의 유즙 촉진에 좋은 아욱죽을 식사 대용의 다이어트 죽으로 만들어 본다.

1〉 밥 1공기, 보리새우 50g, 된장 1큰술, 고추장 2작은술, 양파, 국물용 멸치 몇 마리를 준비한다.
2〉 보리새우는 마른 행주로 비벼서 다리를 떼어낸다.
3〉 아욱을 소금물로 깨끗이 세척한 뒤 잘게 잘라놓는다.
4〉 냄비에 물 4컵과 멸치를 넣고 육수로 끓인 뒤 멸치는 꺼낸다.
5〉 된장, 고추장, 새우, 양파, 다진 마늘을 육수에 넣고 끓인다.
6〉 밥과 아욱을 넣고 죽으로 조리한다.
7〉 죽이 거의 조리되면 소금과 참기름으로 간을 한다.

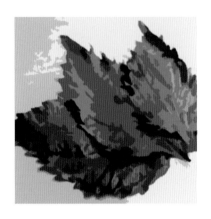

몸 보신에 좋고 고지혈증에도 좋은
소엽(자소엽, 차즈기)

먼 옛날 중국의 어느 지방에서 음력 9월 9일에 중양절 축제가 열렸다. 전설의 의술가인 화타(華佗) 선생도 제자와 함께 어느 마을의 객관에 들러 술을 마셨다. 화타는 그때 게를 먹고 있는 10대 소년을 보았는데 옆에 먹은 게 껍질을 수북이 쌓아놓고 있었다. 선생은 소년의 부모에게 넌지시 말했다.

"게는 성질이 차가우므로 많이 먹으면 탈이 납니다."

화타의 말에 소년의 아버지가 비꼬듯 말했다.

"노인장은 장님이쇼? 원한다면 한 조각 던져 줄깝쇼?"

화가 난 화타는 객관 주인에게 쫓아가 말했다.

"더 이상 게를 팔지 마시오. 이 일로 사람들이 죽게 될 것이오."

화타의 말에 객관 주인은 말했다.

"이건 당신 사업이 아니오, 내 사업이니 방해하지 마시오."

주인의 말에 화타는 한숨을 쉬고는 제자리로 돌아가 술을 마셨다.

잠시 뒤 게를 먹고 있던 소년이 배를 움켜쥐며 쓰러졌다. 삽시간에 객관 안은 소란스러워졌다. 부모가 기겁할 때 주인이 뛰어왔다.

"이 아이 위독하군! 빨리 의사를 부릅시다."

이때 곁에서 화타의 음성이 들렸다.

"내가 의사요, 나는 그 병이 무엇인지 알고 있소이다."

깜짝 놀란 부모가 화타를 돌아다보며 말했다.

"당신이 의사라면… 얼마든지 돈을 드리겠습니다. 제발 우리 아이를 살려주십시오."

"내가 원하는 것은 돈이 아니오."

"말씀만 해주십시오. 제 아이를 살려준다면 무엇이든지 바치겠습니다."

화타는 그제야 만면에 미소를 지으면서 말했다.

"내가 원하는 것은 한 가지 약속이오, 그 약속을 지킬 수 있겠소?"

"물, 물론입니다. 어떤 약속이든 지키겠습니다."

아이의 부모가 약속을 지키겠다고 하자 화타는 제자에게 말했다.

"객관 밖에서 차즈기(소엽) 잎을 한 움큼 구해오거라."

잠시 뒤 화타는 제자가 구해온 차즈기 잎을 달여서 아이의 식중독을 치료해 주었다.

이때 화타가 아이의 부모에게 원한 것은 단 한 가지였다. 앞으로는 노인을 공경하라는 것이었다.

그 날 오후에 화타와 제자는 객관을 나와 길을 떠났다. 제자가 공손하게 화타에게 물었다.

"선생님, 차즈기 잎이 식중독에 효염이 있는 것을 어떻게 아셨습니까?"

화타는 빙그레 웃으면서 말했다.

"이번 여름에 강가에서 약초를 구하러 다닐 때 본 것을 너는 벌써 잊었느냐?"

"강가에서의 일이라면… 수달 사건을 말하는 것입니까?"

"그렇다, 수달이 물고기를 잘못 먹고는 몸부림을 치지 않았느냐?"

"네, 그랬습죠."

"그때 수달이 비틀비틀 기어가다가 차즈기 잎을 먹는 것을 보았느니라."

"그렇군요,"

"생선의 성질은 차갑고 차즈기의 성질을 따뜻하다. 그 아이가 먹은 게의 성질도 차가우니 따뜻한 성질의 차즈기가 해독이 될 것이라고 생각했노라."

화타의 말에 제자는 감탄사를 연발하였다.

귀신이 곡할 소엽의 효능

차즈기의 맛은 맵고 성질은 온화하다. 차즈기는 예로부터 게 식중독 같은 해산물 식중독에 효능이 있는 약으로 알려져 있지만 보신(補身)에 좋은 약재다. 일본에서는 '시소'라고 불리는데 특히 생선회를 먹을 때 함께 섭취하는 필수 향미 채소이다. 중국에서는 일부 지역에서 채소 혹은 차로 우려 마신다. '맹선(孟詵)'은 차즈기가 해열과 오한에 좋다고 하였다. 『일화자본초(日華子本草)』는 차즈기가 보중익기(補中益氣)에 좋고 오한과 무좀을 치료한다고 하였다.

차즈기의 주요 효능은 감기, 발열, 기침, 해수, 메스꺼움, 구토, 노화 예방에 좋고 위를 보한다. 종자는 천식약으로 좋고, 종자에서 짠 기름은 리놀렌산과 올레산 등이 포함되어 있어 동맥 질환 및 고지혈증, 혈액순환에 좋다. 중국 역시 차즈기를 생선과 게 요리의 채소로 사용하고, 베트남에서는 국물 요리에 사용한다.

국내에서는 차즈기 잎을 먹지 않지만 깻잎과 마찬가지 방법으로 섭취할 수 있다. 또한 오이소박이 같은 김치의 속으로 사용할 수 있다.

- 뇌 증진에 : 차즈기 잎, 종자, 기름을 즐겨 섭취한다.
- 해산물 식중독, 복통에 : 차즈기 잎을 달여 복용하거나 생강, 당귀와 함께 달여 복용한다.
- 시력 개선에 : 차즈기 잎, 종자, 기름을 즐겨 섭취한다.

보중익기, 오한 약으로 섭취하는
소엽죽(자소죽, 紫蘇粥)

●

차즈기죽은 평상시에는 맛볼 수 없는 대표적인 약선 음식이다. 기침, 천식, 오한, 가래를 예방하고 보신에 좋을 뿐만 아니라 위장과 비장을 보하고 기를 통하게 한다. 장시간 조리하면 맛은 좋아지지만 효능은 떨어진다.

1〉 멥쌀 100g, 차즈기 잎 10~20g, 갈색설탕을 준비한다.
2〉 멥쌀을 1시간 정도 물에 불린다.
3〉 차즈기 잎을 잘게 썰어 놓는다.
4〉 냄비에 멥쌀과 2배 분량의 물을 넣고 죽으로 조리한다.
5〉 죽이 거의 다 되어갈 무렵 차즈기 잎을 넣고 잠깐 끓인다.
6〉 갈색설탕으로 간을 맞춘 뒤 섭취한다.
7〉 오한, 발열, 두통, 코막힘 약으로 섭취할 경우 1일 1~2회, 3일 정도 섭취한다.

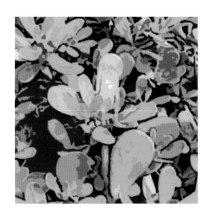

동양식(童養媳) 전설과
쇠비름

중국에서는 동양식(童養媳)이란 풍습이 있는데, 이는 결혼을 하지 못하는 남자가 어린 소녀를 싼 값에 사서 향후 배우자로 만드는 풍습이다.

중국의 어느 마을에 노모와 3명의 아들이 사는 부잣집이 있었다. 맏아들과 둘째 아들은 결혼을 했고 막내아들은 돈을 주고 어린 신부를 데려왔다. 14살의 어린 신부는 형수와 시어머니가 시키는 대로 집안의 궂은 일과 밭일을 했다. 시어머니는 어린 신부를 달갑지 않게 여겼기 때문에 일을 시키고는 낮잠을 자기 일쑤였다.

큰 아들과 큰 형수는 심보가 좋지 않았기 때문에 시어머니가 어린 신부를 구박해도 본체만체하였다. 둘째 아들 부부는 심성이 고운 편이라 어쩌다

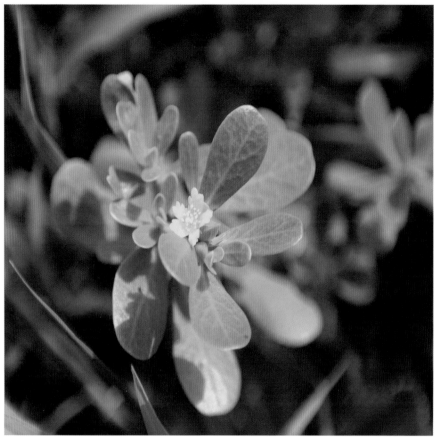
밭 주변에서 흔히 볼 수 있는 쇠비름

어린 신부를 만나면 넌지시 위로를 했다. 그러던 어느 해에 온 마을에 이질이 유행병처럼 번졌다. 밭일을 많이 하던 어린 신부도 그만 이질에 걸렸다.

큰 형수는 이질이 집 안에 번질까 봐 두려워서 시어머니에게 고자질을 했다.

"어머니! 저 소녀는 이미 죽은 거나 진배없는데 계속 집 안에 둘 생각입니까?"

시어머니는 그 소녀를 마음 속으로 미워했지만 그렇다고 그냥 죽게 할수는 없었다. 소녀가 죽으면 또 돈을 주고 어린 신부를 구해야 하는데 그러기에는 돈이 아까웠기 때문이다. 시어머니가 맏며느리에게 뭐라고 지시를 하였다. 맏며느리는 어린 신부를 집에서 멀리 떨어져 있는 어느 밭의 쓰러져가는 창고 집으로 데려갔다. 어린 신부는 자신이 사람 취급을 받지 않았고 남편은 노느라 정신이 없었기 때문에 매우 슬픈 표정이 되었다. 맏며느리가 말했다.

"너는 젊고 아직도 살 날이 남아 있다. 너에게 냄비를 줄 테니 알아서 죽을 끓여 먹어라. 내일 막내를 보내 의사를 불러오겠다."

어린 신부가 주변을 둘러보니 우물과 창고 집 외에는 아무것도 없었다. 이윽고 다음 날이 되었지만 마을에서는 소식이 없었다. 이틀이 지나고 사흘이 되어도 데리고 오겠다는 의사는커녕 인기척조차 없었다.

사흘째 되는 날까지 굶었던 소녀는 무엇이라도 끓여 먹으려고 밭 주변을 뒤졌다. 밭에는 채소 같은 것이 있었지만 소녀는 시어머니가 두려워 밭에서 채소를 캐는 것이 겁이 났다. 소녀는 밭을 피해 길에서 나는 풀을 뜯어다가 냄비에 넣고 죽으로 끓여 먹었다. 그 후에도 며칠째 사람 그림자 하나 없자 소녀는 밭두렁에 나 있는 풀떼기를 캐어서 죽을 끓여 먹었다. 며칠 동안 풀떼기를 캐어다 죽을 끓여 먹다 보니 어느 새 그녀의 병이 호전되기 시작했다. 이질이 완치되었다고 생각한 소녀는 발걸음을 옮겨 마을을 찾아갔다.

시어머니 집이 가까워지자 때마침 막내아들이 집 밖으로 나오는 모습이 보였다. 깜짝 놀란 신부가 물었다.

"집에 무슨 일이 있었나요?"

"너는 어떻게 아직 살아 있지?"

"무슨 소리예요?"

"큰 형님 부부는 이미 죽었고 두 번째 형수님은 병이 나서 침대에 오르지도 못하고 있다."

어린 신부가 두 번째 형수를 만나러 갔더니 형수가 말했다.

"너는 어떻게 살아났니? 요사이 굶주림 때문에 죽을 뻔했는데?"

"아니에요, 저는 야생풀을 먹으면서 지냈어요."

그때 불현 듯 어린 신부의 머릿속에 그것이 약초일지도 모른다는 생각이 들었다. 어린 신부는 서둘러 밖으로 뛰어나가서 그 야생초를 뜯어와 죽을 끓여 두 번째 형수에게 먹였다.

어린 신부가 뜯어 먹었던 풀은 잎 모양이 말의 송곳니 모양이라고 해서 마치현(馬齒莧)이라고 불리는데 우리말로는 '쇠비름'이란 야생초이다. 쇠비름은 우리나라의 논두렁과 밭두렁에서 흔히 볼 수 있는 식물이다. 이 전설로 인해 사람들은 쇠비름이 이질을 치료할 수 있는 약초임을 알게 되었다.

귀신이 곡할 쇠비름의 효능

쇠비름은 잎의 모양이 말의 치아를 닮았다고 하여 마치현(馬齒莧)이라고 불린다. 쇠비름을 먹으면 오래 살 수 있다 하여 장명채(長命菜)라고도 불린다. 쇠비름은 특이하게 오메가 3 지방산 함량이 풍부한 식물인데 이는 성인병 예방에 효능이 있다. 시금치처럼 조리할 수 있지만 돈나물처럼 향이 강하기 때문에 특별한 양념이 필요하다.

'조약(朝药)'은 쇠비름 전초가 청열, 해독, 이질, 인후통 등에 효능이 있다고 하였다. 수많은 전통 의학서가 쇠비름의 효능에 대해 언급하고 있는데 이질, 산혈(散血), 요도염, 관절염, 각종 종기(피고름), 이뇨에 좋다고 언급하고 있다. 각종 피고름이나 벌레에 물린 상처에는 잎을 짓찧어 외용한다. 현대의학에서는 쇠비름에 혈당을 낮추는 당뇨 예방 성분과 혈액순환에 유용한 성분이 있음이 연구되었다. 임산부는 자궁 수축 문제가 발생할 수 있으므로 쇠비름의 복용을 피한다.

1. 비만 예방에 : 싱싱한 쇠비름 10g을 1컵의 뜨거운 물에 우려서 차로 마신다. 말린 쇠비름의 경우에는 싱싱한 쇠비름의 절반 분량을 넣어서 물에 우려서 차로 마신다.

2. 당뇨 예방에 : 민간에서는 싱싱한 쇠비름을 생즙을 내어 복용하는데 소주잔으로 1일 2~4컵을 마신다.

3. 혈액순환, 성인병 예방에 : 쇠비름을 물에 우려서 차로 마신다.

장수와 관절염에 좋은
쇠비름죽(마치현죽, 馬齒莧粥)

쇠비름죽은 잘못 조리하면 돈나물과 비슷한 강한 맛이 나오기 때문에 조리에 신경써야 한다. 쇠비름죽은 장염, 이질, 요로감염, 각종 염증, 해독, 관절염, 당뇨 및 성인병 예방, 장수에 좋다.

1〉 쌀 80~120g, 쇠비름 100~150g을 준비한다.
2〉 쇠비름을 끓는 물에 데친 후 여러 번 문질러서 세척하여 특유의 끈적거림을 제거한다.
3〉 프라이팬에 쇠비름, 다진 마늘, 다진 파를 넣고 살짝 볶는데 원하는 맛이 나오도록 볶아준다.
4〉 쌀을 1시간 정도 불린 뒤 냄비에 쌀과 물을 넣고 죽으로 조리한다.
5〉 죽이 끓기 시작하면 앞에서 준비한 쇠비름을 넣는다.
6〉 기호에 따라 소금과 참기름으로 간을 한 뒤 섭취한다.

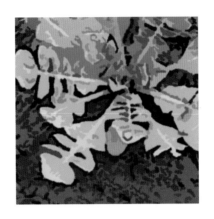

왕보천을 굶주리지 않게 한
냉이

냉이와 관련된 이야기 가운데 빼놓을 수 없는 것이 왕보천의 전설이다.

당나라 왕상부(王相府)의 책임자(황제 밑의 재상급)인 왕윤(王允)에게는 세 여식이 있었는데 그중 하나가 왕보천(王宝钏)이다. 평소 부잣집 아들을 경멸했던 왕보천은 자신의 남편을 직접 선택하기 위해 수를 놓은 공을 던지는 게임을 했다. 하필 그 많은 청년 중에서 가난한 집 아들인 설평귀(薛平贵)라는 사람이 공을 받았다. 왕보천은 인연이라고 생각하여 그 청년과 결혼하기로 결정했지만 아버지 왕윤은 가난한 집 아들이라며 결혼을 반대했다. 그래도 딸의 생각이 바뀌지 않자 왕윤은 딸과 설평귀를 오전파(伍典坡)라는 곳으로 쫓아냈다.

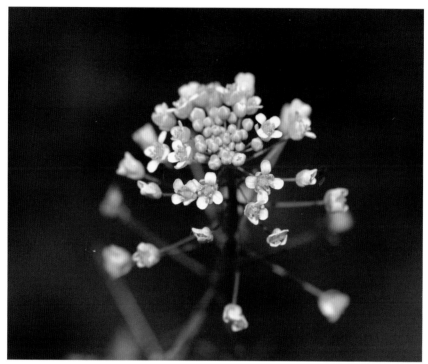

냉이 꽃

　그러던 어느 날 서량국과 전쟁이 벌어졌다. 설평귀는 군대에 징집된
후 전쟁에 참가하였고 왕보천은 오전파에서 기다렸다. 한편 전쟁에 참가
한 설평귀는 서량국의 포로가 되었다. 남편이 돌아오지 않자 왕보천은 냉
이 따위의 야생초를 캐먹으면서 살았는데 얼마나 굶주렸는지 동네 10리
밖까지 냉이가 보이지 않았다.

　그 사이 십수 년의 세월이 흘렀다. 서량국에서 공을 세운 설평귀는 점
점 위대한 장군이 되었고 마침내 서량국 공주와 결혼해 서량국의 군주가
되었다. 18년이 지난 어느 날 문득 설귀천은 왕보천 생각이 나서 오전파
에 가 보았다. 설평귀는 그때까지 수절하고 기다리던 왕보천을 찾아 서량

국 궁궐로 그녀를 데려갔다고 한다.

귀신이 곡할 냉이의 효능

냉이는 간, 폐, 비장에 좋고 맛은 달고 성질은 평하다.

봄나물의 하나인 냉이는 요즘은 가을에도 흔히 볼 수 있는 된장국의 좋은 재료이다. 한자로 제채(薺菜)라고 부르는 냉이는 당뇨성 백내장, 야맹증, 눈병 같은 안과 질환과 지혈, 이질, 부종, 임병, 자궁출혈, 각혈 등에 효능이 있다. 또한 고혈당, 혈중 콜레스테롤 같은 성인병 예방에 좋은 성분이 함유되어 있을 뿐만 아니라 항암에도 유요한 성분이 함유되어 있다. 일본에서는 어느 군주가 자양강장 및 정력약으로 냉이를 즐겨 섭취했다

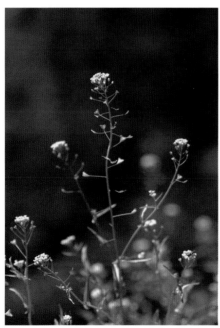

냉이 전초

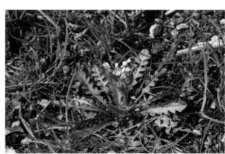

냉이 잎

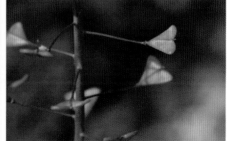

냉이 열매

고도 전해진다.

『천금식치(千金食治)』는 냉이가 모든 독을 해독한다 하였고 특히 눈의 통증에 좋다 하였다.

『강목(綱目)』은 냉이가 눈의 충혈과 위에 좋다고 하였다. 많은 문헌들이 냉이의 효능으로, 간을 보하고 눈병을 치료한다고 하였다.

1. 이질에 : 냉이 60g을 물에 달여 복용한다.

2. 부종에 : 냉이 30g, 질경이 30g을 달여 복용한다.

3. 소아의 홍역에 : 중국의 민간에서는 신선한 냉이 30~60g과 띠의 뿌리 120~150g을 달여서 복용하거나 우려서 차로 마신다.

4. 월경 과다에 : 냉이 30g과 짚신나물 30g을 달여서 복용한다.

5. 토혈에 : 냉이 30g과 꿀에 절인 대추 30g을 달여서 복용한다.

6. 눈의 충혈과 안구 통증에 : 냉이 즙으로 눈을 세척한다.

눈에 좋고 식사 대용도 되는 죽
냉이어고죽(제채어고죽, 薺菜魚糕粥) 비밀 레시피

●

『본초강목』은 냉이죽이 눈과 간에 좋다고 하였는데 변비, 간 해독, 감기 예방에도 효능이 있을 뿐만 아니라 보신에도 좋다. 단, 냉이는 몸이 차갑거나 오한이 있는 사람은 섭취 및 약용을 피한다.

여기서는 고급 어묵을 넣되 싱싱한 생선살을 대신 넣을 수도 있다.

1〉 신선한 냉이 30g, 쌀 100g, 고급 어묵(100g)을 준비하되 어묵 대신 싱싱한 생선살 50g을 준비해도 무방하다.
2〉 냉이를 깨끗하게 세척한 뒤 잘게 자른다.
3〉 쌀을 물에 1시간 정도 불린다. 냄비에 쌀과 물을 넣고 고온에서 조리한다.
4〉 죽이 끓기 시작하면 어묵을 넣고 10분 정도 끓이다가 냉이를 넣고 조금 더 끓인다.
5〉 조리된 죽은 소금과 참기름으로 간을 한 뒤 섭취한다.

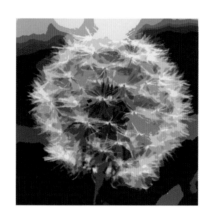

전설에 따르면
보라색 민들레가 있다
민들레(포공영, 蒲公英)

중국 전설에는 "보라색 민들레를 찾은 사람은 완전한 사랑을 얻을 수 있다."는 이야기가 있다.

한 부잣집에 조양(朝阳)이라고 불린 어린 딸이 있었다. 조양은 17, 8세에 이르러서도 마음에 드는 낭군을 찾지 못했다. 부모는 어린 딸을 아끼고 사랑했기 때문에 딸이 혼사를 올리지 않아도 안타까워하지 않았다.

어느 날 조양은 저자 거리를 거닐다가 젊은 약초꾼을 보았다. 약초 보따리를 지고 가는 총각의 아름다운 모습에 소녀는 마음을 빼앗겼지만 그 당시의 관념상 소녀가 먼저 총각에게 말을 걸 수는 없었다. 그러던 사이에 약초꾼 총각은 인파 속에 사라졌지만 소녀는 이미 그에게 마음을 빼앗겨버렸다.

며칠을 시름시름 앓던 소녀는 용기를 내어 마을 사람들에게서 수소문한 끝에 총각의 이름이 포공(蒲公)이라는 것을 알게 되었다. 포영은 책을 많이 읽었지만 부모를 일찍 여위었기 때문에 약초를 캐며 산다는 것이었다.

한편 포공도 저자 거리에서 우연히 본 조양에게 반해 있었지만 집이 가난했기 때문에 자신은 조양과 어울리지 않을 것이라고 생각했다.

어느 날 조양은 부모에게 마음에 두는 낭군이 있다고 말했다. 부모는 어린 딸이 약초꾼에게 마음을 두고 있다는 사실을 알고 강하게 반대를 했지만 마침내 딸의 고집을 꺾지 못하고 승낙하였다.

이윽고 두 사람은 사귀기 시작했고 혼례를 올렸다. 막상 친족이 되었지만 조양의 부모는 사위가 가난한 집 태생이라며 멸시를 하였다. 결국 조양과 포공은 집을 떠나기로 했다.

조양과 포공은 경치가 수려한 아담한 산골로 들어갔다. 그 곳은 벽돌 가마가 있는 개울가였는데 푸른 들꽃이 만발하여 두 남녀를 반겼다. 두 남녀는 기왓장과 벽돌을 구우며 살기로 했다. 수입은 보잘 것 없었지만 두 남녀는 매우 행복했다.

몇 년 후에 조양은 딸을 낳았다. 그녀가 딸을 낳던 날 개울가에 푸른 꽃이 만발하였다. 푸른 꽃을 보며 조양은 딸의 이름을 '난초'라고 지었다.

그러던 어느 해에 큰 전쟁이 일어났다. 조양의 남편인 포공도 어쩔 수 없이 전쟁터로 끌려갔다. 그런데 몇 년 후면 돌아올 줄 알았던 남편이 기별조차 없더니 영영 소식이 없었다. 무려 18년의 세월이 흘렀다!

18년 후 어느 날 봄바람과 함께 포공이 휴가를 받고 돌아왔다. 포공은 전쟁터에서 공을 세워 대장군이 되어 있었다. 조양은 남편의 모습에 너무

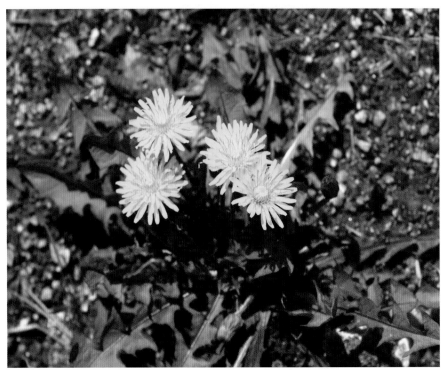
토종 민들레

도 기쁜 나머지 흥분하여 그만 혼절하더니 병이 들었다. 포공은 아내를 살리려고 애를 썼지만 이미 아내를 살릴 수 있는 상황이 아니었다. 조양은 임종 직전에 포공에게 유언을 남겼다.

"난초를 잘 보살피고, 산 위에 핀 들꽃들을 기억하십니까? 그 꽃들을 데리고 전선으로 돌아가세요. 그것들은 먹을 수 있을 뿐만 아니라 상처를 치료할 수 있는 약초입니다. 당신과 딸이 나를 보고 싶을 때 그 꽃들이 당신 곁에 휘날릴 것입니다."

조양이 임종하자 수많은 꽃들이 나타나 하늘에서 나부꼈다.

며칠 뒤 포공은 딸을 사돈집에 맡기고 수많은 들꽃들을 싣고 행군했다. 그들의 부대는 몇 만 리를 걸어 전쟁터로 돌아갔다. 이때부터 도처에 민들레 씨앗이 흩날리기 시작했다. 그리고 산야 도처에서 이름 모를 야생

화들이 만발하였다.

귀신이 곡할 민들레의 효능…
– 정력에 좋은 민들레

민들레를 한방에서는 포공영(蒲公英)이라고 하는데 민간에서는 잎을 정력제로 먹기도 한다. 어떤 전설에는 말을 탄 장수가 언덕길을 가다가 말과 함께 굴러 떨어졌다. 장수가 한동안 기절해 있다가 일어나 보니 말은 상처 하나 없이 여유만만하게 민들레를 뜯어먹고 있었다고 한다. 그것도 여러 가지 잡초 중에서 민들레 잎만 가려서 먹더라는 것이다. 이 전설을 보면 알 수 있듯이 민들레는 염증과 부종에 효능이 있다.

민들레의 맛은 쓰고 성질은 차갑다. 민들레의 주요 효능은 해독, 이뇨, 감기, 발열, 급성 유선염, 림프절염, 연주창, 부종, 급성 결막염, 급성 편도염, 급성 기관지염, 간염, 담낭염, 요로감염, 종기, 지통 등인데 척 보면 알 수 있듯 염증과 부종에 좋다는 것을 알 수 있다. 실예로『의학입문(醫學入門)』은 민들레가 열독을 제거하고 악성 종기에 효능이 있다 하였다.

『본초비요(本草備要)』는 유방염에 민들레 즙을 바르라고 하였다.

『본초강목(本草綱目)』도 부인의 유종(乳腫)에 좋다 하였다.

민간에서는 민들레 잎이 강장과 강정에 효능이 있다 하여 먹는다. 강장은 몸을 튼튼히 하는 것이요, 강정은 정력에 좋다는 뜻이다.

1. 부종에 : 민들레 잎을 샐러드로 먹는다.
2. 벌레에 물렸을 때 : 민들레 잎을 찧어 바른다.

3. 정력 증진에 : 꽃이 피기 전에 민들레 잎을 수확한 뒤 소금을 넣고 삶는다. 삶은 민들레 잎을 차가운 물에 행군 뒤 물기를 짜내고 참기름으로 볶은 뒤 섭취한다.

4. 소화가 안 되어 신물이 역류하거나 구역질이 날 때 : 민들레 즙을 먹는다.

5. 위가 허약할 때 : 민들레 뿌리를 프라이팬으로 건조시켜 분말로 만든 후 1티스푼을 설탕을 가미해 물에 타서 마신다.

6. 변비에 : 민들레 된장국을 먹거나 민들레 반찬을 먹는다.

7. 급성 유선염에 : 매일 민들레 전초 2냥, 향부(香附) 1냥을 달여서 2회로 나누어 복용한다.

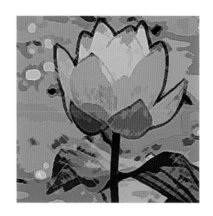

석가모니와 연꽃

연(蓮)

연꽃은 불교의 석가모니 탄생 일화와 밀접한 관계가 있다고 한다. 인도 불경에 의하면, 석가모니가 태어나기 전에 그것을 알려주는 8가지 상서로운 조짐이 황궁의 정원에 나타났다. 먼저 온갖 새들이 모여들었고, 새 소리가 아름다웠다. 온갖 꽃들이 만발하였는데 계절에 관계없이 꽃이 피었다. 특히 기이한 것은 황궁 연못에서 별안간 큰 수레바퀴처럼 생긴 백연꽃이 자라기 시작했다는 점이다. 그리고 석가모니가 태어난 순간에는 연뿌리에서 1천 개의 금빛이 올라오더니 각각의 백연꽃으로 변했고, 매 연꽃마다 작은 보살이 앉아 있었다고 한다.

이 전설을 보면 알 수 있듯이 연꽃은 불교를 상징하는 꽃이자 석가모니

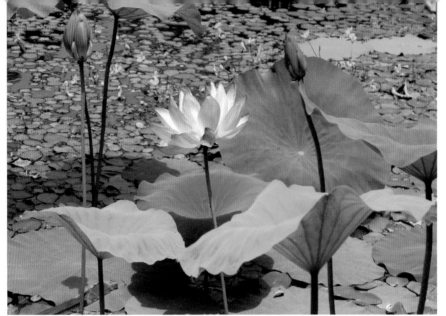
연꽃과 잎

와 밀접한 관계를 가지고 있다. 연꽃에는 여러 가지 덕(德)이 있는데 그 중 하나가 진흙에서 자라도 진흙에 더럽혀지지 않는 덕이라고 한다. 이것은 세상에 속해 있되 세상의 떼를 타지 않음을 의미한다. 부처상이 연꽃 위에 있는 것은 세상의 떼를 타지 않는 깨끗한 상태를 의미한다.

석가모니와 연꽃은 때려야 뗄 수 없는 관계임을 보여주는 또 다른 전설이 있다. 아주 옛날 항하(恒河) 상류에 어느 나라가 있었다. 여기서 말하는 항하(恒河)는 중국의 황하(黃河)가 아닌 인도의 갠지스 강을 말한다.

그 나라의 왕 이름은 파라나(波罗奈, Varanasi)인데 연꽃의 왕이라는 별명이 있었다. 불경에서는 이 연꽃의 왕을 석가모니라고 한다.

왕은 자비롭게 나라를 다스렸기 때문에 백성들은 행복하게 생활했다. 그러던 어느 해에 1년 동안 큰 역병이 퍼졌다. 수많은 백성들이 약을 구하러 다니자 왕은 심히 걱정하여 궁중 어의들을 보내어 치료법을 마련하라고 하였다. 궁중 어의는 수도권 북쪽의 강에서 서식하는 적어(赤魚)의 살과

피가 치료제임을 알아내고 사방에 소문을 냈다. 그리하여 백성들은 그 물고기를 잡아와서 어의에게 바쳤고 어의는 그것으로 백성들을 치료하였다. 기이한 것은 백성들을 모두 치료하는 데 무려 12년이 소요되었지만 적어를 그렇게 많이 잡아도 더더욱 늘어났다는 점이다.

그렇다면 인도 12개 고대 국가였던 파라나국(波罗奈國)의 위치는 지금의 어느 지역일까? 파나라국은 지금의 갠지스 강 도시 가운데 가장 유명한 바라나시(Varanasi)를 말한다. 여러분은 갠지스 강에서 몸을 담그고 수행을 하는 인도 사람 사진을 많이 봤을 것이다. 그 사진 속 도시가 바라나시이고 현재는 힌두교의 성지이다. 불교의 성지는 바라나시 북단 10km 지점의 사르나트(Sarnath)이므로 전설 속에서 적어가 출몰한 지역과 가깝다.

연꽃과 관련된 것들…
- 연화도(蓮花圖), 연엽주(蓮葉酒)

연꽃은 불교에서 생명의 근원으로 알려진 꽃이자 끝이 없는 부처의 자비를 상징한다. 그래서 불교 미술에서 연화도는 매우 중요한 소재이다. 연화도는 연꽃만을 주제로 하거나 다른 그림을 주제로 하지만 일반적으로 연꽃 그림이 포함되어 있다. 훗날에는 연꽃이 불교 미술뿐 아니라 문인화 그림에도 등장을 하는데 이때의 연꽃은 세상에 떼가 타지 않은 고고한 선비를 상징한다.

심청의 이야기를 그린 심청가에는 '심청환생(沈淸還生)' 대목이 있다. 임당수에 몸을 던진 심청이 나중에 용왕의 도움으로 환생하여 육지로 돌아오는데 그때 심청이 탄 배가 연꽃이었다.

연으로 만든 연엽주는 장수와 정력에 좋은 술이라고 알려져 있다. 춘향

전에는 이몽룡이 우연히 춘향을 본 뒤 춘향의 집을 찾아가는 내용이 있다. 월매를 만난 이몽룡은, 춘향이와 혼례를 올리고 싶다고 말한다. 이에 월매는 이몽룡의 뜻이 결연한 것임을 알고 사위로 맞이하기로 하고 주안상을 거하게 차려오게 한다. 이 주안상에 올라온 안주는 가리찜부터 비빔 냉면까지 있었는데 그뿐만 아니라 온갖 술이 준비되어 있었다.

준비된 술의 면면을 보면 신선의 술로 알려진 자하주, 솔잎과 쌀로 만든 송엽주, 곡주와 소주 제조법이 혼합되어 탄생한 과하주, 진도의 명물 박문주, 연잎과 쌀로 빚은 연엽주가 열거되어 있다. 연엽주는 중국에서 황제가 먹던 술이자 조선시대에는 임금에게 진상하는 술이었다. 일개 백성이 마실 수 있는 술은 아니었으므로 월매의 사위 대접은 정말로 극진했던 모양이다.

홍수전(洪秀全)과 88명의 아내

청나라 말기 중국과의 무역에서 무역 적자에 시달렸던 영국은 일찍이 200여 년 전부터 인도산 아편을 밀수입해 청나라에 되파는 삼각 무역으로 무역적자를 해소했다. 청나라는 하층민 사이에서 아편이 넓게 퍼지면서 사회 기강이 문란해졌고 아편 수입 대금으로 결제하는 은의 유출량이 심각한 수준에 이르자 청나라의 국고는 휘청거렸다. 이에 청나라는 아편 수입을 전면 금지한 뒤 영국의 아편 무역상들을 쫓아냈다.

홍콩으로 쫓겨난 영국의 아편 무역상들은 청나라가 무역법을 위반했다면서 본국에 지원을 요청했다. 이에 호응한 영국은 군대를 파견하는데, 이로 인해 1839년에 영국과 청나라 사이의 제1차 아편전쟁이 시작되었다. 제1차 아편전쟁에서 패배한 청나라는 1842년에 홍콩을 양도하는 등의 여러 가지 불평등 조약으로 영국과 화평을 했다.

한편 1814년에 광둥성의 가난한 이주민 농가에서 태어난 홍수전(洪秀全)은 7살 때부터 서당에 다녔다. 그의 학비는 아버지와 두 형이 농사일을 하며 지원했는데 나중에는 학비 마련이 어려울 정도였다. 그러나 홍수전의 총명함은 마을에서도 널리 알려져 무료로 공부하기도 하였다. 홍수전의 집안은 한족 핏줄이었기 때문에 만주족의 청나라에서 출세하려면 과거 시험에 통과해야 했지만 홍수전은 3번의 낙방 끝에 병을 얻었고, 1943년에 응시했던 네 번째 과거 시험에서도 낙방하였다.

그 후 병으로 시름시름 앓으며 점쟁이 일 따위를 했던 홍수전은 어느 날 기독교 입문서를 접하면서 '평등' 사상을 알게 되었다. 그 후 홍수전은 하늘의 계시를 받았다면서 기독교에 귀의한 뒤 자신은 예수의 동생이라고 주장하며 종교 단체를 설립하였다.

홍수전이 세운 종교 단체는 청나라의 국력이 쇄락한 틈을 타서 급속도로 세를 불려나간 뒤 급기야 1851년에 기독교 정신을 모방한 종교 국가인 태평천국을 건국하였고 홍수전은 스스로 천왕(天王)이 되었다.

1853년, 홍수전은 20만 대군을 이끌고 난징을 무력 점령한 뒤 '천경(天京)'이라 부르며 수도로 정했다. 그는 아편전쟁에 패배한 후 국고가 고갈된 청나라 조정의 잦은 수탈로 청나라에 반기를 든 민중을 대상으로 토지 개혁을 약속하고 여인의 전족(纏足) 금지, 인신매매 금지, 변발(辮髮) 금지령으로 민심을 얻으면서 교세를 확장했다.

이는 청나라 황실 입장에서는 반란이었지만 민중 입장에서는 밑에서 올라오는 근대화 운동이었다. 하지만 홍수전의 태평천국은 홍수전의 수하에 둔 4명의 왕 사이에서 잦은 권력 쟁탈이 발생했을 뿐 아니라 그 자신도 사치스럽고 방탕했기 때문에 마침내 1864년에 청나라에 의해 멸망하였다.

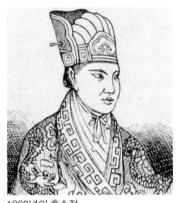
1860년의 홍수전

홍수전의 일대기를 이야기할 때 빼놓을 수 없는 것은 그의 아내 숫자이다. 홍수전은 난징에 세 개의 궁과 여섯 개의 작은 궁인 천경성(天京城)을 지었는데 사치가 심해 청나라 궁궐보다 더 크게 지었다. 그리고는 정실 뇌석영(賴惜英) 외에도 72명의 편비(偏妃)를 두었으므로 홍수전의 아내 수는 81명에 육박했는데 훗날 그의 아들의 고백에 의하면 홍수전의 아내 수는 총 88명이었다고 한다. 아무튼 홍수전의 아내들은 대부분 그가 난징의 천경성(天京城)에 두었던 편비(후궁) 숫자를 포함한 것이다.

한편 홍수전의 태평천국은 언뜻 보면 평등해 보이는 골고(圣庫) 제도를 도입했다. 이는 백성과 군인들이 수확한 모든 수확물과 전쟁 시 획득한 금은보화는 하나님의 것이고, 하나님은 어디에나 있다는 논리에서 사유재산을 금지하는 대신 골고에서 집단 소유 한 뒤 균등하게 공급하는 일종의 공공 시스템이었다. 처음에는 기본 의식주인 쌀과 소금 따위를 모든 군인과 백성들에게 평등하게 배급하면서 호응을 이끌어냈다.

그러나 직급이 높은 관리들은 사유재산을 소유하기 시작하였고 양이 부족한 육류 따위는 직급에 따라 차등 배급 되면서 고급 관리들은 육류를, 병졸들은 소금물에 밥을 말아 먹는 상황이 되었다. 평등 시스템인 골고 제도가 유명무실해진 것이었다. 이런 홍수전이 즐겨 먹은 정력제가 있었으니 바로 연잎으로 만든 하비죽(荷鼻粥)이라고 한다. 연잎은 홍수전뿐만 아니라 중국의 황제들이 먹었다는 정력제 식품으로 유명하다.

황제들의 강장제 …
– 연꽃, 연근, 연잎, 연근의 효능

인도 원산의 연꽃은 우리나라의 경우 각지에서 재배한다. 사람들은 대개 연꽃의 뿌리인 연근만 식용하는 것으로 알고 있지만 연꽃의 전초 대부분을 식용 혹은 약용할 수 있다. 연꽃을 이미 진·한나라 시대부터 강장제로 사용한 기록이 있으므로 약용 역사만도 2천 년이 넘었다.

『본초강목(本草綱目)』은 연꽃을 섭취하는 것으로 모든 질병에 도움이 되면서 신장, 위를 보하고 뼈를 튼튼히 한다고 하였다.

연꽃의 과실와 종자를 연자(蓮子)라 하며 신장과 비장을 보하고 심장이 허하여 발생하는 두근거림, 불면증, 건망증 등의 증세와 설사에 효능이 있다. 또 『본초강목』은 연자가 기력을 왕성하게 하고 오랫동안 복용하면 몸을 가볍게 하고 수명을 연장시킨다고 하였다.

연꽃은 연화(蓮花)라고 하며 혈액순환, 지혈, 소풍(消風)의 효능이 있다. 연꽃의 뿌리인 연근은 우(藕)라고 하며 생것은 청열·양혈·해독·산어(散瘀)에 효능이, 익힌 것은 비장과 위장·기를 보충하고 피에 이롭다. 연꽃은 주로 위 3가지를 약용하지만 다른 부위도 약용하거나 식용할 수 있다. 식용법으로는 생즙 이외에도 연잎밥, 떡, 죽, 국을 끓여 먹을 수 있다.

- 감기에 : 연근과 생강을 강판에 갈아 뜨거운 물에 우려 마신다.
- 각혈, 하혈, 코피 같은 출혈에 : 연근즙을 소금으로 간을 하고 복용한다.
- 유정(遺精)에 : 연잎 분말 3g을 술로 마시거나 연입주를 마신다.

연잎도 죽이 된다

연잎죽(하비죽, 荷鼻粥) 비밀 레시피

●

연잎으로 만든 죽을 연잎죽 또는 하비죽이라 부른다. 태평천국을 일으켰던 홍수전(洪秀全)이 정력제로 즐겨 먹은 죽답게 중국의 강남 지역 사람들이 한여름에 즐겨 먹는다.

1〉 찹쌀 100g과 냄비 뚜껑으로 사용할 수 있는 커다란 연잎 1장을 준비한다.
2〉 연잎을 자르지 않고 깨끗이 씻어 놓는다.
3〉 찹쌀을 1시간 동안 물에 불린다. 찹쌀과 물을 냄비에 넣고 죽으로 끓인다.
4〉 이때 연잎으로 솥뚜껑을 만들어 덮어준다. 또는 죽이 익어갈 무렵 연잎을 죽 층의 바로 위에 가볍게 5분 정도 덮고 약불로 5분 정도 조리한다.
5〉 완성된 죽에는 희미하게 녹색을 띠고 연잎 향이 베어 있다.

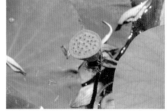

연잎과 연밥(연방)

연근과 연꽃 씨앗으로 만드는 담백한 죽
연근죽 비밀 레시피

연근죽은 연뿌리죽 또는 우죽(藕粥)이라고 불린다. 보통의 죽에 연뿌리를 썰어 넣거나 분말로 넣는다. 일반적으로 연뿌리를 믹서로 갈아 넣는 것이 가장 좋다. 소화, 정력 증진에 효능이 있다.

1〉 연근 100g, 쌀 100g, 마늘 적량을 준비한다.

2〉 생연근을 깨끗이 세척한 뒤 믹서로 분쇄한다.

3〉 쌀을 1시간 동안 물에 불린다.

4〉 냄비에 쌀과 연근 분말, 다진 마늘을 넣고 죽으로 조리한다.

5〉 죽이 조리되면 후추, 참기름, 소금을 넣어 맛을 조절한다.

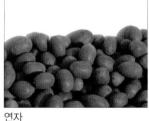
연자

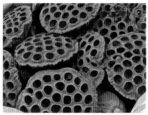
연밥

양생수필(養生随笔)이 추천한 죽
연자죽(蓮子粥) 비밀 레시피

●

청나라의 조정동(曹庭栋)이 쓴 『양생수필(養生随笔)』은 노인을 위한 일종의 건강 안내서이다. 이 수필에서는 연자죽을 소개하고 있는데 첫 번째 죽은 쌀과 연자로 끓인 죽이요, 두 번째 죽은 가시연밥과 율무로 끓인 죽이라고 하였다.

연자죽을 조리할 때는 연꽃 씨앗을 온수에 잠시 담갔다가 꺼낸 뒤 껍질을 벗긴 후 씨앗을 반쪽으로 잘라 쓴맛이 나는 싹을 제거한다. 그후 남아 있는 씨앗들을 믹서로 갈아서 분말로 만든 뒤 죽을 끓일 때 같이 넣는다. 여기서는 고전적인 방법으로 조리하는 법을 알아본다.

1〉 말린 연 씨앗(연자, 연밥) 80g, 쌀 80g을 준비한다.

2〉 연 씨앗을 뜨거운 물에 담가 껍질을 벗기고 약불로 삶는다.

3〉 삶은 연 씨앗에 설탕을 넣고 으깨거나 믹서로 간다. 또는 설탕은 나중에 넣는다.

4〉 물에 불린 쌀과 으깬 연 씨앗을 같이 넣고 죽을 끓인다. 또는 쌀 대신 밥 1공기로 죽을 끓일 수도 있다.

5〉 죽이 조리되면 설탕을 가미해 맛을 조절한다.

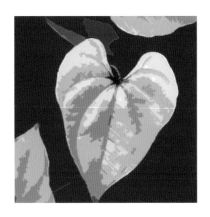

불효자 부부가 어머니에게
먹인 것
참마(山藥)

중국 전설에 의하면 아주 먼 옛날에 어느 불효자 부부가 살았다. 부부는 혼자 남은 어머니가 빨리 죽었으면 했기 때문에 며느리는 시어머니의 식사로 매일 밥이나 반찬 없이 죽 한그릇만 제공했다. 그런 식사로 배를 채우다 보니 한동안 시어머니는 힘없이 누워 지내야 했다. 불효자 부부는 어머니가 죽지 않자 짜증이 났지만 어떻게 할 방법이 없었다.

이 마을에 임씨 성을 가진 늙은 의술가가 우연히 이들 부부의 속마음을 눈치챘다. 어느 날 임노인은 그들 부부를 부른 뒤 어떤 약을 주면서 말했다.

"이 약을 매일 죽에 타서 어머니에게 먹이게나. 그렇게 하면 그대들의 소망이 이루어질 것이다."

부부는 기쁨에 넘쳐 팔짝 뛰면서 그 약을 가지고 집으로 돌아갔다. 부부는 임노인이 시킨 대로 매일 어머니에게 공양할 죽에 가루약을 탔다. 그 결과, 10일 후에는 거동하지 못했던 어머니가 거동을 하였다. 그리고는 100일 후에는 어머니의 몸이 하얗고 통통하게 살이 쪘다. 침대에서 나온 시어머니는 온 동네를 돌아다니며 만나는 사람마다 붙잡고 며느리가 효녀라고 칭찬했다. 그제야 부부는 자신들의 불효를 깨닫고는 부끄러워 고개를 들지 못했다.

부부는 자신들의 잘못을 뒤늦게 참회하고 임노인을 찾아가 그 약의 이름을 물었다. 임노인은 빙그레 웃으면서 산마라고 말했다. 임노인에게 교훈을 얻은 부부는 훗날 효자 부부가 되었다고 한다.

이 전설로 알 수 있듯이 산마는 기력을 충전시키고 비장을 보하기 때문에 특히 피로회복과 강장(强壯)에 효능이 있다. 강장(强壯)이라 함은 몸을 튼튼하게 하는 효능을 말한다. 바꿔 말하면 체력을 강화시키는 것이므로 강장약이란 정력을 보하는 강정(强精)약이라고 봐도 무방하다. 다만 강장약 자체가 며칠 먹는다고 효능이 있는 것은 아니다. 꾸준히 섭취하는 것이 체력을 강화시키고 정력에도 도움이 되는 것이다.

강장, 정력, 당뇨, 조울증을 위한 참마

참마는 전국의 깊은 산에서 흔히 자란다. 한자로는 산약(山藥)이라고 하는데 덩이줄기(뿌리)는 보통 11~12월에 채취해 약용한다.

뿌리는 자양강장(滋養强壯), 강정(强精), 설사에 효능이 있고 비장, 폐, 신장을 보하고 익정(益精)의 효능이 있다. 식욕부진, 신체 허약에 좋고 당뇨, 유정(遺精), 대하(帶下), 빈뇨에도 사용한다.

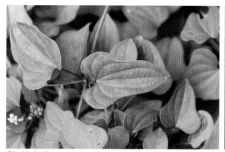
참마(산마)

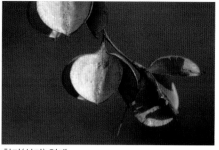
참마(산마) 열매

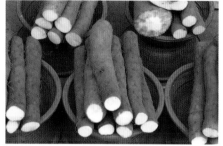
참마의 개량종인 장마.
아무래도 참마에 비해 약성이 못하다.

중국 전설에 의하면 하남(河南) 초작(焦作)이란 곳에 규야(叫野)국이라는 작은 나라가 있었다. 규야는 소국이었기 때문에 매번 강대국에게 괴롭힘을 당했다. 어느 해에도 이웃 강대국이 규야국을 쳐들어왔는데 워낙 강대국이 다 보니 규야국은 거의 전멸하였고 겨우 수천의 병사만이 탈출하는 데 성공했다. 탈출한 병사들은 북부 지역의 산세가 험산 깊은 산 속으로 숨어들었다. 이에 추적해오던 강대국 병사들은 산을 포위한 뒤 규야국 병사들에게 항복하라고 권고하였다. 그런데 한 달이 지나도 두 달이 지나도 규야국 병사들은 산에서 내려오지 않았다. 분명 식량이 바닥났을 터인데 무슨 꿍꿍이인지 산에서는 사람 그림자 하나 보이지 않았다. 강대국이 산을 포위하고 대치 상태를 유지한 지도 어느덧 여섯 달이 지났다. 그러다 보니 강대국 병사들은 마음 자세가 해이해졌다. 어느 날 잔치를 벌인 후 강대국 병사들은 그대로 잠이 들었는데 그때 산에서 규약국 병사들이 물밀 듯이 쳐내려왔는데 얼마나 체력이 강했는지 강대국 병사들은 한순간에 풍비박살났다. 그렇다면 규야국 병사들이 깊은 산 속에서 식량이 떨어진 후 먹었던 것은 무엇이었을까? 규야국 병사들이 깊은 산에서 굶주림을 면한 것은 다름 아닌 참마 때문이었다고 한다.

이런 전설이 있다는 것은 규야국, 즉 하남의 산마가 중국 제일의 마임을 의미하는데 사서에도 기록이 나온다. 주나라 주평왕(周平王) 재위 시절에 위 환공(卫桓公)이라는 사람이 산마, 지황, 우슬, 국화를 공물로 받쳤는데 이를 주 평황은 신의 물건이라고 극찬하였다고 한다. 이후 이 공물은 사대부약(四大 怀藥)이라고 하여 중국 역대 왕조에 받치는 공물이 되었고 지금은 하남지방 의 특산물이 되었다. 사대부약의 부(怀)는 이 약초가 나오는 하남 부경(怀庆) 지역의 이름에서 따 온 말이다. 즉, 하남 부경의 4대 특산 약초라는 뜻이다.

『신농본초경(神農本草經)』에는 마를 하남지방의 유명 약재라고 하면서 '한 열사기(寒熱邪氣)'에 좋다고 기술했는데 이는 조울(躁鬱)증에 좋다는 뜻이다.

『본초강목(本草綱目)』은 마가 눈과 귀를 밝게 하고 허리와 근골을 강하 게 하고 활력 있게 한다고 했다.

11~12월에 채취한 참마는 두 가지 방법으로 약재화할 수 있는데 먼저 깨 끗이 세척한 뒤 대나무 칼로 표피를 긁은 후 건조시킨 것은 모산약(毛山藥)이라 고 한다. 거친 뿌리를 물에 넣고 끓여 솜이불로 감아 보습을 유지한 뒤 널빤지 에 굴려서 실린더 모양으로 만든 후 건조시킨 것은 광산약(光山藥)이라고 한다.

1. 자양강장과 정력 증진에 : 마즙을 마시거나 마를 쪄 먹는다.

2. 가래와 객담에 : 황색이 될 때까지 볶은 마른 마 절반, 생마 절반을 믹서로 분쇄한 뒤 쌀과 섞어서 미음을 만들어 먹는다.

3. 종독(腫毒)에 : 참마, 아주까리, 찹쌀, 물을 절구에 넣고 빻은 것을 바른다.

4. 당뇨에 : 생마를 잘게 잘라 소금에 절인 뒤 튀겨 먹는다.

당뇨, 정력, 장수를 위한
산약구기죽(산약죽, 山藥粥) 비밀 레시피

●

참마는 그 자체가 자양강장에 좋고, 여기서 황기를 조금 넣으면 당뇨에도 좋다. 참고로 생마를 자르면 끈적한 성분이 있는데 이 성분은 단백질 성분이므로 세척하지 않고 먹어야 한다. 생마를 먹는 방법은 즙을 내는 방법, 주스로 먹는 방법이 있지만 초간장과 함께 먹는 방법도 좋다.

1〉 생마 100g 또는 건조 마 50g과 쌀 100g을 준비한다. 강정식 죽은 구기자나 산수유 20g을 옵션으로 준비하고, 당뇨식 죽은 황기 20g을 준비한다.

2〉 생마는 세척을 한 뒤 껍질을 벗겨 채로 썰거나 편으로 자른다. 건조 마는 편으로 자르거나 믹서로 분쇄한다. 황기는 믹서로 분쇄한다. 구기자 혹은 산수유는 뜨거운 물에 30분간 불린 후 씨앗을 제거한다.

3〉 1시간 동안 물에 불린 쌀로 죽을 조리한다.

4〉 조리 도중에 준비한 재료를 모두 투입한다.

5〉 죽이 조리되면 소금과 참기름으로 간을 맞춘 뒤 섭취한다.

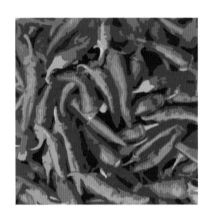

전염병에 사용했던
고추(랄초, 辣椒)

우리나라는 산모가 출산하면 부정(不淨)한 것이 들어오지 못하게 하는 뜻으로 대문에 금줄을 쳐놓았다. 금줄은 통상 외새끼줄을 사용하는데 잡귀가 왼쪽을 싫어하기 때문이다. 아들이 태어나면 숯, 청솔 가지, 빨간색 고추를 금줄에 묶어주고, 딸이 태어나면 숯, 생솔 가지, 종이를 묶어서 21일간 걸어놓는다. 빨간색 고추는 빨간색을 싫어하는 귀신이 들지 않도록 하기 위해서이다. 시골에서는 서낭당과 당산나무에 금줄을 치는 경우가 더러 있다. 금줄을 친 구역을 출입할 때는 몇 가지 명심할 점이 있다. 부정한 것을 금기하기 위해 친 줄이므로 부정한 짓을 하고 온 사람이 금줄을 넘어서면 산신이 노하여 나쁜 일이 벌어진다는 것이다. 물론 미신에 불과

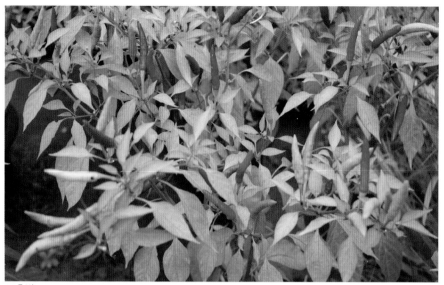
고추밭

하지만 사찰에서는 사찰에 맞는 예의를, 교회에서는 교회에 맞는 예의를 지켜주는 것이 법도에 어긋나지 않을 것이다.

전설에 따르면 중국의 형초(荊楚) 지방에 전염병이 들어 10가구 중 9가구가 모두 죽은 적이 있었다. 이를 불쌍히 여겨 구원의 신이 지나가다가 전염병이 사라지는 어떤 열매와 요리법을 알려주었다. 이에 사람들이 그 열매로 요리해 먹으니 전염병이 사라졌다. 훗날 사람들은 그 열매를 고추라고 하였고 이것이 지금까지 내려와서 유독 중국의 호남(湖南) 지방은 고추를 먹는 습성이 생겼다. 물론 이 전설은 어디까지나 믿거나 말거나 한 전설이다. 왜냐하면 고추는 신대륙이 발견된 후 유럽의 탐험대에 의해 구대륙 유럽과 아시아로 전파된 식물이었고, 중국의 호남 지방은 고추 농사에 좋은 기후와 토양을 가지고 있었다.

귀신도 놀랄 고추의 효능

고추의 맛은 맵고 성질은 따뜻하다. 고추는 비장과 위를 보하고 식욕부진, 설사, 나른함, 사지 통증, 신경통, 근육통, 살균, 항균, 복통, 냉통, 구토, 감기, 동창, 피부 개선에 효능이 있고 혈액순환을 촉진한다. 일반적으로 고추는 감기에 효능이 있다고 하지만 초기 감기에 효능이 있고 만성 감기에는 약으로 사용하지 않는다.

『약성고(藥性考)』는 고추가 온중한산(溫中寒散)하여 몸을 따뜻하게 하고 차가운 기운을 물리친다 하였다. 또한 말라리아와 가래에 효능이 있다 하였다.

『식물본초(食物本草)』는 고추가 몸의 모든 나쁜 기운을 물리치고 생고기의 비린내를 해독한다 하였다.

『식물의기(食物宜忌)』는 고추가 가래, 소화, 살충, 해독, 구토, 설사에 효능이 있다고 하였다.

고추의 매운맛인 캡사이신(Capsaicin) 성분은 진통, 혈액순환, 소화, 식용 촉진에 효능이 있고 체지방을 잘 녹이기 때문에 다이어트에 효능이 있다. 캡사이신 성분은 고추의 껍질보다는 씨앗에 많이 함유되어 있다. 캡사이신은 발효를 돕기 때문에 김치에 넣으면 발효가 잘 된다. 고추는 신장염, 위염, 안 질환 환자는 금기이고 너무 과식하면 현기증을 유발하고 눈을 건조하게 할 수 있다.

- 류머티즘성 냉증과 동창에 : 9~10월에 채취한 고추 잎을 달여서 환부에 바른다.
- 신경통에 : 고추 씨앗을 달여서 환부에 바르되 피부 발진이 보이면 사용을 중지한다.

고추

몸을 따뜻하게 하는

고추생강죽(랄초생강죽, 辣椒生薑粥) 비밀 레시피

고추생강죽은 몸을 따뜻하게 하고 식욕 촉진, 혈액순환, 감기, 해독, 복통, 설사, 식중독에 효능이 있다.

1〉 쌀 100g, 생강 20g, 고추 20g, 파 1/2개를 준비한다.

2〉 고추, 생강, 양파를 잘게 다져 놓는다.

3〉 쌀을 1시간 정도 물에 불린다. 냄비에 쌀과 물을 넣고 죽으로 끓인다.

4〉 죽이 끓고 있을 때 다져놓은 고추, 생강을 넣는다.

5〉 죽이 조리되면 파를 넣고 약불로 조리하다가 소금과 후추로 간을 하고 섭취한다.

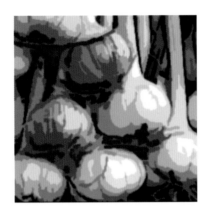

제갈량과
마늘

마늘의 치유 능력에 관한 이야기 중에는 제갈량의 전쟁 이야기를 빼놓을 수 없다.

삼국시대 촉군의 책사인 제갈공명은 남만(南蠻)을 정복하기 위해 100만 대군을 이끌고 남벌을 시작했다. 그는 이번에 맹획(孟獲)을 생포해야 했다. 맹획도 만만치 않아서 암암리에 계책을 세워 공명의 군대를 험준한 산령으로 유인했다. 산길은 좁았고 독사가 득실거리는 지역이었다. 산길에 갇힌 촉군은 냇물로 밥을 지어 먹다가 모두 역병에 감염되어 싸워 보지도 못하고 자멸하는 위험에 처했다. 그 역병이란 지금으로 보면 말라리아 종류였을 것이다.

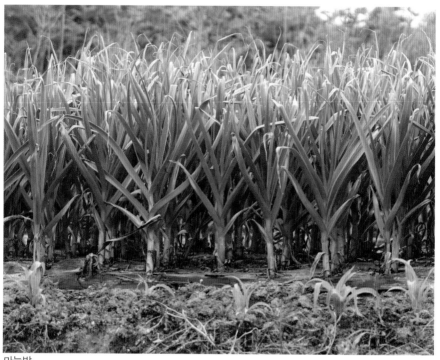
마늘밭

    뒤늦게 공명은 수십의 병사를 이끌고 사태 파악에 나섰다. 공명은 자멸해가는 군대를 보며 눈물을 흘렸다.

    "나는 선제(유비)의 부탁을 받고 군대를 이끌었건만 대업은 이루지 못하였으니 대체 이 은혜를 어찌 보답할 수 있을까?"

    그때 지팡이를 짚고 있는 이 지역의 노인이 보였다. 공명은 노인에게 고개를 숙이며 조언을 요청했다. 노인은 말했다.

    "이 곳에는 아천(啞泉)과 멸천(灭泉), 흑천(黑泉)이라고 불리는 샘물이 있습니다. 사람이 마시면 약은 없고 곧 죽을 것입니다."

    노인의 말에 공명은 탄식했다.

"맹획의 군대를 멸하지 못하는 것은 선제(先帝)의 부탁을 저버리는 것이니 차라리 이 한 몸 죽는 것이 낫겠습니다!"

공명은 그렇게 말한 뒤 벼랑을 향해 걸어갔다. 노인이 급히 제지하면서 말했다.

"이 곳에서 서쪽으로 수 리를 가면 은거한 은자가 있습니다. 그 초암 주변에는 늘 선명한 색의 풀들이 자라고 있습니다. 일명 신선의 풀이라고 하여 구협운향(韮叶芸香)이라고 합니다. 그 풀을 한 잎씩 베어 먹으면 이 곳 샘물에 전염되지 않을 것입니다."

공명은 노인의 말대로 그 풀을 구해다가 병사들에게 먹였다. 그랬더니 전군에 맴돌던 전염병이 사라졌다. 공명은 남만을 정복한 뒤 회군길에 그 식물을 가지고 갔다고 하는데 훗날 사람들은 그 식물을 마늘이라고 하였다.

오신채(伍辛菜)와 마늘의 강정력

오신채란 사찰에서 금지하는 다섯 가지 식재료, 즉 금훈식(禁葷食)을 말한다. 사찰 음식에서 피해야 하는 재료는 크게 두 가지가 있는데 하나는 육류, 다른 하나는 오신채(伍辛菜)라는 냄새가 강한 채소이다.

불교는 살생을 금하기 때문에 삼원(三猿)이라고 하여 동물, 물고기, 새의 식용을 금한다. 또한 냄새가 강한 오신채(伍辛菜)를 금기시한다. 오신채는 일반적으로 부추, 염교, 마늘, 양파, 대파를 말하지만 시대나 경전에 따라 양파 대신 무릇(흥거, 興渠)을 넣기도 하고 대파 대신 쪽파나 산마늘(각총, 茖葱)을 넣기도 한다. 도가(道家)에서는 유채(운대, 蕓薹)와 고수(호유, 胡荽)를 넣기도 하고 어떤 경전은 아위(阿魏)라는 향신료를 넣기도 한다.

시대가 다르고 경전이 달라도 오신채에 공통적으로 지목된 식품은 마늘과 염교이다.

마늘을 포함한 부추류 식물에 특유의 냄새가 나는 것은 황 함유 화합물 때문이다. 지금은 옛날 경전에 나와 있는 훈(葷)이라는 글자를 '냄새가 강한 부추류'를 뜻하는 것이 아니라 '육식'을 뜻하는 단어로 해석하여 오신채를 금기시한 것이 아니라 육식을 금기시한 것으로 해석하기도 한다.

불교가 금기 음식을 정한 이유는 두 가지 이유 때문인데 첫째는 오신채를 먹으면 음욕이 쏟고 자주 분노가 일어나기 때문이다. 두 번째는 고기나 냄새가 강한 채소를 먹은 사람, 술을 마신 사람은 수행 장소에 적합하지 않기 때문이었다.

마늘에는 황 화합물 외에 스코르디닌(Scordinin) 성분이 함유되어 있다. 이 성분은 강장, 강정, 근육 증강, 암 예방에 효능이 있고 특히 남성의 정자(精子) 증진에 큰 효과가 있다. 어떤 실험에 의하면 스코르디닌을 먹은 쥐는 그렇지 않은 쥐보다 4배의 수영 시간을 가지고 있고 정자 수가 대폭 증식했다고 한다. 게다가 마늘은 혈관을 확장하고 평활근을 이완시키는 효능이 있으므로서 발기부전을 개선시킨다. 정자 수가 늘어나는 것만으로도 정력 증진에 효능이 있는데 여기에 발기부전에도 효능이 있으므로 선사에서의 수행에 방해가 되는 것은 당연할 것이다. 그래서 불교나 도가(道家)의 수행에서는 금욕을 중요시하면서 오신채를 지정한 것이 아닐까?

오신채에 생강과 고추가 들어가지 않는 이유는 몸을 따뜻하게 할 뿐만 아니라 익히면 냄새와 매운맛이 사라지면서 몸에 자극이 없다. 따라서 생강과 고추는 사찰에

마늘

서의 수행에 지장을 주지 않는다고 한다.

앞에서 말한 오신채는 오훈채(伍葷菜)라고도 하는데 불교에서 금기시하는 채소이지만 귀신을 쫓는 채소라고도 알려져 있다.

서양의 드라큘라는 햇빛, 십자가, 마늘을 두려워한다. 드라큘라가 마늘을 싫어한 이유는 여러 가지 설이 있는데, 첫째 드라큘라는 광견병 환자이기 때문에 마늘 같은 자극적인 냄새에 발작을 일으킨다는 것이다. 드라큘라가 출현했던 당시에는 광견병이 전염병으로 크게 창궐했던 시기라서 전염병의 원인균을 퇴치하는 데 특효인 마늘의 살균·항균 작용을 무서워했다고도 한다.

일반적으로 귀신을 쫓는 음식은 향이 강한 음식인 마늘, 생강, 부추, 대파 등이고 고추는 동양 귀신이 빨간색을 싫어하기 때문에 잡귀를 쫓는 식품으로 여겼다.

항균에 탁월한 마늘

마늘의 맛은 맵고 달고 성미는 따뜻하다. 마늘은 항균 능력이 탁월한 식품이라고 알려져 있는데 보통은 독두산(獨頭蒜)이 더 효능이 있다고 한다. 독두산이란 여러 쪽의 마늘이 달려 있는 비늘줄기(마늘 뿌리)가 아니라 마늘 한쪽만 있는 마늘 뿌리를 말한다.

『농서(農書)』는 마늘이 여름 더위병과 전염병을 이기고 썩은 건조 고기를 해독하고 사람의 목숨을 살릴 수 있다 하였다.

『본초강목』에는, 뙤약볕 아래 말을 타고 가던 사람이 더위병으로 말에서 떨어지면서 돌연사에 직면했는데 그때 마늘의 생즙을 짜서 물에 타서 먹었더니 살아났다는 이야기가 기록되어 있다.

의학서를 보면 마늘은 해독, 부기, 염증, 살충, 항균, 가래, 결핵, 기침, 설사, 말라리아, 동맥경화, 심혈관 질환, 강정, 강장, 소화, 여드름, 위장병, 발기부전, 질염, 치매 예방에 효능이 있다.

현대의학에서는 마늘에 함유된 황 함유 화합물과 황화 프로필렌은 항균과 감기에 좋고, 셀레늄과 스트론튬 성분은 식도암과 위암에 효능이 있으며 간에 좋다고 한다. 실제로 암 발생률이 가장 낮은 사람은 혈액에 셀레늄이 많은 것이 확인되었는데 그만큼 노화 예방에도 좋은 성분이다.

마늘의 껍질을 까면 나오는 점액질 성분은 남자의 강정과 항균에 특히 좋은 성분이다. 특히 마늘에 함유된 크레아티닌 성분은 정자 수를 늘려주고 근육 증진에 도움을 준다.

마늘의 항균 능력은 매우 탁월하기 때문에 식품 보존의 측면에서 식품을 부패시키는 박테리아를 강력하게 억제할 수 있는데 이는 화학 방부제인 벤조산이나 소르브산보다 뛰어나다. 참고로, 생마늘이 효능이 더 높지만 익힌 마늘도 생마늘 못지않은 효능이 있다.

1. 피로 회복에 : 돼지고기를 먹을 때 마늘을 함께 섭취하면 돼지고기의 비타민 B와 마늘의 알리신이 결합하여 피로 회복 및 당뇨 예방에 좋다.
2. 당뇨 예방에 : 생마늘을 매일 2~3쪽 섭취하면 혈당 수준을 낮출 수 있어 당뇨 예방 효과가 있다. 단, 마늘을 생으로 먹으면 알리신 성분이 위장을 자극해 장벽 손상을 일으킬 수 있으므로 위장이 나쁜 사람은 섭취량을 줄이거나 생마늘 대신 흑마늘이나 살짝 익힌 마늘을 섭취한다. 또한 생마늘을 너무 자주 먹으면 쉽게 흥분하게 되므

로 이 경우 익혀서 섭취하거나 마늘장아찌를 섭취한다. 아울러 위장이 나쁜 사람도 아침 저녁으로 익힌 마늘을 1쪽씩 섭취하거나 마늘장아찌를 섭취한다.

3. 생선 식중독 예방에 : 각종 생선 요리에 마늘을 넣어 먹는다.

4. 치매 예방에 : 생마늘을 1일 2~3쪽씩 섭취하되 위장이 나쁜 사람은 아침 저녁으로 익힌 마늘을 1쪽씩 섭취한다.

5. 고혈압 예방에 : 생마늘을 매일 2~3쪽씩 섭취하되 위장이 나쁜 사람은 아침 저녁으로 익힌 마늘을 1쪽씩 섭취한다. 참고로 마늘 양생식은 먹는 즉시 효과가 나타나는 것이 아니라 매일 섭취하되 6개월 이상 섭취해야 서서히 효과가 나타난다.

6. 치질, 무좀, 여드름에 : 마늘 즙을 3~5배 물에 희석한 뒤 환부에 바른다. 얼굴에 바른 경우에는 5분 뒤 온수로 세척하고 치질에 바른 경우에는 1~2시간 뒤 온수로 세척한다. 1일 1회 1주일 정도 계속한다.

강장, 강정, 정자 생산에 참 좋은
마늘구기죽(大蒜枸杞粥) 비밀 레시피

●

마늘죽은 강정, 강장, 노화 예방, 항암, 항염, 당뇨, 기침 예방 목적으로 섭취한다. 이와 달리 마늘구기죽은 강정, 강장 목적으로 섭취한다. 1일 2회 섭취하면 좋다. 위염 환자와 충혈 환자는 마늘의 과다 섭취를 피한다.

1〉 마늘구기죽은 쌀 100g, 마늘 30g, 구기자 10g을 준비하고, 마늘죽은 쌀 100g, 마늘 30g을 준비한다.
2〉 구기자를 물에 불려 뜨거운 물에 삶은 뒤 씨앗을 제거한다.
3〉 마늘을 다져 놓은 뒤 프라이팬에서 참기름으로 살짝 볶는다.
4〉 물에 1시간 이상 불린 쌀을 냄비에 물과 함께 넣고 끓인다.
5〉 죽이 끓고 있을 때 볶은 마늘을 넣는다.
6〉 죽이 끓기 시작하면 삶은 구기자를 넣는다.
7〉 죽이 조리되면 소금과 참기름으로 간을 한 뒤 섭취한다.

강정과 팔다리 마비에 좋은
마늘컴프리술(大蒜甘富利酒) 비밀 레시피

●

강정 술로 유명한 마늘술은 정자의 생성을 촉진시키고 발기부전, 그리고 여성의 질 질환을 예방한다. 아울러 강장, 항균, 피로회복, 감기, 설사, 동맥경화, 뇌혈전, 치매 예방, 불면증 등에 효능이 있다. 만일 강정 목적의 술을 담그려면 컴프리 뿌리 약재인 감부리(甘富利) 분말을 조금 추가한다. 다만, 컴프리에는 발암 성분이 있다고 알려져 있으므로 넣지 않아도 무방하다. 민간에서는 마늘주를 3~4개월 섭취했더니 혈액순환 문제로 인한 팔 저림 등이 사라졌다고도 한다.

1〉 담금주 1.8L, 마늘 100g, 설탕 250g, 적량의 컴프리 분말을 준비한다.
2〉 담금주에 마늘, 설탕, 컴프리 분말을 넣되 컴프리 분말이 없을 경우 넣지 않아도 무방하다.
3〉 병을 밀봉한 뒤 3개월간 건냉암소에 보관한다.
4〉 매일 소주잔으로 1~2잔씩 음복한다. 술 속에 있는 마늘도 섭취할 수 있다.

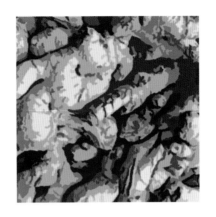

생강과 원앙검(鴛鴦劍)

생강

서기 5세기경 중국 남북조 시대에 강남에서 유유(劉裕)가 송나라를 건국했는데 후의 다른 송나라와 구별하기 위해 유송(劉宋)이라고 불렀다. 이 나라에는 어렸을 때부터 부친에게서 의술을 배운 서문백(徐文伯)이 살았다.

어느 해 유송의 황제인 명제가 식도에 부스럼이 생겨 물조차 삼킬 수 없을 정도로 큰 고통에 빠졌다. 신하들은 의사를 수소문한 끝에 서문백을 부르기로 했다.

황제를 진찰한 서문백이 말했다.

"폐하께서는 매일 생강을 세 번 먹되 각각 5냥씩 복용하십시오."

이에 시중들이 서문백의 처방대로 맑은 물에 생강을 씻은 후 칼로 잘

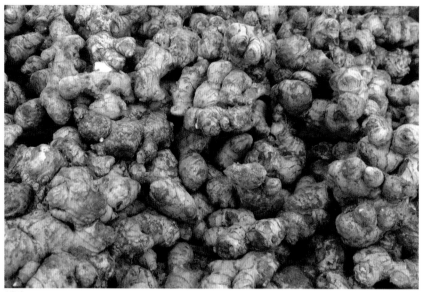
생강

게 썰어서 황제에게 바쳤다. 황제는 생강을 억지로 삼키는데 매운 생강이
식도에 걸려 통증도 심하고 눈물도 저절로 나왔다.

그럼에도 불구하고 황제는 계속 생강을 복용하였다. 황제가 생강을 두
근째 먹었을 때 목구멍의 종기가 줄어들었고, 세 근째 먹었을 때는 목구
멍의 종기가 사라졌다.

병에서 완쾌한 황제는 즐거운 마음으로 서문백을 다시 불렀다.

"생강에 이런 신기한 효험이 있는 이유는 무엇인가?"

서문백이 대답했다.

"폐하께서는 평소 죽계(竹鷄, 꿩의 일종)를 즐긴다고 들었습니다. 죽계는
반하를 좋아하는 새인데, 반하는 독성 약초이옵니다. 죽계가 반하를 먹으

니 죽계의 몸에는 반하 독이 있사옵니다. 하여, 폐하의 목구멍에 종기가 난 것은 반하 독이 식도와 목구멍에 잔류하고 있기 때문이옵니다. 반하 독을 물리치는 방법으로는 생강이 가장 좋습니다."

황제는 그 말을 듣고 크게 기뻐하면서 서문백에게 원앙검(鴛鴦劍)을 하사하였다. 그러나 이 원앙검은 천 년의 전란 시대가 도래하면서 어딘가로 사라졌는지 그 후 종적을 알 수 없게 되었다.

아침에는 먹고 밤에는 먹지 말아라…
– 생강을 잘 먹는 여러 가지 방법

아침에 섭취하는 생강 3쪽은 강미신성온(姜味辛性溫)이라 하여 추위를 쫓아내고 비장과 위장을 따뜻하게 하여 혈액순환과 소화에 도움이 되기 때문에 하루를 활기차게 보내게 한다. 그런데 밤에 섭취하는 생강은 독약을 먹는 것과 다름없다고 한다. 왜냐하면 휴식을 취하고 수렴(收斂)해야 할 신체가 열을 발산하고 활동이 왕성해지기 때문에 심하면 불면증에 시달릴 수 있다. 그러므로 생강을 잘 먹으려면 밤이 아니라 아침에 섭취하는 것이 좋다.

생강의 주요 효능은 몸을 따뜻하게 하고 감기, 복통, 구역질, 구취, 숙취, 살균, 해독, 부종에 있다. 생강 역시 한약을 제조할 때 많이 들어가는 약재인데 그만큼 다른 약재와 배합이 잘 되기 때문이다.

생강을 먹는 방법으로는 싱싱한 것을 먹는 생강(生薑), 생강을 삶은 뒤 건조시킨 건강(乾薑), 시커멓게 구워서 말린 흑강(黑薑)으로 먹을 수 있다. 약효는 미세하게 차이가 나지만 생강 고유의 약효를 가지고 있다. 생강은 매일 조금씩 섭취하는 것이 좋으며 한 번에 많이 먹는 것은 좋은 방법이 아니다. 생강의 껍질은 특별히 약효가 조금 다르다. 흔히 강피(薑皮)라 부르는 생강 껍질은 종기와 부종, 비만에 좋다.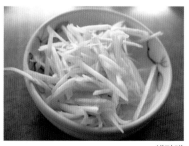
생강을 먹을 때 금기 사항은 여러 가
지가 있다. 일반적으로 부패한 생강은
발암 성분이 있기 때문에 섭취를 피하
는 것이 좋다. 또한 변비 환자와 치질 환
자는 생강의 과도한 섭취를 피한다. 아

생강채

울러 여드름 환자와 땀이 많은 사람 역시 생강의 과도한 섭취를 피한다.

생강은 다음과 같이 여러 가지 목적으로 먹을 수 있다.

- 중풍 예방에 : 생강 즙을 즐겨 마시거나 생강차를 즐겨 마신다.
- 감기에 : 생강과 대추로 차를 우려 마신다.
- 신경통과 팔다리 동상에 : 생강을 강판에 갈아서 끓여낸 뒤 마사
  지하듯 몸에 바른다.
- 부종과 비만 예방에 : 생강 껍질 2~6g을 달여서 복용한다.
- 각종 독성 식물, 독성 동물 중독에 : 생강 3~9g을 달여서 복용한다.
- 뱃멀미에 : 생강 분말이나 생강, 생강편을 씹어 먹는다.
- 식욕부진에 : 생강이나 생강편을 준비해 씹어 먹는다.
- 권태, 무력감에 : 생강과 구기자를 혼합해 차로 우려 마신다.
- 두통, 현기증에 : 생강 분말을 섭취한다.
- 불면증에 : 밤에 생강을 섭취하면 불면증에 걸리지만 그 반대로 생
          강 10~15g을 썰어 머리맡에 두면 생강향 때문에 신경이
          안정되어 불면증이 해소된다.

팔다리가 차가운 증상에
생강대추죽(生薑大棗粥) 비밀 레시피

●

달고 따뜻한 대추와 생강으로 만든 죽은 손발이 찬 증세뿐만 아니라 몸을 따뜻하게 하여 혈액순환을 촉진한다. 아울러 위장을 보하기 때문에 소화에도 효능이 있다.

1〉 대추 10개, 생강 5조각, 쌀 100g을 준비한다.
2〉 대추와 생강을 깨끗이 세척한 뒤 잘게 자른다.
3〉 쌀을 1시간 정도 물에 불린다.
4〉 냄비에 쌀, 대추, 생강을 넣고 죽으로 조리한다.
5〉 죽이 조리되면 설탕을 넣어 맛을 조절한 뒤 섭취한다.
6〉 매일 1회 섭취하되 한 달 정도 섭취하면 혈액순환에 도움이 된다.

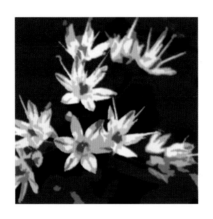

노화 예방, 동맥 질환에 좋은
산달래(달래, 야산, 野蒜)

    산달래는 들에서 자라는 마늘이라고 하여 야산(野蒜)이라고 한다. 먼 옛날 중국의 어느 해안 지방에 생활이 어려운 집이 있었다. 이 가족은 굶주림에 지치다 못해 복어를 끓여 먹었다가 온 가족이 죽었다. 그런 이유로 마을 사람들은 복어에 독이 있다고 믿기 시작했다. 그러던 어느 해에 다른 집이 복어를 끓여 먹었는데 그 가족은 죽지 않았다. 나중에 마을 사람들이 물어 보니 산달래를 넣어서 끓였다는 것이다. 이 이야기는 어디까지나 믿거나 말거나 한 전설인데 중국에서는 산달래를 판매할 때 식중독 해독에 효능이 있다고 선전한다.

    산달래는 의외로 우리 주변에서 쉽게 볼 수 있다. 예컨대 가정 주부가

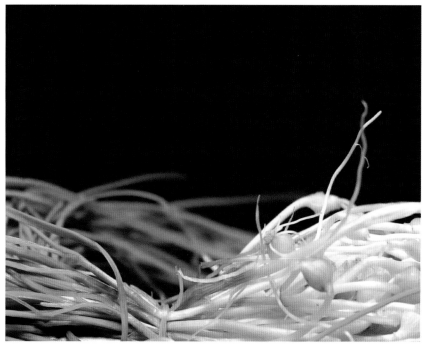
산달래를 시장에서는 달래라고 부르며 판매한다.

시장에서 구입하는 달래는 실은 산달래이다. 산달래의 성질은 따뜻하고 맛은 쓰고 비장을 보한다. 주요 효능은 비혈, 노화 예방, 간염, 가래, 동맥 질환, 혈전증, 고지혈증, 항균, 만성 장염, 식욕 증진에 좋고 모발 성장을 촉진한다. 민간에서는 불면증, 정력 증진에 좋다고 하지만 기가 허한 사람은 섭취에 주의한다.

동맥 질환, 고지혈증에 좋은
달래당근죽(야산죽, 野蒜粥) 비밀 레시피

시장에서 판매하는 달래는 산달래이지만 편의상 달래죽으로 부르기로 한다. 주요 효능으로는 동맥 질환, 혈전증, 고지혈증, 춘곤증에 좋다.

1〉 달래 50g, 당근 1/3개, 쌀 100g을 준비한다.
2〉 달래를 깨끗이 세척한 뒤 잘게 자른다.
3〉 당근은 잘게 자르거나 믹서로 갈아서 준비한다.
4〉 쌀을 1시간 동안 물에 불린다. 냄비에 쌀과 물을 넣고 죽으로 조리한다.
5〉 죽이 끓기 시작하면 달래와 당근을 넣는다.
6〉 죽이 조리되면 참기름, 소금, 후추로 간을 한 뒤 섭취한다.

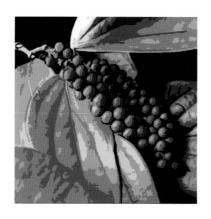

양귀비를 기쁘게 한

후추(胡椒)

육류 요리에 사용하는 후추는 사실 냉장고가 없던 옛날에 육류를 보관하는 주요 방법인 소금에 절인 고기의 노린내를 제거하는 것이 목적이었다. 거의 썩어 있는 고기를 섭취하려면 아무래도 다양한 수단이 필요했는데 이때 사람들은 산야에서 쉽게 구할 수 있는 타임 같은 허브를 사용했고 귀족들은 후추를 사용했다. 동남아시아 열대 원산의 후추가 아랍을 통해 고대 로마로 중계 무역된 것은 언제 시작된 것인지는 알 수 없는데, 한때 고대 로마가 고트족(고트인족)과 흉노족(훈족)에게 두 차례 포위되었을 때 공격하지 않는 조건으로 후추 1톤 내놓으라고 한 요구는 너무도 유명한 일화이다. 평화 협정의 조건으로 금은보화와 함께 후추를 요구할 정도였으므로 고대 시대에는 후추가 금값이었음을 알 수 있다.

동남아시아 원산의 후추를 동양에서 언제부터 사용했는지는 알 수 없지만 서진나라(265~317)때의 기록인 속한서(續漢書)는 천축(인도)에서는 재거리(응고 설탕의 일종), 후추, 흑염(검은 소금)이 산출된다 하였다.

그렇다면 아랍인들이 후추를 어디서 구입한 뒤 유럽으로 중계무역을 했을까 궁금할 것이다. 대개 천축, 남만의 후추가 중국 황실에 공물로 진상되면 이것이 아랍 상인들에 의해 실크로드를 경유해 유럽에 전래된 것을 정설로 보기도 한다. 물론 천축이나 남만에서 후추를 가져간 아랍 상인들도 많을 것이다.

중세 유럽에서도 후추의 가격은 금보다 고가였기 때문에 후추를 '블랙 골드'로 간주하였다. 그래서 후추를 한줌 훔치는 것은 지금의 은행 강도에 비견되었다고 한다. 실제 중세 유럽에서는 후추로 세금을 내거나 부채를 상환할 수 있었다.

당나라 현종과 양귀비 일화 가운데는 후추에 관한 이야기가 있다. 나이가 거의 40살이나 어린 양귀비의 마음을 잡기 위해 현종은 금은보화를 수레로 실어다 주었다. 실정이 이러다 보니 나중에는 금은보화 따위야 양귀비에겐 눈에 차지 않는 것이었다. 이때 현종이 양귀비의 마음을 녹인 것은 후추 두 근이었다고도 한다. 믿거나 말거나 한 전설이지만 당나라에서도 유럽 못지않게 후추는 비싼 향신료였다.

후추에 대한 또 다른 일화는 당나라 현종의 손자인 당대종(唐代宗) 때의 일화이다. 당대종 때의 당나라는 어지러운 민심으로 전국에서 반란이 들고 나던 시대였다. 이 무렵 재상이었던 원재(元載)는 10년 동안 당나라를 좌지우지하며 백성의 고혈을 빨아먹는 탐관오리였다. 뒤늦게 소문을 들은 당대종은 서기 777년 3월에 원재 일당의 부정부패를 조사한 끝에 원재에게 즉시 자결할 것을 하명했다. 사건 조사는 그 해 5월까지 계속되어 원재의 가족은 멸족되었고 원재와 결탁한 자와 수하들은 전부 현직에서 추방당했다.

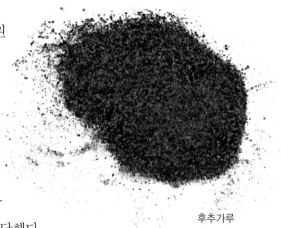
후추가루

　이때 당태종의 하명으로 원재의 집을 조사한 관리들은 후추만 800석 (64톤)을 발견했다. 몹시 분노한 당대종은 원재의 아버지와 할아버지 무덤을 파서 관을 부수고 시체를 버리라고 하명하였다. 또한 원재의 저택과 시골 저택, 사설 사당을 전부 불태우거나 철거하라고 하였다.

　바야흐로 15세기 이후 대항해 시대가 시작되자 후추는 아랍 상인의 중계무역이 아닌 유럽과 아시아의 직접 무역으로 거래되었다. 유럽은 무역선을 보내 아시아의 후추를 구입해 갔는데 배 10척을 보내어 9척을 풍랑으로 잃어도 1척의 배가 후추를 실어오면 배 9척의 손실 경비에 포함해도 5배나 남는 장사였다고 하니, 상인들이 후추로 농간을 부린 것은 당연지사이다. 그러던 후추가 귀족의 전유물에서 일반 시민들도 쉽게 구할 수 있는 향신료로 격이 떨어진 것은 아프리카 식민지에 후추 농장이 생겨난 뒤부터이다.

후추(胡椒)의 귀신이 곡할 효능

후추라는 상록덩굴식물의 열매를 말린 뒤 분말로 만든 것이 후추이다. 맛은 맵고 성미는 뜨겁고 위와 대장을 보한다. 후추의 대표적인 효능은 복통, 설사, 식욕부진, 가래, 간질 등이다.

『본초강목』은 후추가 위장과 대장을 따뜻하게 하고 치통, 신체 통증을 동반한 추운 팔다리와 인후통에 숨가쁜 증세 등이 나타나는 음독(陰毒), 즉 몸의 나쁜 기운에 좋다고 하였다.

『일화자본초(日華子本草)』는 후추가 오장을 보하고 곽사(霍乱), 냉리(冷痢), 심복통, 신기를 튼튼히 하고 생선, 육류, 자라, 버섯 식중독을 예방한다고 했다.

현대의학에서의 후추는 소화, 당뇨, 관절염, 심혈관 질환, 항산화 유효 성분이 함유된 것으로 알려졌다.

후추는 조리할 때 넣으면 발암 성분인 '아크릴아마이드'가 형성된다. 아크릴아마이드는 120도 이상의 고온에서 형성되므로 끓기 전, 혹은 튀기기 전에 후추를 첨가하기보다는 조리 후 첨가하는 것이 좋다.

1. 배가 차가우면서 설사할 때 : 밥을 후춧가루와 개어 배꼽에 떡처럼 붙인다.
2. 무좀에 : 후추와 오배자 가루 동량을 물에 개어 고약처럼 환부에 바른다.

몸이 추울 때 먹는 죽

후추대파죽 (호초총백죽, 胡椒葱白粥) 비밀 레시피

후추대파죽은 위장을 보하고, 한기를 물리치고 위통, 복통, 구토, 물, 설사, 식욕부진에 효능이 있다.

1〉 후추 3g, 쌀 30g, 대파 3개, 대추 3개를 준비한다.

2〉 대추를 온수에 넣어 불려 씨앗을 제거한 후 잘게 자른다.

3〉 대파를 세척한 뒤 잘게 다져놓는다.

4〉 쌀을 1시간 정도 물에 불린 뒤 냄비에 쌀과 물을 넣고 죽으로 조리한다.

5〉 죽이 끓을 무렵 대추, 대파를 넣고 조리한다.

6〉 죽이 거의 조리되면 약불로 조리하다가 후추를 넣고 몇 분간 뚜껑을 닫아 놓는다.

7〉 소금 간을 한 뒤 섭취한다.

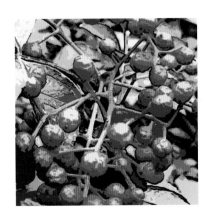

신농씨의 산초와 황제의 후궁
산초(화초, 花椒)

　고대 중국에서 의술과 농업의 신인 신농씨 염제(炎帝)가 저장성 예현(禮縣)의 푸른 강변에 사는 저족(氐族)과 티벳족을 방문했다. 그중 어느 큰 부족에 아목(阿木)과 하란(何蘭)이 살았다. 이 두 남녀는 그 부족의 수령으로서 사람들을 이끌며 농사와 길쌈을 주업으로 했다. 마을 사람들은 신농제가 방문하자 푸짐하게 잔칫상을 준비하여 신농제를 환영했다. 신농제가 보아하니 이 마을에서는 볶음 요리나 국물 요리를 할 때 뭔가 한 가지를 꼭 넣었다. 신농제가 음식을 먹어 보니 아주 맛이 좋았다.

　"그대들의 음식은 아주 맛있는데 안에 어떤 양념을 넣었소?"

　신농제의 물음에 하란이 대답했다.

"이 곳에서 멀지 않은 반산에는 나뭇가지에 가시가 있는 보배스러운 나무가 있습니다. 그 나무의 잎과 붉은색 열매를 말려서 가루를 내어 요리에 넣었습니다. 사람들은 그 나무를 보패수(寶貝樹)라고 하옵니다."

신농제는 음식 맛이 아주 좋았기 때문에 그 나무를 직접 눈으로 보고 싶어했다. 때는 6월 6일이었다. 여름 더위는

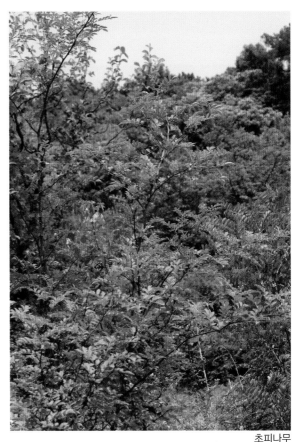

초피나무

불구덩이 같았고 하늘에는 구름 한 점 없었다. 신농제는 마을 사람들과 함께 나무를 구경하러 갔다. 그 곳에는 온 산에 가득 찬 보패수나무가 붉은 열매를 맺고 있었고 향기는 코를 찌를 듯하였다. 목동이 찬가를 부르며 환영할 때, 신농제는 열매를 한 알 따서 입 안에 넣었다. 그러자 대마 향기와 함께 신농제는 목구멍이 콱 막혀 즉시 찬물로 입을 행궜다. 신농제가 생각해 보니 비장과 위장이 열을 발산하였고 위장이 따뜻해지고 있었다. 의술과 농업의 신(神)인 신농제는 크게 고개를 끄덕이면서 말했다.

"정말 보배스러운 나무구나! 이 나무는 양념이 될 뿐만 아니라 치료도 할 수 있다. 잎은 청색이요, 꽃은 노란색이요 열매 껍질은 빨간색, 꺼풀

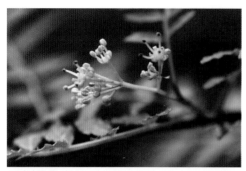
초피나무 꽃

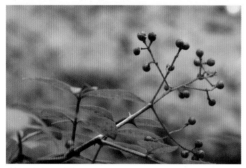
왕초피나무 열매

은 백색이요 씨앗은 흑색이니, 金木水火土(금목수화토) 오행의 모든 특징이 있도다." 하였다.

신농제는 이 곳에서 40여 일간 머무르면서 유람을 했다. 그 곳을 떠날 때 신농제는 보패수의 이름을 '화초(花椒)'로 명명하였다. 이 후 사람들은 이 나무를 화초(花椒) 또는 6월의 후추라고 부르기 시작했다.

화초, 즉 초피나무의 열매를 언제부터 향신료로 사용했는지는 알 수 없는데『시경』에 그 이름이 나오는 것으로 보아 중국에서는 2~3천 년 전부터 향신료로 사용했음을 알 수 있다. 이유야 어쨌든 고대 중국인들은 초피의 향기가 귀신 같은 사악한 기운을 물리치는 벽사(辟邪)에 효능이 있다고 믿었다.

중국의 고대사에는 수많은 크고 작은 나라가 존재했던 만큼 나라마다 궁전을 건축하는 방법도 다양했다. 특히 어떤 나라는 궁전을 지을 때 초피 물감으로 외벽을 칠했다. 초피로 외벽을 칠한 방은 '초방(椒房)'이라고 불렀는데 주로 황제의 후궁들이 거주하는 방이었다.

참고로 우리가 즐겨 먹는 산초 향신료는 산초나무가 아닌 초피나무의 열매로 만든 것을 말한다. 산초나무 열매는 초피 열매와 거의 흡사하지만 향신료로서의 품질이 떨어지기 때문에 향신료로 사용하지 않는다.

귀신이 곡할 산초의 효능

산초는 초피나무의 어린 잎과 과피로 만든 향신료이다. 흔히 화초(花椒), 천초(川椒), 촉초(蜀椒)라고 불리는데 성숙한 열매는 붉은색에서 까만색으로 변한다. 산초 특유의 방향(芳香)이 있으며 맛은 맵고 성질은 매우 덥다.

산초의 주효능은 냉기, 제습, 지통, 살충, 항균, 구토, 기침, 설사, 치통, 가려움증, 염증, 이뇨, 부종, 생선 식중독에 효능이 있다. 혈관을 확장하므로 팔다리가 쑤시고 아픈 증세에도 효능이 있다. 『본초비요(本草備要)』는 산초가 발한, 기침에 효능이 있고 위(胃)를 덥게 하여 소화를 돕고 구토, 설사, 늑막염, 월경에 좋다고 하였다. 『약성론(藥性論)』은 산초가 치통, 사지 마비, 하반신 마비, 산후적리, 냉통, 지통에 효능이 있다고 하였다.

『본초강목』은 산초가 속을 덥게 하고 몸이 허할 때 흐르는 땀, 복통, 부종, 설사에 효능이 있다고 하였다. 『황한의학(皇漢醫學)』은 산초가 위를 보하거 살충, 곽란, 이뇨에 좋다고 하였다.

민간에서는 산초가 사지 마비나 허리를 못쓰는 데 도움이 된다고 하여 정력제의 하나로 취급한다. 사람에 따라서는 발기부전이나 조루에 효능이 있다고도 한다. 산초는 여러 모로 효능이 좋지만 약용 및 식용할 때는 과다하게 섭취하지 않도록 주의한다.

1. 정력 증진에는 : 산초 가루와 지황을 달여 복용한다.
2. 두통과 불면증에는 : 초피나 산초 열매, 잎을 베개에 넣는다.
3. 옻독에는 : 초피나 산초를 달여서 바른다.

몸이 쑤시고 아플 때 좋은 죽
산초생강죽 (花椒生薑粥) 비밀 레시피

산초생강죽은 혈액순환이 나빠 몸이 쑤시고 아픈 증세에 좋다. 위장이 따뜻해져 추위가 흩어지니 몸의 통증이 사라진다. 비장과 위장이 허한 증세, 심복냉통, 구토, 딸꾹질, 설사 등에 효능이 있다.

1) 말린 생강 4~5조각, 산초 3g, 고량강 4g, 쌀 100g을 준비한다. 고량강이 없을 경우 대신 생강을 1조각 더 넣는다.

   만일, 재료를 모두 준비하기 어려울 경우에는 산초, 대파, 쌀, 설탕으로 조리해도 무방하다.

2) 말린 생강과 고량강을 깨끗이 세척한 뒤 편으로 잘게 자른다.

3) 국물내기 봉지에 생강, 고량강, 산초를 넣고 봉지를 밀봉한다.

4) 쌀을 1시간 정도 물에 불린 뒤 냄비에 쌀과 물을 넣고 죽으로 조리한다.

5) 죽이 끓기 시작할 무렵 국물내기 봉지를 넣는다.

6) 죽이 조리되면 설탕으로 맛을 낸 뒤 섭취하되 매일 아침과 저녁에 장기간 섭취하면 효능을 볼 수 있다.

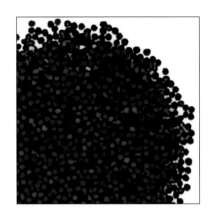

제갈공명과 절인 음식
겨자(개채, 芥菜)

십자화과 식물인 겨자는 개채(芥菜)라 하는데 하북성에서는 특별히 공명채(孔明菜)라고도 부른다. 겨자를 공명채라고 부르는 데는 유명한 전설이 있다.

후한 말년에 제갈공명은 호북성(湖北省) 릉중(隆中)에서 은거하고 있었다. 공명은 추운 섣달이면 '만경(蔓莖)'이라고 불리는 나물을 캐어 소금을 넣어 즐겨 비벼 먹었다.

한번은 제갈공명이, "귀가하면 먹을 테니 '개채'를 캐서 저녁상을 차려놓으라!"고 제자에게 말한 뒤 친구 집을 찾아갔다. 제갈공명이 친구 집에

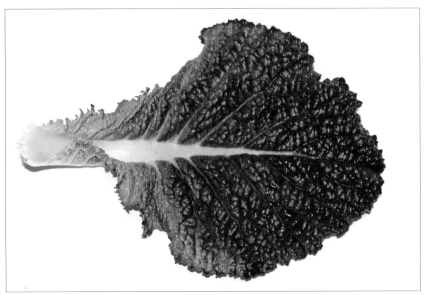
쌈으로 즐겨 먹는 겨자 잎

서 놀다 보니 몇 일이 지났다. 며칠 뒤 집으로 돌아온 제갈공명은 제자가
차려놓은 상에 먹지 않은 줄기와 밥이 있어 시험삼아 시식해 보았는데 바
삭하고 말랑말랑한 것이 아주 맛있었다. 공명은 그제야 채소의 오묘함을
깨닫게 되어 신선한 채소는 소금에 절여 놓으면 오랫동안 보관할 수 있다
는 것을 알았다. 이 일화 때문에 제갈공명은 절인 음식의 창시자라고도 하
는데, 그때 제갈공명이 비벼놓으라는 '개채'는 지금의 '겨자' 또는 '순무'
라고 한다. 공명의 뜻을 따라 호북성에서는 소금에 절인 순무 요리가 유행
했는데 그중 양번대두채(襄樊大头菜)라는 피클이 가장 유명하다.

겨자의 귀신이 곡할 효능

십자화과 채소인 겨자는 특유의 향미가 있는 향미 채소이다. 씨앗 가루는 겨자라고 하고 머스터드 소스의 주요 재료이다. 맛은 맵고 성질은 따뜻하다. 겨자의 주 효능은 기(氣)의 순환, 부기, 가래, 천식, 지통, 옻독, 치질, 어지름증에 좋고 귀를 밝게 하며 잇몸이 붓고 아플 때 좋다. 복용법은 달이거나 분말, 또는 잎을 짓찧어 붙이거나 달여서 환부에 바르면 된다.

겨자 야채는 쌈으로 즐겨 먹는데 변비, 항암, 해독에 효능이 있다. 단, 겨자를 과다 복용하면 눈에 좋지 않고 정력이 쇠할 수 있다.

1. 허리와 아랫배가 아플 때 : 겨자 분말을 꿀에 개어 환약을 만든 뒤 냉수로 복용한다.
2. 후두염, 구토에 : 분말을 술에 타서 마신다.
3. 타박상에 의한 어혈에 : 식초에 개어 환부에 붙인다.
4. 청력에 장애가 있을 때 : 겨자를 물에 개어서 머리 위에 찜질한다.
5. 곽란에 : 겨자를 물에 개어서 배꼽에 붙인다.
6. 편도선염에 : 겨자를 물에 개어서 목에 붙인다.

중화요리 스타일의 해물죽
겨자해선죽(개채해선죽, 芥菜海鮮粥) 비밀 레시피

●

겨자해선죽은 혈관 질환 예방, 발육촉진, 원기회복, 부기, 어지럼증에 좋다.

1〉 새우 100g, 겨자 잎 5장, 새송이버섯 적량, 표고버섯 적량, 쌀 80g, 마늘 적량을 준비한다.

2〉 새우를 깨끗이 세척한 뒤 준비한다.

3〉 버섯을 적당한 크기로 썰어둔 뒤, 겨자 잎도 세척하여 적당한 크기로 썰어둔다.

4〉 쌀을 1시간 정도 물에 불린 뒤 냄비에 쌀과 물을 넣고 죽으로 조리한다.

5〉 죽이 조리될 시점에 새송이버섯, 새우를 넣고 끓인다.

6〉 죽이 끓으면 표고버섯, 겨자, 다진 마늘을 넣는다.

7〉 죽이 조리되면 소금을 넣어 간을 하고 섭취한다.

8〉 중화 요리 스타일의 수프 요리를 만들려면 쌀을 넣지 않고 탕으로 끓인 뒤 녹말 가루로 농도를 조절한다.

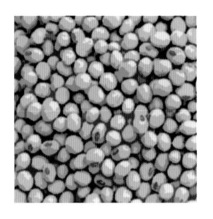

채소 중 으뜸인 콩나물
콩 음식(두류, 豆類)

콩은 고단백질에 영양가가 높아서 땅에서 나는 고기라는 의미에서 '지육(地肉)'이라 불린다. 콩은 중국에서 신석기 시대 때부터 재배한 것으로 보이며 갑골문자에 남아 있는 기록을 볼 때 최소 5천 년 전부터 재배한 것으로 보인다.

콩은 춘추전국 시대에 제항공(齊恒公)이라는 사람이 중국 북방에서 재배하던 콩을 중원으로 도입해 중원 지역에서도 흔히 키우는 작물이 되었다. 여기서 말하는 북방이란 만주 일대를 말한다.

『시경』은 중원 지역에서 평민들이 콩을 재배한다고 하였고, '묵자(墨子)'는 "농가에서 나무를 심고 콩을 경작하니 콩으로도 족히 배를 불릴 수 있다." 하였으므로 이미 기원전 5세기경에 콩을 경작하는 농가가 많았음을 알 수 있다. 이때만 해도 콩은 숙(菽)이라고 불렸지만 진한(秦漢) 시대를 거치면서 점차 대두(大豆)라고 불리기 시작했다.

우리나라에 콩이 전래된 것은 기원전 200년 전후 진나라 때라고 알려져 있지만, 학자들은 콩의 원산지가 만주와 북한 일대이므로 우리나라는 중국에서 전래된 것이 아닌 콩의 종주국이라고 주장하기도 한다. 만주의 콩은 중국을 경유해 열대아시아, 아랍, 유럽에 전래되었고 이는 19세기에 다시 신대륙 미국에 전파되었다. 우리나라의 콩은 일본으로 전파되었다. 일본의 미소된장도 사실은 우리나라와 만주 일대에서 담그던 된장이 고려 시대에 건너간 것이다. 된장은 그 자체가 발해 지역과 한반도 북쪽에서 태어난 발효음식이기 때문이다.

채소 중 으뜸인 콩나물은 한방에서 대두황권(大豆黃卷)이라 부르는데 이역시 우리나라에서 발전한 음식으로 보인다.

콩나물의 맛은 달고 성질은 평하며 비장, 위장, 폐를 보한다. 가슴 통증, 발한(해열), 이뇨, 부종, 근육통, 숙취, 슬관절동통(膝關節疼痛)에 효능이 있다. 중국은 콩나물을 먹지 않지만 『본경(本經)』에는 콩나물이 무릎통에 좋다고 기록되어 있다. 참고로 콩나물은 푹 삶기보다는 열에 살짝 익혀서 섭취하는 것이 가장 좋다.

콩나물과 비슷한 것을 먹는 나라로는 인도 북쪽의 파키스탄 국경과 인접한 카라코람 산맥의 펀잡 지방 마을들이다. 평균 100세 이상 장수한다는 마을에 영국의 로버트 마카리손이 펀잡의 식생활을 조사했는데 설탕은 아예 손대지 않고 곡류를 생식하며, 콩을 발아시킨 우리의 콩나물과 비슷한 것을 먹고 있었다. 생식과 과일, 콩나물, 그리고 설탕 대신 살구로

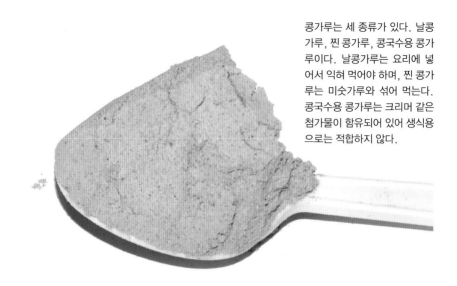

콩가루는 세 종류가 있다. 날콩가루, 찐 콩가루, 콩국수용 콩가루이다. 날콩가루는 요리에 넣어서 익혀 먹어야 하며, 찐 콩가루는 미숫가루와 섞어 먹는다. 콩국수용 콩가루는 크리머 같은 첨가물이 함유되어 있어 생식용으로는 적합하지 않다.

만든 자연 당분을 섭취했다고 하는데 그렇다면 우리도 100세까지 살 수 있지 않을까?

연단묘약과 두부…
- 서한회남왕(西漢淮南王) 전설

기원전 179~122년에 생몰한 류안(刘安)은 중국 한(漢)나라 고조(高祖) 유방의 손자이자 훗날에는 제후국의 왕인 서한회남왕(西漢淮南王)으로 봉해진 인물로서 열기구를 최초로 만들고 두부를 창시한 사람이다. 회남왕은 여러 명이 있는데 그중『회남자(淮南子)』라는 저서를 남긴 회남왕 유안이 두부와 두유를 창시한 인물이다. 회남왕 유안의 두부와 두유의 발명은 명나라의『물원(物原)』과『본초강목(本草綱目)』에 간략하게 기록되어 있다.

콩밥과 콩죽 외에는 섭취법이 없었던 콩을 두부로 발명한 것에는 두 가지 일화가 있다.

먼저 회남왕은 황로사상(黃老思想)을 믿는 사람으로서 도가의 전승자였다. 그래서 그에게는 도가를 계승하려는 식객들이 전국 방방곡곡에서 모여들었다. 그중에 팔공(八公)이라고 부르는 8명의 재능이 있는 식객은 연단술(練丹術; 고대중국의 연금술)로 묘약을 만들려고 연구하는 도사들이었다. 한편, 회남은 양질의 콩이 나오는 지방이라 회남왕은 콩을 갈아 만든 콩국(두유)을 즐겨 마셨다.

어느 날 회남왕은 식객 8명을 모아 산에서 화로를 세우고 연단술을 했다. 회남왕은 콩국을 마시면서 연달술을 넣 놓고 구경하다가 우연히 콩국을 화로 옆의 석고판에 조금 쏟았다. 조금 시간이 흐르자 석고판 위에서 콩가루 물이 응고되어 부드러운 고체 물질이 되었다. 식객 중 한 명이 그것을 연단술로 만들어진 묘약이라고 생각하고는 한번 맛을 보았더니 아주 맛이 좋았다. 그것을 보고 유안은 두부를 더 만들어 보기로 하여 콩가루 등을 다르게 배합한 뒤 화로의 석고판에 넣었다. 잠시 뒤 그것이 또 두부가 되었다.

"참으로 괴기하도다, 정말 괴기하도다!"

처음에는 이들도 그것이 무엇인지 몰라서 연단술로 만들어진 묘약이라고 생각했다. 아무튼 두부를 맛본 회남왕은 크게 기뻐하면서 쌀보다 좋다고 하였다. 그 후 회남왕은 두부를 널리 보급하라고 지시하였고 이들이 두부를 발명한 산은 훗날 팔공산(八公山)이란 이름이 붙었다. 이 전설 때문인지 중국 회남에는 콩국이 몇 분 만에 두부로 변하는 보여주는 쇼를 하면서 두부를 판매하는 점포도 있다.

또 다른 설에 의하면 한고조 11년에 회남왕의 모친이 큰 병이 들어 자리에 누웠다. 이에 회남왕은 평소 좋아하는 콩가루를 물에 타서 모친에게 대령했는데 이때 맛을 좋게 하기 위해 소금을 넣었다. 그러다가 마시지 않았던

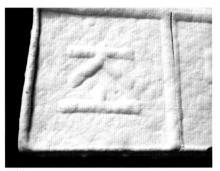
두부

콩가루 물에서 응고 현상이 나타나면서 두부가 발명되었다고 한다. 회남왕의 모친은 두부를 매우 좋아했고 병도 빠르게 호전되었다고 한다.

콩의 귀신이 곡할 효능

콩의 단백질 함량은 돼지고기의 2배, 달걀의 2.5배이고 검정콩이 가장 좋다. 우리가 흔히 말하는 콩은 대두를 말하는데 대두는 간장과 된장을 담그고 두유, 두부, 콩가루, 낫또를 만들고 콩나물, 콩고기, 콩기름을 만들 때 사용한다. 콩의 주요 효능은 육류를 대신한 단백질 섭취, 동맥경화 예방, 변비, 위암, 당뇨 예방 등이다.

『식료본초(食療本草)』는 콩이 기를 증진하고 피부를 촉촉하게 한다고 하였다.

『본경봉원(本經逢原)』은 음식독을 잘못 먹었을 때 날콩을 갈아 마시면 토할 수 있다 하였다.

『본초강목』은 노랑콩인 황두(黃豆), 즉 된장용 콩인 대두는 위(胃)의 열을 없애고 복부 창만증(脹滿症), 소화, 종기를 다스리며 저리거나 마비증에 좋다고 하였는데 이런 증세를 한방에서는 습하기 때문에 온다고 보고 여러 질병이 시작될 조짐으로 보기도 한다. 흑두(黑豆), 즉 검정콩은 신장병, 인후통, 기침에 좋다.

콩을 특별한 방법으로 발효시킨 담두시(淡豆豉)의 맛은 쓰고 맵고 성질은 차가운데 감기, 두통, 답답한 가슴에 효능이 있다.

콩 음식인 두부(豆腐)는 고혈압, 당뇨, 각기, 만성 위염, 성인병 예방에 효능이 있고 비만 예방 목적의 다이어트 음식으로 섭취할 수 있을 뿐 아니라 두부에 함유된 스티그마스테롤과 스테로이드 등의 성분은 종양 억제에 효능이 있어 유방암, 전립선암을 예방할 수 있다. 또는 두부는 갱년기 질병 예방, 골다공증 예방, 치매 예방에도 좋다. 두부는 식물성 에스트로겐이 함유되어 폐경 여성에게는 좋지만 정자의 활동량을 줄이기 때문에 남성은 가급적 적게 섭취하는 것이 좋다. 또한 두부는 성질이 찬 음식이므로 설사에는 섭취를 피한다.

된장은 성질이 차므로 답답한 가슴에 좋고 해독에 효능이 있다. 해독에 효능이 있으므로 약을 복용할 때는 된장 섭취를 피해야 한다.

두유(豆乳)는 대두 분말을 물과 섞은 것으로서 역시 두부에 준한 영향 성분이 있다.

콩잎 즙은 벌에 쐬었거나 단독에 바르면 효능이 있다.

참고 ∗ **조선시대의 황두사건(黃豆事件)**

우리나라에서는 황두(黃豆), 즉 된장콩 때문에 조선시대에 큰 사건이 있었다. 1889년에 함경도 감사인 조병식(趙秉式)은 '방곡령(防穀令)'을 선포하여 원산항에서 일본으로 향하는 곡류의 수출을 금지시켰다. 방곡령이란 조선 말기의 경제 정책의 하나로 식량난 해소를 위해 지방관이 자신의 행정 구역 내에서 가뭄, 수해, 흉작이 발생했을 때 곡식 가격이 상승하는 것을 방지할 목적으로 실시하는 정책이었다. 이 해에는 콩과 쌀의 작황이 좋지 않았기 때문에 함경도 내에서도 자체 수요를 충당할 수 없었다. 따라서 내수를 위해서라도 조병식이 방곡령을 선포한 것은 당연한 일이었다.

그런데 일본 상인들은 거의 강탈하다시피 콩과 쌀을 가져갔고 급기야는 한일수호조약에 위배된다 하며 방곡령의 해제를 주장하였다. 어쩔 수 없이 조정은 함경도에 해제를 명했는데 이에 일본 상인들은 자신들이 손실을 봤다며 더욱 강력하게 나오면서 조병식의 처벌과 배상을 요구하였다. 결국 11만원의 손해배상과 함께 조병식은 파면되어 강원 감찰사로 직을 옮겼다. 청나라에선 영국 상인들에게 농간당해 아편전쟁이 발생한 적이 있는데, 국격이 일개 상인들에게 농간당할 지경이라면 당시에 부정부패가 얼마나 심했는지 알 수 있다.

여성 갱년기와 풍만한 몸매에 좋은 죽
두부죽(豆腐粥) 비밀 레시피

●

여성의 나이 40~50대이면 갱년기로 접어들면서 점점 여성성이 사라진다. 두부죽은 갱년기에 접어들 즈음의 여성에게 갱년기를 늦추어준다. 또한 두부의 식물성 에스트로겐 성분은 풍만하고 글래머스러운 몸매를 가지고 싶은 분들에게 좋다.

1〉 두부 1/2모, 밥 1/2공기, 달걀 1개, 생강 1쪽, 육수를 준비한다.
2〉 냄비에 참기름을 넣고 다진 두부, 다진 생강을 넣어 중불에서 볶는다.
3〉 냄비에 앞에서 볶은 것과 육수, 밥을 넣고 죽을 조리한다.
4〉 죽이 조리되어 갈 때쯤 달걀 흰자를 넣고 죽을 한번 뒤집어준다.
5〉 죽이 조리되면 소금으로 간을 한다.
6〉 죽을 그릇에 담아낸 뒤 달걀 노른자를 중앙에 올린다. 파와 후추를 솔솔 뿌린다.
7〉 몸이 비만형인 사람은 달걀을 빼고 조리하는 것이 좋다.

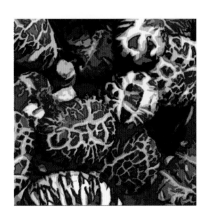

식용 버섯의 왕

표고버섯(향고, 香菇)

표고버섯은 온대지방의 참나무류 아래에서 자생하는 버섯이지만 지금은 재배 버섯으로 유명하다. 표고버섯의 재배 역사는 알 수 없지만 1209년 남송의 '용천현지(龍泉見志)'에 나온 185자를 토대로 남송 용천현 용암촌 마을 사람인 오삼공(吳三公)이 가장 먼저 재배한 것으로 전해진다. 그 185자의 내용은 다음과 같다.

"요즘 깊은 산중에서 표고를 재배하는데 그 방법은 산의 음지에서 마른 밤나무 종류를 선택하여 도끼로 흠집을 낸 뒤 땅에 묻어 둔다. 한두 해가 흐르면 나무가 썩게 되는데 이때 버섯을 따다가 흠집 속에 부셔서 넣고 볕짚이나 흙으로 덮고 물을 뿌려준다. 우기가 지나고 날씨가 따뜻해지면 버섯이 올라올 것이다…."

이 재배법은 표고버섯을 건조하는 과정까지 기술한, 현재도 응용할 수 있는 기술이었다.

우리나라에는 유중임(柳重臨)이 1766년에 쓴 『증보산림경제(增補山林經濟)』에 표고버섯을 재배하는 방법이 씌어 있고 일본은 그로부터 30년 후에 표고버섯 재배법을 자신들의 농학서에 기술하였다.

일본이 표고버섯을 본격적으로 재배한 것은 1895년 이후부터이고 일본의 재배법은 1906년에 제주도에 도입되었다. 그러나 그 이전에 이미 강원도 심산유곡에서는 우리나라식 재배법이 알음알음 사용되었던 것으로 보인다.

현대적인 표고 재배법은 우리나라의 경우 1920년대부터 연구를 시작했지만 6.25 전쟁으로 중단되다가 1980년대에는 톱밥을 이용한 재배법을 개발 보급하였다.

버섯을 먹는 이유와 균식(菌食)

표고버섯은 갓이 벌어지지 않은 어린 버섯과 갓이 벌어진 버섯이 있다. 식용 버섯은 갓의 벌어짐과 관계없이 식용할 수 있다. 어린 식용버섯은 포자가 포함되어 있는데 포자도 식용

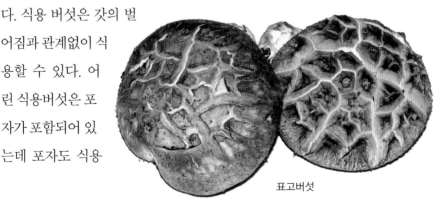

표고버섯

가능하다.

버섯을 먹는 행위를 균을 먹는다는 뜻에서 균식(菌食)이라고 한다. 버섯은 그 자체가 균류인데 균류는 엽록소(葉綠素)가 없고 따라서 광합성을 하지 않는다.

야생에서는 동물이 식물을 먹고 그것의 배변 활동에 의해 대변이 된다. 대변은 공기 중 부유하는 균에 의해 썩으면서 흙으로 돌아간다. 야생에서 동물과 식물의 사이클에서 중간자적 위치에 있는 것이 표고버섯 같은 균류이다. 식물과 동물 사이에서 균류가 중간자적 역할을 수행하듯, 인간이 버섯을 먹는 행위는 몸에 유익한 자연산 균류를 보충하는 것이라고 할 수 있다.

김치, 된장, 간장, 버터, 치즈, 술 같은 발효 음식을 먹는 것 또한 발효균을 먹는 행위이기 때문에 균식에 해당한다.

사람의 몸은 항생제의 오남용과 각종 스트레스, 도심의 오염으로 인해 몸 속에 유익한 균이 나이가 들수록 줄어들고 있다. 장에 유익한 균이 없으면 장은 배설을 못하고 몸은 탈이 난다. 버섯과 발효 음식을 섭취하는 것은 배고픔을 해결하는 동시에 몸에 필요한 유익한 균을 섭생하는 것이라고 할 수 있다.

여성 갱년기와 항암에 좋은…
– 표고버섯의 귀신이 곡할 효능

표고버섯은 위궤양, 담, 백혈병, 수두(水痘), 신경통, 통풍, 중풍, 각종 성인병, 근시, 축농증, 변비, 치질, 피로회복, 피부 미용, 노화 예방, 비만, 만성간염, 항암에 좋고 신체의 면역력을 향상시킨다. 표고버섯의 대는 당뇨병, 간장(肝臟), 신장, 담석, 냉증, 불면증에 효능이 있고 특히 비만, 잔주름, 기미, 여드름 같은 피부 미용에 좋다. 아울러 대머리의 모발을 나오게 하고 백발을 검게 만든다.

『다산방(茶山方)』은 목구멍이 막혔을 때 마른 표고를 달여 먹으면 효능이 있고, 유종(乳腫)에도 좋다고 하였다. 약용 목적의 표고는 일반적으로 싱싱한 것이 아닌 건표고버섯이 더 약성이 좋다. 말린 표고를 물에 달일 때는 수분이 절반으로 줄어들 때까지 달인 후 복용한다.

말린 표고버섯을 불에 구워서 복용하는 것은 임산부의 낙태약으로 사용된 기록이 있으므로 임산부는 복용을 피한다.

1. 무좀에 : 표고버섯을 우린 물에 발을 담근다.
2. 담배 독, 항암 예방에 : 표고를 우린 물을 차로 자주 마신다.
3. 여성 갱년기에 : 표고의 비타민 D는 여성의 갱년기를 늦추어주므로 표고를 차로 우려 마시거나 음식으로 자주 섭취한다. 비타민 D는 고등어, 참치, 명태, 우유, 버섯, 달걀에도 함유되어 있다.
4. 남성의 정력과 동맥경화 예방에 : 표고버섯을 자주 섭취하거나 말린 표고를 불에 구워서 분말로 만든 뒤 차로 마신다.

성인병 예방, 치매, 노화 예방에 좋은
표고오징어죽(香菇墨鱼粥) 비밀 레시피

●

표고오징어죽은 해산물 풍미의 죽이다. 간과 신장을 보하고 몸과 혈액에 영양분을 공급한다. 또한 오징어와 표고의 조합으로 혈관성 성인병과 치매를 예방하고 노화 예방에도 좋다.

1〉 쌀 100g, 표고버섯 30g, 오징어 30g, 죽순 30g, 고추 1개, 마늘 1쪽을 준비한다.

2〉 깨끗이 세척한 오징어를 끓는 물에 데친 후 잘게 자른다.

3〉 버섯, 죽순, 고추를 잘게 자른다.

4〉 쌀을 1시간 정도 물에 불린다. 냄비에 쌀과 물을 넣고 죽으로 조리한다.

5〉 죽이 조리될 즈음 표고버섯, 죽순, 오징어, 고추, 다진 마늘을 넣는다.

6〉 죽이 조리되면 소금과 후추로 간을 한 뒤 섭취한다.

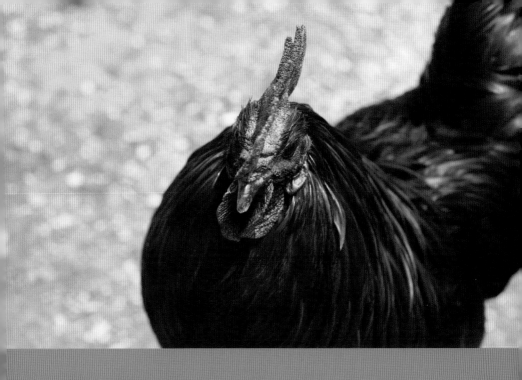

Part 2

보신과 불로장수를 위한
양생 음식

동물 양생편

생명의 보고인 바다에서
찾아내는 음식
해조류와 패류

과학자들은 생명의 기원을 바다에서 시작되었다고 보고 있다. 생명이 탄생하려면 가장 기본 조건인 물이 존재해야 하기 때문이다. 이유야 어떻든 최초의 생명은 육지가 아닌 바다에서 생겨났을 것이라 생각한다.

이 점 때문에 어떤 사람은 지구상에 존재하는 모든 영양소는 빗물에 의해 씻겨서 바다로 모이므로 바다는 영양소의 보고라고 말한다. 육지의 거대 동물 매머드는 이미 멸종했지만 바다의 거대 동물인 고래는 아직도 바다를 누비고 있으므로 바다는 육지보다 생명의 번성에 좋은 조건이라는 것이다. 일견 설득력이 있는 말이다. 육류만 섭취하는 것보다는 해산물도 섭취하는 것이 무병장수에 더 도움이 된다는 말도 있으니까 말이다.

과학자들은 육산물의 채액 성분은 바닷물과 비슷한 성분을 가지고 있다고 한다. 실제로 육산물이 출현하기 이전의 지구는 해산물들이 차지하고 있었다. 동물의 채액이 바닷물과 유사한 성분이라는 분석은 지구의 조상 동물이 바다 동물에서 출발했다는 가설에 설득력을 더해 준다. 이러한 과학적 연구나 증거들은 땅의 영양분 못지않게 바다의 영양분을 섭취하는 것도 중요하다는 점을 시사한다. 결론적으로 보면 땅에서 나는 토산물만 섭취하기보다는 해산물도 같이 섭취하는 사람이 영양소를 더 골고루 섭취하는 것이다.

해초(海草)와 해조(海藻)

해초는 바다의 연안에서 씨를 퍼트리며 뿌리를 내리고 자라는 바다의 식물이다. 이와 달리 해조는 바다에서 부유 생활을 하는 조류(藻類)를 말하는 것으로서 같은 조류인 식물 플랑크톤에 비해 크기가 큰 고착 생활형인 대형 조류를 말한다. 사람들이 먹는 미역, 김, 다시마는 사실 해초가 아니라 해조, 즉 조류 종류이다. 해조는 색상에 따라 회색 조류, 녹조류, 홍조류가 있다. 미역은 뿌리처럼 생긴 것이 달려 있는데 이는 뿌리가 아니라 일종의 부착근(附着根)으로 바위나 돌에 착생하는 기능이다.

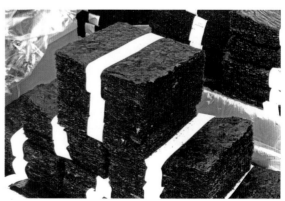

김은 기름과 상극이므로 참기름을 바르지 않고 섭취하는 것이 좋다.

해초는 육산물처

럼 꽃을 피우고 씨앗으로 번식하지만 해조는 무성 생식 따위로 번식한다. 해조의 무성 생식은 고사리, 이끼, 곰팡이, 버섯과 같은 방식인 포자 번식을 사용한다.

해초와 해조는 엄연하게 차이가 있지만 요즘은 미역, 김, 파래, 다시마도 전부 바다에서 나는 풀이라는 뜻에서 해초라고 부른다. 이들 해초와 해조는 해독 기능이 탁월하다. 연안에서 오염된 바닷물을 해독하기 때문에 사람 몸에도 해독 효과가 높다.

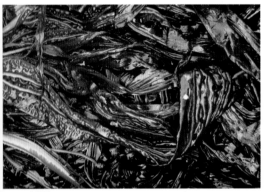
미역

해조류의 대표인 김은 홍조류에 해당하며 해태(海苔)라고도 말한다.

『본초강목』은 달여서 복용하면 영류(癭瘤)에 좋고 각기에도 좋다고 하였다.

김 5장은 달걀 1개에 맞먹는 단백질이 함유되어 있고 필수 아미노산, 비타민 A, B, 요오드, 칼슘, 철, 인, 아연, 망간, 구리, 식이 섬유 등을 함유하고 있다. 변비, 노화 예방, 동맥경화, 신장, 이뇨, 부종, 항암, 야맹증, 가래, 기침, 인후통, 현기증, 해독, 갑상선저

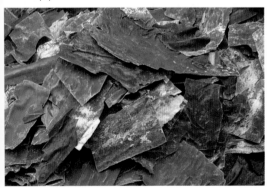
다시마

하증에 효능이 있다. 김 자체는 동맥경화를 예방하지만 소금 간을 한 조미김은 고혈압을 유도한다. 김을 섭취할 때는 조미김보다는 일반 김이 더 좋다.

다시마와 미역은 갈조류에 해당하고 중의학에서는 해조(海藻)라고 부른다.

『동의보감(東醫寶鑑)』은 미역이나 다시마가 맛은 짜며 성질이 차고 독은 없으며 열이 나면서 답답한 증상을 없애고 기(氣)가 뭉친 것을 치료하며 이뇨에 좋다고 하였다.

당나라 서견(徐堅)이 쓴 『초학기(初學記)』는 고래가 새끼를 낳은 뒤 미역을 뜯어 먹는 것을 보고 고구려 사람들이 산모에게 미역을 먹인다고 하였다.

당나라 이순(李珣)이 쓴 『해약본초(海藥本草)』는 해조류가 위장에 쌓여 오랫동안 소화되지 않는 심한 변비 외에 가래, 기침, 부종, 무좀에 좋다 하였다.

송나라 서긍(徐兢)이 쓴 견문록 『고려도경(高麗圖經)』은 고려에서 신분의 귀천 없이 널리 미역을 즐겨 먹는다고 하였다.

이를 보아 우리나라에서 다시마와 미역을 먹은 것은 고구려 시대로 보이며 이때까지만 해도 다시마나 미역을 먹지 않았던 중국에 공물로 받치기도 했고, 실제 고려 시대에는 공물로 바친 기록이 있다.

미역은 변비, 비만, 부종, 갑상선저하증, 신진대사를 원활히 하고 철분과 칼슘 보충에 탁월하기 때문에 산후조리에 특히 좋을 뿐만 아니라 고혈압을 예방한다. 또, 전복 양식에서 전복의 주요 식량이다.

다시마는 해대(海帶)라고 불리고 각종 성인병 예방, 고혈압, 해독, 변비, 비만, 대장암, 갑상선저하증 등에 효능이 있다.

녹조류인 파래는 간과 혈을 보하고 변비, 골다공증, 니코틴을 해독한다.

참고로 이들 해조류는 요오드 성분이 풍부하기 때문에 갑상선저하증에 특히 효능이 있다. 갑상선증은 저하증과 항진증 두 가지가 있는데 몸이 피곤하고 눈에 충혈이 있으며 정신이 멍하고 심할 때는 팔다리가 힘이 없

갑상선항진증	갑상선저하증
갑상선 호르몬 과다 분비	갑상선 호르몬 부족 상태
식욕 증진, 체중 감소	식욕부진, 체중 증가
심장 박동 빨라짐, 혈압 상승	심장 박동 늦어짐
더위를 쉽게 느낌	추위를 쉽게 느낌
설사	변비
손발 떨림, 근육 마비	기억력 감퇴, 말이 어눌해짐

갑상선항진증 식이 치료법 (통상 일주일이면 증세 완화)	갑상선저하증 식이 치료법 (통상 일주일이면 증세 완화)
요오드 섭취량을 줄이고 칼륨 섭취량을 늘린다. 요오드가 많은 김, 미역 등의 해조류를 금기하고 칼륨이 많은 사과, 바나나를 매일 섭취한다.	요오드 섭취량을 늘린다. 요오드가 많은 김, 미역 등의 해조류를 매일 섭취한다.

어 주저앉는 여러 가지 증상이 나타난다.

대부분 바쁜 직장 생활에서 승진이나 실적에 대한 압력으로 인한 스트레스로 인해 현대인들이 흔히 걸리는 병이다.

갑상선저하증의 반대 증상인 갑상선항진증에는 요오드가 병세를 악화시키므로 해조류의 섭취를 피해야 한다. 갑상선항진증에는 요오드 대신 칼륨이 많은 사과와 바나나 따위가 즉효이다.

갑상선증은 현대인의 바쁜 직장 생활에 의한 스트레스, 실적 또는 승진에 대한 압박감 등으로 마음의 여유가 없고 심리적으로 쫓기고 불안할 때 발생한다.

정확한 통계는 없지만 직장인이 있는 가정이라면 몇 집 건너 한 명 꼴로 직장에 다시는 아버지나

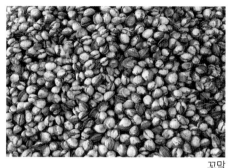
꼬막

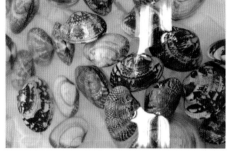
바지락

딸, 아들이 갑상선증에 걸려 있다. 갑상선에 암이 생기는 갑상선암 때문에 제거 수술을 받기도 하는데 사실은 식이요법만 잘 준수해도 갑상선증은 해결할 수 있다.

꼬막, 조개, 홍합, 굴, 전복을
- 강정제로 먹는 방법

패류(貝類)는 조금 허풍을 보태면 남자들에게 참으로 좋은 정력식이다. 꼬막, 조개, 홍합, 굴 등이 모두 정력식이라는 것이다.

니감(泥蚶) 또는 혈감(血蚶)이라고 불리는 꼬막은 타우린, 티아민, 칼슘, 단백질, 리보플라빈, 니아신, 철, 비타민 A, B12, C, E, 마그네슘, 아연, 카로틴, 칼륨, 레티놀, 셀레늄 외에 리보핵산(核酸)이 함유되어 있다. 비타민 B12는 신경 조직의 대사에 도움을 주는 성분으로 심혈관 질환을 예방한

다. 타우린은 치매와 심혈관 질환 예방에 좋고 리보핵산은 남자의 정자를 구성하는 성분이므로 꼬막은 심혈관 질환, 치매, 정력에 좋다는 뜻이다.

꼬막의 양식은 기원을 알 수 없지만 중국의 경우 명나라 때부터 양식했다고 주장한다. 우리나라의 경우 전남 고흥이 꼬막의 최대 산출지이자 요즘은 양식도 한다고 한다. 고흥 꼬막은 벌교 장터로 집하된 뒤 전국으로 팔려나가기 때문에 벌교 꼬막이 자연스레 유명해졌다. 꼬막의 최대 산출지답게 고흥에서는 예로부터 정월 대보름날 꼬막을 먹으며 그 해 풍년을 예측했다. 꼬막의 살이 두툼하면 그 해의 농사도 풍년이 될 것이라고 한다.

조개[합, 蛤]는 일반적으로 보는 대합이나 바지락 따위의 모든 조개류를 총칭한다.

통속 사회에서는 흔히 조개를 여성의 성기(性器)를 상징하고, 버섯은 남성의 성기를 상징한다고 한다. 이 때문인지 술을 좋아하는 사람들은 조개에 술을 솔솔 뿌린 뒤 구워 먹는데 이는 최음(催淫)에 효과가 있다고 한다.

바지락 같은 일부 바다 조개의 가루는 해합분(海蛤粉) 또는 합분(蛤粉)이라고 하여 약으로 사용한다. 기침, 가래, 청열(淸熱), 붕루(崩漏)에 사용하고 갈증을 없애거나 이뇨, 하복통, 신경통에도 사용한다.

『본경봉원(本經逢原)』은 합분이 해열, 연주창에 좋다 하였고,『의학입문』은 여성의 병인 대하와 남자의 정력 증진에 좋다 하였다.『강목습유(綱目拾遺)』는 합분이 이질과 풍담(風痰)에 좋다 하였다.

조개류 중에서 가장 흔하게 볼 수 있고 또한 저렴한 가격 때문에 즐겨 먹는 것은 홍합(紅蛤)이다. 중국집 짬뽕과 우동에서 반드시 볼 수 있는 홍합은 짠맛이 특징인 조개류와 달리 담백한 맛이 일품이다. 이 때문에 홍합은 담채(淡菜)라고도 불린다.

『본초강목』은 남해에서 자라는 홍합은 맛이 담백하고 진주가 난다 하여 동해부인(東海夫人)이라는 별명이 있다고 하였다. 홍합의 주요 효능은 간(肝)과 신(腎)을 보하고 영류(瘦瘤), 익정혈(益精血), 양위(陽痿), 허로이수(虛勞羸瘦)에 효능이 있으므로 정력에 좋은 식품임을 알 수 있다. 여기서 양위(陽痿)란 음경이 발기해도 딱딱하지 않고 쇠약한 것을 말하므로 발기부전에 홍합이 좋다는 것이다. 그뿐만 아니라 홍합은

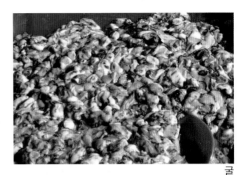

굴

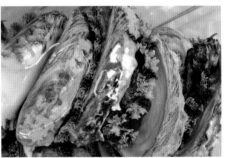

전복

대하, 붕루에도 효능이 있으므로 여성의 병에 좋은 식품임을 알 수 있다.

김장 김치를 담글 때 흔히 들어가는 것이 굴이다. 술꾼이라면 포장마차에서 굴을 초고추장에 찍어서 한 번쯤은 먹어 봤을 것이다.

생굴은 늦봄부터 여름까지의 산란기(産卵氣)를 제외하고 먹을 수 있는데 보통 겨울에 먹는 것이 가장 맛있다. 먹는 법도 다양해서 생굴을 초고추장에 찍어 먹거나 굴전, 굴탕으로 먹을 수 있다. 주요 효능으로는 피로회복, 강정(强精), 영류(瘦瘤)이다. 『본초비요(本草備要)』는 굴이 강정, 대하, 기침, 조혈에 좋다 하였다.

한방에서는 굴 껍질의 분말을 모려(牡蠣)라고 부르며 약용한다. 굴 껍질 분말의 주요 효능은 발한, 가래, 간질, 빈혈, 신경쇠약, 야뇨증, 자궁출혈, 불면증, 이명, 위통, 고혈압 등이다.

정력 증진에 굴을 먹는 방법은 굴탕이 가장 좋다. 생강 즙에 두세 시간 담근 굴을 다시마, 미역을 넣고 탕으로 끓인 것인데 일주일에 한두 번 꾸준히 먹기 시작하면 정력이 왕성해진다.

전복(全鰒)은 포어(鮑魚)라고도 불리며, 중국에서는 해산물의 8대 보물의 하나이자 해산물의 왕이라는 뜻에서 해미지관(海味之冠)이라고 한다.

『본초강목』은 전복의 맛은 달고 짜고 성질은 평하다고 하면서 피와 허를 보하고 위와 간, 신에 좋을 뿐만 아니라 눈에도 좋다고 하였다.

『약전』은 전복의 껍데기를 석결명(石決明)이라 하여 현기증, 시력, 충혈에 좋다고 하였다.

『황제내경』은 전복 즙이 피를 보한다고 하였다.

전복의 주성분은 단백질, 타우린, 콜라겐 등이며 전복 껍데기는 자개장이나 자개 문갑의 재료인 자개로 사용한다.

전복의 주요 효능은 노화 예방, 고혈압, 관절염, 항궤양, 기력 보충, 근육성장, 피부 미용 등이다. 전복의 단백질에는 아르기닌이 함유되어 있는데 이 성분은 혈관 팽창에 관여하여 남성의 발기부전, 협심증, 혈액순환 예방에 효능이 있다. 전복을 먹는 방법은 보통 참기름에 구워 먹기도 하지만 전복죽으로 먹는 것도 참 맛있다.

강정(强精)과 혈액순환에 좋은
전복해선죽(선어해선죽, 鮑魚海鮮粥) 비밀 레시피

●

전복해선죽은 정력을 보하는 강정, 피부 미용, 기력 회복에 좋고 피를 보한다.

1〉 전복 2개, 새우 80g, 표고버섯 50g, 생강 1쪽, 쌀 80g, 대파 1개를 준비한다.

2〉 전복과 표고버섯을 잘게 썰어서 준비한다.

3〉 생강은 다져 놓고 대파는 잘게 자른다.

4〉 새우는 껍질을 벗겨서 술에 절여 놓는다.

5〉 쌀을 1시간 정도 물에 불린다. 냄비에 쌀과 물을 넣고 죽으로 조리한다.

6〉 죽이 끓기 시작하면 전복, 표고버섯, 생강, 새우를 넣고 조리한다.

7〉 죽이 조리되면 대파, 소금, 후추로 간을 하고 섭취한다.

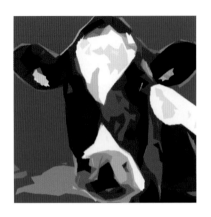

노인의 보신에 좋은 효도 죽의 재료
우유

　인간이 사람의 젖이 아닌 가축의 우유를 마시기 시작한 것은 기원전 9천년에서 4천 년 사이로 보인다. 농경 문화에서는 농산물의 재배와 함께 가축을 키우면서 우유를 알게 된 것으로 보이고, 야만인 문화에서는 주로 유목 야만인들이 가축을 키우면서 우유를 식량 자원으로 먹은 것으로 보인다. 아시아에서는 기원전 7천 년 전후의 유적지에서 우유를 저장한 토기들이 발견된 것으로 보아 그 무렵부터 이미 낙농업을 했던 것으로 보인다.

　칭기즈 칸 시대에는 장거리 행군을 할 때 분말 우유를 만들었는데 이것은 지금의 분유와 비슷한 것이었다고 한다. 우유를 본격적으로 마시기 시작한 것은 지금으로부터 400년 전후라고 한다.

과거에는 우유를 끓인 후 마셨지만 지금은 대부분 살균 제품이므로 냉장고에 보관한 뒤 시원한 상태로 마신다. 만일 우유가 체질에 맞지 않으면 끓이거나 데워서 마시는 것도 좋은 방법이라고 한다. 우유는 성급히 마시면 체할 수 있으므로 가급적 천천히 마시는 것이 좋다.

우유는 주로 낙농업자를 통해 보급되다가 19세기 중반 철도가 깔리기 시작하면서 낙농 산업으로 발전을 시작하였다. 파스퇴르 우유로 알려진 루이 파스퇴르 박사는 1863년에 해로운 박테리아를 죽이는 저온 살균법을 발명한 사람이다. 우리나라는 1937년 7월에 낙농인들이 경성우유동업조합을 설립하면서 낙농 산업 발전의 토대가 되었다.

귀신도 곡할 우유의 효능

인간의 모유는 평균 1.1%의 단백질, 4.2%의 지방, 7%의 락토오스를 함유하고 있고 100g당 72kcal이다. 암소의 젖으로 만드는 우유는 단백질 3.4%, 지방 3.6%, 락토오스 4.6%, 100g당 66.72kcal이다. 1일 권장 소비량은 9세 이상의 경우 저지방 우유 3잔이다. 우유는 근육 성장 촉진, 보허(補虛), 피부윤기에 좋고 심장과 폐를 보한다. 일반적으로 뼈를 튼튼히 한다는 말은 증명되지 않았고 근육 성장을 촉진하는 것은 증명되었다고 한다.

『본초비요(本草備要)』는 우유를 천천히 마셔야 하며 부추 즙이나 생강 즙을 가미하면 좋다고 하였다. 중국 순덕에는 우유 요리와 관련된 쌍피내(雙皮奶) 전설이 있는데, 이 전설에 의해 만들어진 것이 쌍피내 디

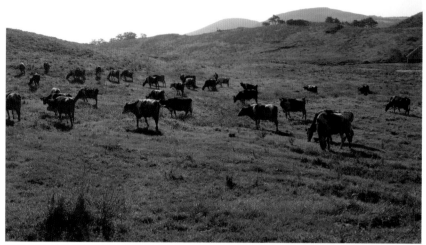
국내 우유 생산 1위업체인 삼양목장과 젖소

저트 음료이고 지금도 중국 순덕의 명물 디저트이다.

- 피부 미용에 : 욕조 물에 우유 500ml를 넣고 목욕을 하면 피부 보습
  에 효과가 있다. 화농성 여드름이 많은 사람은 우유 목욕을 피한다.
- 병후 회복, 병후 강장에 : 우유 1되에 물 4되 비율을 넣고 1되가
  되도록 달인 뒤 마신다. 너무 많이 마시지 말고 조금식 먹도록 한다.
- 불로장수에 : 쌀과 우유로 죽을 끓여서 섭취하되 연유를 가미한다.
- 당뇨, 몸이 야위는 증세에 : 생소젖 또는 생양젖을 목이 마를 때
  3~4차례 마신다.

노인의 체력을 보충하는
우유죽(牛乳粥)

●

『동의보감(東醫寶鑑)』은 노인의 자양강장에 우유 1되에 씨레기를 넣어 끓인 죽이 좋다고 하였다. 우유는 그 자체가 병후 회복에 좋은 음식이므로 아무래도 병을 앓고 있는 환자와 고령자의 보양에 좋다. 우유죽은 비장과 위장을 보하고 체력 보충, 피부 미용, 혈액 부족, 소화불량에 효능이 있다. 장수에도 좋은 죽이라고 하므로 부모님을 위한 효도죽이라고 하겠다.

1〉쌀 60~100g, 우유 250ml, 연유 1스푼을 준비한다.
2〉쌀을 1시간 정도 불린 뒤 냄비에 물과 함께 넣고 죽으로 조리한다.
3〉죽이 되어갈 무렵 연유 또는 설탕을 1스푼 추가하는데, 가급적 연유를 추가하는 것이 좋다.

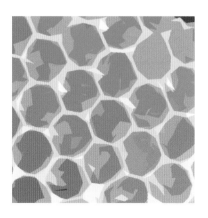

병후 회복, 자양강정에 최고인
꿀과 벌집

꿀벌이 꽃에서 빨아내어 축적한 당분 성분을 벌꿀(봉밀, 蜂蜜)이라 부르며 유의어로는 석청(石淸), 석밀(石蜜)이 있다. 벌꿀은 단맛 성분이기 때문에 예로부터 설탕 대용과 한약재로 흔히 사용해 왔다. 꿀벌이 벌꿀을 채취하는 꽃은 대부분의 꽃이며 특히 아까시나무, 싸리나무, 밀감나무 같은 꿀이 많은 꽃은 물론 유채, 메밀 같은 작은 꽃에서도 채취한다.

벌꿀은 흔히 천연 꿀과 양봉 꿀로 나누어진다. 천연 꿀은 말 그대로 자연계에서 꿀벌들이 자연스럽게 수집하여 축적한 당분이다. 양봉 꿀은 양봉업자에 의해 벌들이 꿀을 조성할 수 있도록 환경을 만든 후 채취한 꿀이다. 요즘은 양봉업자들이 꿀에 설탕을 가미한 가짜 꿀을 생산하기 때문에 천연

좋은 꿀을 선택하는 방법	
광택과 점도	좋은 꿀은 광택과 점도가 좋다.
끈적끈적한 질감	병을 흔들 때 꿀의 흔들림이 적고, 거꾸로 했을 때 잘 매달리는 것이 좋은 꿀이다.
자연스러운 구형	수저로 꿀을 섞을 때 얇고 반투명하고 자연스럽게 구를 형성한다.
미세한 입자	손끝으로 꿀을 만졌을 때 입자가 미세해야 한다.
맛	천연 꿀은 달콤하고 조금 신맛이 있으며 부드럽고 섬세하다. 가짜 꿀은 가볍고 뒷맛이 짧다.
보존 기간	천연 꿀은 밀폐 상태에서 보존 기간이 길다. 열화될 경우 인위적으로 여러 첨가물을 혼합한다.

꿀일수록 고가이고 더 맛있다. 좋은 꿀을 선별하는 방법은 표를 참고한다.

꿀의 효능과 약으로 잘 먹는 법

좋은 꿀은 보존 기간이 매우 길다. 실례로 이집트의 피라미드에서 단지에 밀봉된 꿀이 발견되었는데 3천 년 전 꿀이었지만 변질되지 않았다고 한다.

천연 꿀은 일반적으로 섭씨 60도 이상으로 가열하면 좋은 성분이 다 날아간다. 온수에 타서 섭취할 경우에는 가급적 40~50도 이하의 미지근한 물에 타서 마신다. 그렇지 않으면 활성 효소가 고온에서 변성되고 영양소가 파괴될 것이다. 꿀 음료수를 만들때는 일반적으로 미지근한 물이나 차가운 물에서 섞어야 하며 이 경우 단맛이, 고온수에서 섞으면 신맛이 난다.

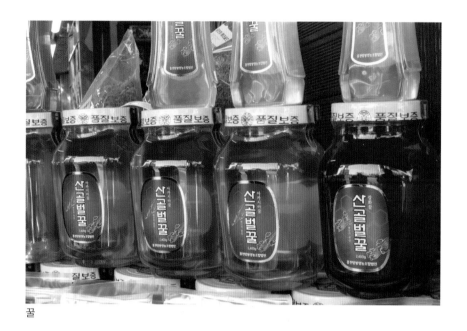

꿀

좋은 꿀의 효능은 기와 위, 비를 보하고 해독, 종창, 진통, 근육통, 치통, 유방통, 설사, 변비, 기침, 기관지염, 노이로제, 소염, 중이염, 강정, 피부 미용, 습진, 소아단독(小兒丹毒), 난산(難産), 냉증, 노화 예방, 살균에 좋다.

1. 천식에 : 호두살 1kg, 꿀 1L를 혼합한 후 절구로 잘 빻아준다. 병에 보관한 뒤 매일 2회, 1순가락을 따뜻한 물에 데워서 복용한다.

2. 불면증에 : 백합의 신선한 뿌리 50g을 잘 삶은 후 온수에 백합과 꿀 1~2스푼을 넣고 잘 버무린다. 잠자기 전 복용한다. 중국에서는 백합 뿌리를 대형 마트에서 흔히 판매한다.

3. 간염에 : 미나리 100~150g의 즙을 낸다. 꿀 적량과 혼합한 후 은은한 불에 삶는다. 매일 1회, 계속 복용하면 간염에 효능이 있다.

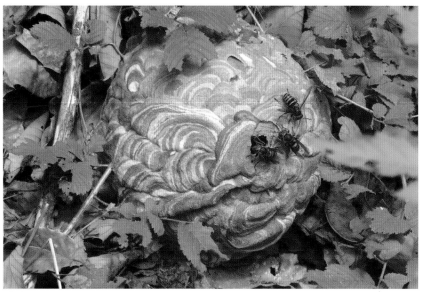
벌집

4. 심혈관 질환에 : 하루에 50~140g의 꿀을 섭취하되 1개월 이상 섭취하면 상태가 개선될 수 있다.

5. 위장 질환과 변비에 : 꿀을 틈틈이 섭취한다.

6. 항염에 : 피부의 환부에 꿀을 바른다.

7. 감기, 인후염에 : 물 1잔에 꿀 1/2순가락, 레몬 1/4순가락을 타서 마시되 하루에 3~4회 음용한다.

8. 면역력 개선에 : 꿀은 그 자체만으로도 면역력 개선에 효능이 있다.

9. 대하증에 : 노봉방(벌집) 분말을 1회 2g씩 데운 술로 먹는다.

정력과 꿀

꿀은 위 및 십이지장 궤양, 변비, 기침, 고혈압, 심장 질환, 혈관 질환,

불면증, 간 질환, 신경 쇠약, 비만인 사람에게도 적합하지만 소아 특히 1세 미만 아이, 당뇨병 환자는 금기이고 꿀과 마늘, 파, 젓갈은 함께 먹지 말아야 한다. 꿀은 벌이 어느 꽃에서 채취했느냐에 따라 효능도 조금 달라진다.

1. 피부 미용에 : 아까시나무, 들장미, 익모초 밭에서 거둔 꿀이 좋다. 이들 꿀을 오이, 우유, 적포도주 따위와 혼합해 피부 마스크를 하면 피부 미용이나 미백에 효능이 있다.
2. 몸의 화기를 내릴 때 : 자운영, 싸리, 비파나무 꿀이 좋다.
3 폐 질환에 : 비파나무, 구기자나무, 감귤 농장에서 거둔 꿀이 좋다.
4. 위장과 관련된 질환에 : 목서, 대추나무, 오미자, 감귤, 참외 밭에서 거둔 꿀이 좋다.
5. 불면증에 : 용안, 대추나무, 오미자 밭에서 거둔 꿀이 좋다.
6. 정력 증진에 : 노봉방(露蜂房)은 벌집을 말한다. 벌집은 꿀과 마찬가지로 여러 질환에 좋지만 무엇보다 정력에 좋다. 노봉방을 태워 분말을 만든 뒤 1일 3회 매회 2g을 뜨거운 물로 복용한다.
7. 가장 좋은 꿀은 : 로열 젤리가 꿀 중에 으뜸이다.

노봉방, 밀랍, 봉자를 약으로 잘 먹는 법

벌은 벌꿀뿐만 아니라 벌집인 노봉방(露蜂房), 꿀의 찌꺼기를 끓여서 얻는 밀랍(蜜蠟), 그리고 아기 벌이라고 할 수 있는 봉자(蜂子)도 약으로 사용한다.

『본초강목』은 산에서 나는 자연산 꿀[白蜜:백밀]은 오장을 보하고 활력을 주며 지통, 해독에 좋다고 하였다. 따라서 백약(百藥)을 화해하고 오래된 병과 귀와 눈에 좋다.

『본초비요(本草備要)』는 생꿀과 끓인 꿀이 있는데 생꿀은 냉하므로 열(熱)을 내리고, 끓인 꿀은 성질이 더우므로 능히 배를 부르게 한다고 하였다.

노봉방(벌집)은 진통, 소염, 진정, 안신(安神)에 효능이 있다. 분말로 만들어 사용하면 각종 통증과 종기에 좋다.

꿀 찌꺼기를 끓여서 짜낸 기름은 밀랍(蜜蠟)인데 활력에 효능이 있고 변비, 하리, 종창, 소염, 장수에 좋다고 하였다. 밀랍 중에서 희게 만든 것은 백랍(白蠟)인데 이질에 효능이 있다.

벌의 새끼인 봉자(蜂子)는 변비, 나병, 홍역, 복통, 부인병(婦人病)에 효능이 있고 대하, 유즙부족에도 효능이 있다. 봉자를 약으로 쓸 때는 머리와 발이 생기지 않은 새끼를 소금에 볶아서 복용한다.

땅벌(土蜂:토봉)은 불에 태운 뒤 그 가루를 기름에 개어 독충에 물린 상처에 바르면 효능이 있다.

변비는 체내 수분이라 할 수 있는 진액에 따라 결정된다. 진액이 충분하면 변이 잘 나오고, 배부름과 배고픔이 반복되거나 맵고 뜨거운 것을 과식하면 진액이 고갈되므로 변비가 발생한다고 한다. 위장 진액이 부족하면 대변이 딱딱하므로 잘 나오지 않는데 이를 조결(燥結)이라고 한다. 한방에서는 변비약을 만들 때 꿀을 흔히 사용한다.

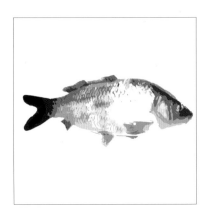

남자를 위한 절륜의 음식
잉어(鯉魚)

잉어가 용이 된다는 등용문(登龍門) 고사의 유래는 잉어 때문에 생겨났다.

황하 상류에 용문(龍門)이란 고장이 있었다. 이 마을 계천에는 잉어가 떼지어 살았는데 물살이 세고 가파르다 보니 웬만한 잉어는 상류로 올라가지 못했다. 그런데 간혹 상류로 도약한 잉어는 그 순간 용(龍)이 되어 승천(昇天)했다고 하는데 이로 인해 잉어가 용이 되었다는 '등용문(登龍門)'이란 고사가 만들어졌다. 이 고사성어는 훗날 어려운 관문을 통과해 입신양명(立身揚名)하는 것을 뜻하게 되었다.

그렇다면 잉어의 영양가는 어떨까?

잉어탕은 남자를 위해 태어난 절륜의 생선이다. 혹자는 잉어로 몸 보

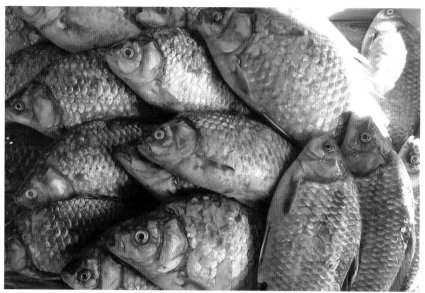
잉어의 사촌인 붕어

신을 하면 정자 수가 열 배는 늘어난다고 한다. 실제 중국의 광동(廣東) 전설에는 어떤 사내가 구십 살이 되어도 정력이 절륜(絶倫)하여 스무 살 처녀와 장가를 들고 백 살의 나이에 아들을 낳았다고 한다. 그것은 순전히 잉어탕을 즐겼기 때문이었다.

잉어탕은 여러 가지 방식으로 조리할 수 있는데 정력제로 섭취하려면 구기자를 넣는 것이 좋다.

잉어탕은 남성뿐만 아니라 여성에게도 몸에 좋다. 특히 임산부나 산모(産母)가 보양 음식으로 잉어탕을 먹으려면 잉어를 술에 삶아 먹는다.

귀신도 곡할 잉어의 효능

잉어의 뇌는 시력과 간질에 효능이 있다. 민간에서는 잉어를 먹을 경우 환자의 기력 회복과 남자의 정자 생산량이 늘어난다고 하여 보양식으로 즐겨 먹는다. 잉어를 보양식으로 섭취하는 간단한 방법은 잉어 쓸개 1개와 닭간 1개를 달걀 흰자에 개어 하루 한 번씩 섭취하는 방법이다. 잉어는 또한 산후 조리, 부종, 이뇨, 혈관 장애, 뼈와 위장에 좋다.

잉어를 음식으로 먹는 나라는 우리나라와 중국, 일본, 중유럽, 이탈리아, 유대인 등이고 미국은 잉어를 잘 먹지 않는다. 중국과 우리나라의 잉어는 약간 다른 종이지만 약용할 경우 거의 같은 종으로 취급한다.

1. 병후 기력 회복에 : 잉어를 푹 고아서 그 국물을 먹는 방법인데 이 방법은 잉어를 약으로 먹는 방법이다.
2. 자양강장에 : 잉어죽을 조리해 먹는다. 약선 요리이기 때문에 약용 겸 식사 대용 및 노인을 위한 효도 음식으로 안성맞춤이다.
3. 시력에 : 잉어 쓸개를 먹는다.
4. 소아 종기에 : 잉어 피를 바른다.
5. 산후 어혈 복통에 : 잉어 껍질과 비늘을 태워서 그 재를 물에 타 마신다.

노인 보양, 정력, 기력 회복에 좋은
잉어죽(리속죽, 鯉属粥, 용죽, 龍粥)

●

잉어죽은 식사 대용으로 조리하는 방법과 보양을 위한 잉어 즙을 조리하는 두 가지 방법이 있다. 여기서는 보양용 잉어 즙과 죽 요리를 만드는 방법을 같이 알아본다.

1> 잉어 1마리, 찹쌀 1컵을 준비한다.

2> 잉어의 등 하단부를 가른 뒤 거꾸로 매달아 피를 빼내고 세척하되 잉어는 비늘에 약용 효능이 더 많으므로 비늘을 긁지 않는다. 프라이팬에 참기름을 두르고 잉어의 양면을 지진다.

3> 물에 불린 찹쌀과 구기자를 주머니에 넣는다. 냄비에 잉어와 찹쌀 주머니, 물 2L를 넣고 푹 고아준다.

4> 푹 고운 잉어를 베 보자기에 싸서 국물을 짜낸 뒤 국물에 생강 즙, 소금, 후추로 간을 하여 섭취한다.

5> 죽으로 조리할 경우 잉어의 내장을 제거한 상태에서 푹 고운 뒤 국물은 냄비에, **뼈**를 발라낸 잉어 살은 따로 모아둔다. 잉어 국물에 찹쌀, 수삼, 생강, 마늘, 구기자, 대추를 넣고 죽으로 조리한 뒤 죽이 거의 되어갈 때 **뼈**를 발라낸 잉어 살을 넣고 조금 더 조리한다.

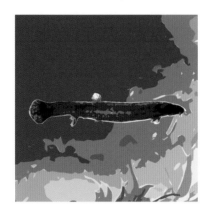

청나라 태조 누르하치와
미꾸라지 전설

『고려도경』은 고려인들이 미꾸라지를 먹는 풍습을 기록했는데 다음과
같은 내용을 담고 있다.

"고려의 귀인은 육류를 먹고 가난한 백성들은 해산물을 먹는다. 그러나
미꾸라지, 전복, 조개, 진주조개, 왕새우는 신분의 귀천 없이 잘 먹는다."

미꾸라지는 한자로 추어(鰍魚)이고 중약명은 이추(泥鰍)라고 한다.

중국의 오랜 전설에 의하면, 어느 마을에 맑은 강물이 흘렀는데 어느
날부터 흙탕물이 들끓어올랐다고 한다. 이윽고 장마철이 되자 제방이 무
너지고 홍수가 났다. 마을 사람들은 강둑을 높게 쌓은 뒤 버드나무를 늘어

심고 유하(柳河)라고 불렀다. 그렇게 해서 강물을 다스렸는가 했는데 웬일인지 강물은 여전히 흙탕물이었다.

사실 이 곳 강물에는 두 마리의 미꾸라지가 살았다. 이들은 동해 용왕의 3태자를 지키던 호위병이었는데 어느 해에 그만 이들이 호위하는 3태자가 살해를 당했다. 크게 진노한 용왕은 호위병을 면직시키고 미꾸라지로 환생시켰다. 그 뒤 두 마리의 미꾸라지는 유하강에 유배되었던 것이다.

유하강에 유배된 미꾸라지는 용왕의 진노가 끝나고 동해로 되돌아갈 날을 기원하며 밤낮으로 수련에 정진하였다.

그러던 명나라 말년이었다. 두 마리의 미꾸라지가 수련을 하고 있는데 별안간 강기슭에서 시끄러운 소리가 들렸다. 두 마리의 미꾸라지는 호기심에 수면으로 머리를 드러냈다. 먼지 속에서 한 무리의 인마가 달려오더니 강둑에 멈췄다. 맨 앞의 대장에게는 제왕의 기품이 보였다. 두 미꾸라지는 이 사람이 장차 큰 업을 이룰 것이라고 느꼈다.

이 한 무리의 인마를 이끌고 있는 사람은 다름 아닌 미래의 청태조 누르하치였다. 누르하치는 이번에 심양성 전투에서 명나라군에게 대패하여 도망쳐오다가 이 마을에 도착한 것이었다. 누르하치는 말들에게 물을 먹인 후 강물을 건너 도주를 하려고 하였다. 그런데 별안간 부장이 되돌아와서, "강에서 큰 미꾸라지 두 마리가 길을 막고 있다!"고 보고하였다.

누르하치가 고개를 들어 보니 두 장(6m) 길이의 거대한 미꾸라지 두 마리가 보였다. 미꾸라지 두 마리는 물 속에서 몸을 반쯤 내밀고 누르하치에게 살짝 고개를 끄덕이며 인사를 하였다.

깜짝 놀란 누르하치는 그 이물이 자신의 도주로를 막고 있다고 생각하고는 화가 나서 말채찍을 휘두르며 외쳤다.

"요망한 것들! 내 눈 앞에서 꺼져라!"

누르하치의 반응에 미꾸라지 두 마리도 별안간 화를 내며 물 속으로 몸을 감추더니 법력을 펼쳤다. 순식간에 강물에서 광풍이 일어나면서 천둥과 번개 소리가 들리더니 혼탁한 파도가 하늘을 찌를 듯이 솟구쳐올랐다. 누르하치의 군대는 미꾸라지의 난동에 겁을 먹고 30리를 후퇴했다.

이때 동해 용왕이 몰래 보낸 사신이 그 장면을 목격했다. 두 미꾸라지를 유배시킨 것은 류하강을 다스리고 깨끗하게 관리하게 하는 것이 목적이었는데 오히려 나쁜 짓을 하고 있는 것이 아닌가? 사신은 자신이 본 것을 그대로 용왕에게 보고했다. 그 일 때문에 미꾸라지 두 마리는 영영 용궁으로 돌아갈 수 없었고 류하의 강물은 영원히 혼탁해졌다.

미꾸라지의 귀신이 곡할 효능

미꾸라지의 맛은 달고 성질은 평하다. 미꾸라지는 비장, 신장, 간을 보하고 이수(利水), 해독에 효능에 있다. 주요 효능으로는 이질, 해열, 당뇨, 소아 식은땀, 영양 부족에 의한 부종, 설사, 이뇨, 간염, 치질, 종기, 피부 가려움증에 좋고 혈을 통하게 한다. 미꾸라지를 먹는 방법은 100~200g을 탕으로 먹거나 구워서 먹는데 여름철 음식으로 가장 좋고 찬 바람이 부는 늦가을에 먹는 보양식으로도 아주 좋다. 약으로 달여 복용할 경우에는 6~10g을 복용한다.

『강목(綱目)』은 미꾸라지가 난중익기(暖中益氣), 성주(醒酒), 해소갈(解消渴)이라 하였으므로 당뇨 등으로 인해 진액이 마른 몸을 보하고 숙취를 해소하는 것을 알 수 있다.

『본초강목』은 미꾸라지를 이추(泥鰍)라고 부르며 못의 진흙뻘에서 살

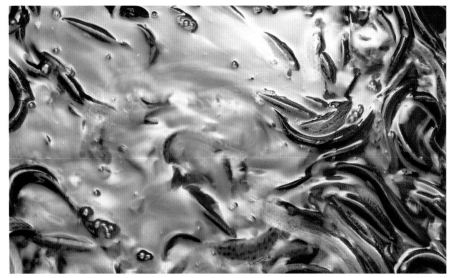
미꾸라지

지만 본성이 강건하여 움직임이 활발하다고 하였다. 이추(泥鰍)에서 이(泥)는 진흙을 뜻하고 추(鰍)는 강한 물고기라는 뜻이다.

비장과 위장을 따뜻하게 하니 기(氣)를 보하고 숙취를 해소하며 당뇨로 인한 소갈(消渴)을 풀어주고 치질에 좋다 하였다.

『집간방(集簡方)』은 미꾸라지가 양기(陽氣)를 보하므로 하루 20마리씩 끓여 먹으라고 하였다. 이 지침을 따라 매일 끓여 먹었더니 일주일 만에 발기부전이 치료되었다는 우스개 이야기도 있다. 미꾸라지를 강정식으로 여기는 이유는 아무래도 오장을 보하고 허로한 몸의 진액을 보충하기 때문일 것이다.

미꾸라지는 논의 진흙 속에서 살기 때문에 요리를 하기 전 뻘을 토해내게 해야 한다. 일반적으로 냄비에 미꾸라지를 넣고 물과 함께 소금을 뿌리면 미꾸라지가 요동을 치는데 뚜껑을 닫고 2분 정도 놓아두고 물을 여러 번 갈아주면 진흙을 토해낸다. 또 다른 방법으로는 소금 대신 기름을 몇 방울 넣는 방법이다. 그런 뒤 물이 투명해질 때까지 여러 번 물을 갈아

주면 뻘을 토하게 된다. 아직은 살아 있는 상태이기 때문에 냄비에 술을 조금 붓고 뚜껑을 닫은 뒤 끓이기 시작하면 심하게 요동을 치다가 잠잠해 진다. 미꾸라지가 물러질 때까지 끓인 뒤에는 된장을 풀고 버섯, 대파, 우엉, 무, 쇠고기, 당면, 고추 따위를 넣어서 조리한다. 그릇에 담아낸 뒤에는 산초를 뿌린 후 섭취한다. 미꾸라지는 소문난 보양탕이지만 개고기와 함께 먹는 것은 금기이다.

미꾸라지를 여름에 먹는 이유는 더위에 의한 피로를 물리칠 수 있기 때문이다. 몸이 피로하고 노곤한 것은 근육, 즉 피에 젖산[酸]이 쌓여 있다는 뜻이다. 젖산을 분해하여 에너지로 만드는 것은 간(肝)이다. 흔히 간이 나쁘면 만성 피로에 시달린다고 한다. 혈액 중 젖산을 제거하는 효율적인 방법은 근육이 피로하지 않을 수준까지 '유산소 운동'을 하는 방법과 된장을 먹는 방법이다. 그래서 된장으로 끓인 미꾸라지탕은 여름 보양식이 된다.

미꾸라지는 남근을 상징하기 때문에 민간에서는 여성의 병에 사용하기도 했다. 예를 들면 여성의 유종(乳腫)에 사용한 것이다. 민간에서는 부인의 유종에 남편의 남근을 대면 효능이 있다 하였는데 남부끄럽게 남편에게 매일 그렇게 해달라고 할 수는 없을 것이다. 이 때문에 남근을 상징하는 미꾸라지를 유종에 붙이는 민간 처방법이 알려졌는데 사실 이 처방법도 알게 모르게 의약서에서 배운 방법인 것이다.

1. 여성의 유종(乳腫)에 : 미꾸라지를 찢어서 흑설탕에 개어서 붙인다.
2. 관절염이나 소염에 : 미꾸라지의 뼈를 발라내고 껍질 쪽을 환부에 붙인다.

당뇨 예방과 강정에 좋은
미꾸라지죽(이추죽, 泥鰍粥) 비밀 레시피

미꾸라지죽은 비장과 위장을 보하고 숙취 해소, 당뇨 예방, 정력 증진, 치질, 전염성 간염에 효능이 있다.

1〉 미꾸라지 100g, 쌀 100g, 쪽파, 생강을 준비한다.

2〉 미꾸라지에 물과 소금을 넣고 물로 여러 번 행구어서 진흙을 빼낸다.

3〉 뜨거운 물로 미꾸라지를 씻어내고 내장을 제거한 뒤 다시 깨끗이 씻는다.

4〉 냄비에 미꾸라지와 물, 생강, 요리술, 소금, 파를 넣고 삶는다.

5〉 삶은 미꾸라지에서 어육을 뜯어서 모아둔다.

6〉 쌀을 1시간 정도 물에 불린다. 냄비에 쌀과 물을 넣고 죽으로 조리한다.

7〉 죽이 끓기 시작하면 미꾸라지 어육을 넣고 조리한다.

8〉 죽이 조리되면 소금과 후추로 간을 한 뒤 섭취한다.

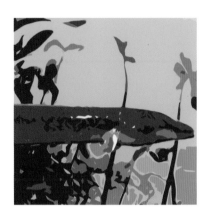

바다의 여행자이자 폭군 물고기
뱀장어 (만려, 鰻鱺)

뱀장어는 깊은 바다에서 알을 낳는데 알에서 깨어난 것은 투명한 상태의 실뱀장어이다. 실뱀장어는 해류를 따라 담수를 찾아간다. 담수인 강물을 만나면 그 곳에서 평생을 살다가 산란할 시점이 되면 다시 깊은 바다로 돌아가서 알을 낳는다. 이를 회유성(回遊性) 어종이라고 부른다. 우리나라의 경우 마리화나 해구에서 산란한 실뱀장어들이 해류를 따라 올라오다가 고창의 줄포만 강 하구에서 터를 잡는데, 이것들이 바로 '풍천장어'이다.

뱀장어는 산란 후 새끼였을 때는 투명한 버들잎처럼 생겼고 해류를 따라 표류하다가 수온이 맞는 강 하구를 찾아간다. 강가 가까운 지점에 도달하면 유리 몸이 유선형을 이루기 시작하고, 강 하구에서 강을 따라 거슬러 올라갈 시점이면 멜라닌 색소가 나타나면서 뱀장어다운 모습이 나타난다. 이윽고 강에서 성장할 때는 배가 노랗게 변하고, 교배기에 도달하면 바다와 비슷한 은백색으로 변하는 동시에 두 눈도 부리부리해지고 지느러미도 성장을 하여 먼 바다를 건널 체격 조건이 된다. 어렸을 때는 해류를 따라 이동하지만 교배기에는 그 바다를 헤치고 나아갈 수 있는 체격이 되는 것이다. 앞에서 말했듯 뱀장어는 회유성 어종이기 때문에 바다로 돌아가는 것은 원래 태어난 장소를 찾아가는 것이 아니라 산란에 좋은 수온을 가진 바다를 찾아가는 것을 의미한다. 일반적으로 대만과 마리아나 해구 사이에 뱀장어의 산란에 좋은 수온이 있다.

뱀장어는 다른 어종과 달리 성질이 호전적이다.

중국의 전설에 의하면 뱀장어를 잡으며 사는 어촌 마을이 있었다. 어부들은 바다로 나아가 뱀장어를 잡은 뒤 기슭으로 돌아오는데 그때마다 뱀장어들이 거의 다 죽어 있어서 제값을 받지 못하였다. 그런데 한 어부만이 다른 사람과 달리 뱀장어가 싱싱하게 살아 있는 상태에서 돌아오곤 했다. 당연히 그 어부가 잡아온 뱀장어는 상인들에게 인기를 얻었고 그 어부는 몇 년이 지나지 않아 큰 부자가 되었다. 그러던 어느 날 어부는 중병이 들었다. 자신의 가업을 아들에게 물려주어야 했으므로 뱀장어 잡는 법을 알려주기 시작하였다. 아들이 궁금해서 물었다.

"아버님, 아버님이 잡은 장어는 왜 싱싱하게 살아 있는 상태로 돌아올 수 있는 것입니까?"

그러자 아버지가 대답했다.

"별거 아니다, 어선의 수조에 뱀장어를 집어넣을 때 메기를 몇 마리 풀어 주면 된다."

원래 뱀장어의 성격은 사납고 야행성이고 폭식성인데 메기 역시 폭식성에 야행성이고 포악하다. 좁은 수조에 성질 더러운 두 어종이 만나니까 서로 물고 뜯느라 난리가 난다. 뱀장어 입장에서는 그물에 걸린 것도 화가 나는데 포악한 메기가 기다리고 있으니까 생존본능이 격렬하게 살아난다. 메기를 넣지 않으면 수조에 갇힌 장어가 곧 죽을 신세라는 것을 알기 때문에 제풀에 시름시름 앓다가 죽어버리지만, 메기를 풀어놓으면 메기와 사투를 벌이기 때문에 자신이 수조에 갇혀 있는 상태라는 것을 모른다. 사람도 마찬가지다. 희망을 잃은 사람은 어느 새 모든 것을 단념하지만, 막상 누군가가 자신을 죽이려고 한다면 살기 위해 발버둥을 칠 것이다.

뱀장어의 귀신이 곡할 효능

뱀장어는 투명한 실뱀장어로 부화한 후 2년까지는 암수가 없는 암수동체 상태로 성장한다. 그러니까 대략 2년 후 길이 30cm 내외로 성장을 하면 비로소 암수딴몸이 된다. 뱀장어의 암수 전환은 환경의 지배를 받는다. 무리가 적으면 치어들은 암컷이 될 확률이 높고, 무리가 많으면 치어들은 수컷이 될 확률이 높다.

자연산 뱀장어의 수명은 대개 50년이지만 양식 뱀장어는 인간의 소비에 맞추기 위해 치어를 잡아다가 6개월~1년차에 출하시킨다. 이렇게 속성 성장을 시킨 후 출하하기 때문에 일본의 뱀장어들은 대부분 수컷 상태에서 출하된다. 수조에 치어들을 가득 집어넣고 양식하면 앞에서 말한 이론, 즉 무리가 많을수록 치어들은 수컷이 될 확률이 높은 것과 일맥상통한다.

뱀장어를 강정제로 치는 이유는 영양 성분도 그러하지만 강 하구에서

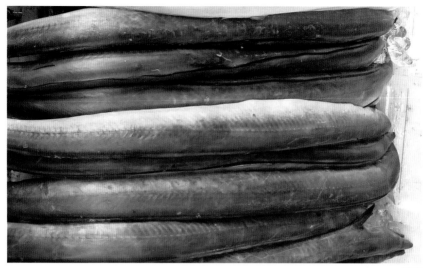

장어

자라는 수컷과 달리 암컷 뱀장어는 강을 따라 수천 km를 거슬러 올라가 호수나 교각 밑에서 터를 잡는다. 이렇게 성장한 암컷 뱀장어는 교미기(交尾期)가 되면 교미와 산란에 좋은 바다 수온을 찾아 강을 따라 내려온다. 강 하구에는 수컷들이 기다리고 있다. 그들은 무리를 이룬 뒤 교미와 산란에 좋은 수온을 찾아 수천 km의 바다를 헤엄쳐간다. 간단히 말해 고창의 뻘이나 강에서 자란 뱀장어가 마리화나 해구 일대로 다시 돌아갈 정도이므로 그만큼 힘이 좋은 어종이라는 것이다.

　뱀장어와 비슷한 어종으로는 붕장어, 먹장어, 갯장어가 있다. 뱀장어는 일본에서 '우나기', 붕장어는 '아나고'라고 한다. 뱀장어는 바다에서 산란하지만 일생을 대부분 강에서 보내기 때문에 민물 장어로 분류한다. 이와 달리 붕장어, 먹장어, 갯장어는 바다에서 사는 바다 장어이다. 일반적으로 장어를 먹을 때는 뱀장어를 먹는데 맛은 뱀장어가 가장 좋다. 먹장어는 술 안주로, 붕장어와 갯장어는 회로 먹는다. 참고로, 뱀장어를 먹을 때는 표피에 흐르는 기름도 건강에 좋으므로 구워먹더라도 기름기도 함께 먹어야 한다. 또한 뱀장어를 구울 때 연기의 방향에 따라 맛이 달라지므로 뱀장어를 구울 때 올라오는 연기에 잘 훈연이 되도록 굽는 것이 좋다.

뱀장어의 주성분은 단백질, 비타민 A, D, E, 미네랄, DHA, EPA 등이다. 특히 비타민 A는 쇠고기의 200배를 함유하고 있다. 뱀장어는 비장과 위장을 보하고 장기간 섭취하면 체력 증진, 피부 미용, 혈액순환, 치질, 노화, 치매, 동맥경화를 예방하고 기억력을 향상시킬 뿐만 아니라 신경쇠약에도 좋다.

『자산어보(玆山魚譜)』는 오랜 설사에 뱀장어죽이 좋다고 하였다.

『본초비요(本草備要)』는 뱀장어가 폐병, 습비, 풍(風), 음부 가려움증에 좋고, 몸의 허약으로 죽어가는 사람을 살린다고 하였다.

1. 음부 가려움증이나 음창(陰瘡)에 : 뱀장어 기름을 바르거나 뱀장어 뼈를 태워 그 연기로 훈연한다.

2. 정력 증진에 : 뱀장어를 구워먹거나 뱀장어 뼈를 기름에 튀겨 절구로 빻은 뒤 소금과 섞어서 간식으로 섭취한다. 또는 뱀장어 표피의 기름을 모아서 섭취한다.

강정과 풍습성 요통에 좋은
뱀장어죽 (만려죽, 鰻鯏粥) 비밀 레시피

뱀장어죽은 강정, 강장에 좋고 풍습성 요통, 관절통에 효능이 있다.

1〉뱀장어 1/2마리, 쌀 100g, 생강 1쪽, 대파 1/2개를 준비한다.

2〉뱀장어는 내장을 제거하고 1/2마리를 작은 토막으로 자른다.

3〉생강과 대파는 세척한 뒤 다져 놓는다.

4〉쌀을 1시간 정도 물에 불린다. 냄비에 쌀과 물을 넣고 죽으로 조리한다.

5〉죽이 끓기 시작할 즈음에 뱀장어와 생강을 넣고 조리한다.

6〉죽이 조리되면 소금, 다진 파, 후추를 넣고 맛을 낸다.

7〉아예 보양식 뱀장어탕을 만들 수도 있다. 몸이 허약한 사람에게 좋은 보양식 뱀장어탕은 뱀장어 500g을 잘게 썰어서 준비한 뒤 황주와 물을 반반씩 넣은 냄비에 뱀장어를 푹 고운 뒤 생강과 소금으로 간을 하고 섭취한다.

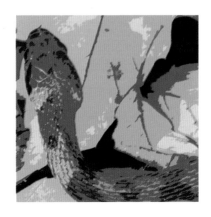

오싹한 유혹, 절륜의 보약

뱀(蛇)

뱀과 같이 극과 극을 달리는 대접을 받는 동물은 드물 것이다. 토템을 숭배하는 원시 시대에서의 뱀은 경외심과 권력의 상징이었다. 그리스 로마 신화에서의 몇몇 여신들은 뱀을 문양으로 만든 방패를 들고 있었다. 의학의 신들은 뱀에게 예배를 드리며 숭배하는 마음을 감추지 않았다. 뱀은 사람의 넋을 붙잡고 사람을 제어하는 힘이 있다고 믿었다.

뱀은 특히 미인들을 잘 유혹했다. 성경의 아담과 이브에서 뱀에게 유혹당한 것은 이브였다. 옥타비아누스에게 이방인으로 찍힌 클레오파트라는 깊은 슬픔에 빠져 39세의 나이로 자살했다. 자살하는 날 그녀는 "오, 여기 있었구나." 하면서 황갈색 뱀을 풀어헤친 젖가슴에 끌어안고 젖꼭지를 물려 자살했다고 한다.

중국의 소수 민족인 토가족(土家族)은 뱀을 신령으로 모셨다. 토가족 여인들은 뱀 꿈을 꾸면 아들을 낳는다 믿었고 남자들은 승진한다고 믿었다. 그래서 집과 그릇, 단추 따위에 뱀 문양을 그렸다.

뱀의 이미지가 폭락한 것은 어떤 이유 때문일까?

이는 용을 숭배하는 토템이 생겨났기 때문이었다. 사람들이 용을 숭배하면서 그와 비슷한 뱀은 신비로운 이미지가 사라지면서 나중에는 '독', '악마', '해로움', '잔인함', '부정함'을 상징하게 되었다. 뱀과 용이 싸운다면 당연히 용이 승리할 것이라고 사람들은 믿었다. 토템 신화에서 용이 뱀을 밀어내고 그 자리를 차지한 것이다.

중국 황제의 사악한 이야기와 뱀

중국 고대 상나라(말기에 은나라로 국호를 변경했다)의 마지막 임금이자 폭군으로 유명한 주왕(紂王)은 너무 잔인해서 백성들이 규주(叫紂)라

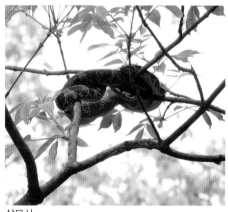

살모사

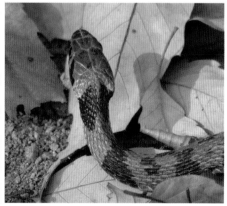

유혈목이

는 별명을 붙였다. 어렸을 때는 매우 총명했던 주왕이 황제에 오른 후에는 여자와 술을 탐하면서 본색을 드러냈다. 간략히 말해 주지육림 속에서 나쁜 짓이란 나쁜 짓은 재미삼아 다 했던 인물이었다.

주왕은 태아를 관찰하기 위해 임신한 여성의 배를 열었고, 한겨울에 맨발로 강을 건너는 농부가 추위에 떨지 않자 그 이유가 궁금해 농부의 발을 자르라고 명령했다. 주왕의 폭압에 신하들이 혼란스러워하자 충신 비간(比干)이 주왕에게 간언을 하였다. 몹시 분개한 주왕은 "현명한 사람에게는 7개의 혈(穴)이 있다는데 너에게도 있나 확인해 보자."며 비간의 가슴을 열고 심장을 도려냈다.

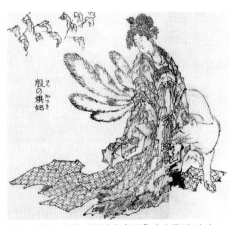
일본의 에도 시대 만화집 北齋漫畵에 수록된 달기

혹자는 이 모든 엽기행각이 주왕이 사랑했던 달기(妲己)라는 미인 때문에 벌어졌다고 한다. 달기는 주왕이 멸망시킨 소씨부락(苏氏部落)에서 공물로 바친 여자였다. 중국에서는 천고의 음란하고 사악한 미녀라고 불린다.

주왕은 달기의 마음을 사로잡기 위해 금은보화를 바쳤고 주지육림을 세웠다. 오로지 달기와 뜨거운 밤을 보내기 위해서였는데 달기 역시 주왕만큼 사악하기 그지없었다. 사실 위 세 가지 엽기 행각도 달기가 교사했기 때문에 벌어진 일이라는 것이다.

달기가 임산부를 보고는, 배가 왜 튀어나왔는지 궁금하다고 교사하므로 임산부의 배를 열었고, 농부가 엄동설한에 추위에 떨지 않는 것이 궁금하다 하므로 농부의 다리를 잘라서 관찰했다는 것이다. 어느 해에 주왕은 궁녀들에게 분노해 72명의 궁녀를 발가벗긴 뒤 뱀들을 풀어서 뱀들이 궁녀들의 살점을 뜯어먹게 하였다.

주왕의 상나라는 주(周)나라 무왕(武王)에 의해 기원전 1046년에 멸망했는데 이때 주왕은 분신자살 했고 달기는 무왕에 의해 목이 베어졌다.

뱀의 전설과 효능

뱀과 관련된 전설이나 이야기, 고사는 수없이 많이 있다. 이중 아마존 유역에서 유명한 전설을 알아보자.

아주 먼 옛날 브라질 아마존 강에는 매우 심성이 사악한 여인이 살았는데 그녀는 심지어 아이들을 잡아먹기도 했다. 부족 사람들은 그녀 때문에 더 큰 일이 벌어지기 전에 그녀를 강물에 수장시키기로 결정하였다. 그런데 브라질에는 안한가(Anhangá)라고 불리는 신령스러운 괴생명체가 살았다. 그는 여인이 수장될 때 구출하여 자신의 아내로 삼았다. 어느덧 세월은 흘러 여인은 임신을 하였고 아이를 낳았다. 안한가는 여인이 아이를 잡아먹기 때문에 태어난 아이를 뱀으로 변형시켜 아마존강에서 살게 하였다. 그러나 뱀은 점점 더 커지기 시작하였다.

거대해진 뱀은 강물을 오가며 닥치는 대로 물고기를 잡아먹었다. 밤에는 뱀의 두 눈이 인광처럼 반짝이며 강물을 비추었다. 점점 더 커진 뱀은 강둑에 있는 동물과 인간을 쫓아다니며 잡아먹었다. 공포에 떠는 부족들은 그 뱀을 '그레이트 스네이크'라고 불렀다.

그러던 어느 날 그레이트 스네이크의 어머니가 임종했다. 그레이트 스네이크는 어머니가 죽었다는 소식에 두 눈에서 불꽃처럼 슬픔이 나타났다.

그 날 이후 그레이트 스네이크는 종적을 감추었다. 부족 사람들은 뱀이 땅 밑에서 잠을 자고 있다고 생각했다. 그 때문인지 몰라도 그레이트 스네이크는 큰 번개가 치거나 큰 폭풍이 불 때만 깨어난다고 한다.

뱀과 관련된 전설 중에서 가장 유명한 것은 아무래도 중국의 4대 전설인 백사(白蛇)의 전설일 것이다. 백사의 전설은 명나라 말년에 쓰여진『경세통언(警世通言)』이란 문집에 실린 단편소설이다.

먼 옛날, 인간의 삶이 무엇인지 궁금했던 흰 뱀과 푸른 뱀이 아미산(峨眉山)에서 1천 년 동안 수행 끝에 백소정(白素貞)과 소청(小靑)이란 이름의 아름다운 여자로 환생했다. 두 여자는 항주(杭州) 서호(西湖)에서 놀다가 우연히 거리의 악사인 허선(許宣)의 도움을 받는다. 허선의 예의 바른 모습에 반한 백소정은 금방 허선과 사랑에 빠졌고 후에 혼례를 올렸다. 혼례를 올린 이들은 백소정의 도움으로 약방을 차렸다. 약방은 천년 묵은 뱀인 백소정이 처방을 잘 했으므로 동네에서 금방 유명해졌다.

그러던 어느 날 약방을 지나가던 금산사(金山寺) 스님 법해(法海)가 백소정이 천 년 묵은 요괴임을 알아보고는 허선에게 아내가 천 년 묵은 백사라고 경고하였다. 허선은 스님의 말대로 부인이 천년 묵은 백사인지 알아내기로 결심한다.

중국 전설에는 뱀을 포함해 1천 가지 해충을 퇴치하는 술로 웅황주(雄黃酒)라는 것이 있는데 이것을 부인에게 먹이면 백사로 돌아온다는 것이었다. 스님의 간곡한 설득에 허선은 부인 몰래 웅황주를 마시게 했다. 그러자 부인이 천년 묵은 백사로 변했다. 까무라치게 놀란 허선은 그 자리에서 혼절하다가 그만 숨이 끊어졌다.

술 기운이 빠지자 백사에서 인간으로 환생한 백소정은 남편이 죽은 것을 보고는 곤륜산으로 날아가 영지초를 훔쳐 남편을 살린다는 이야기이다.

우리나라에서 뱀을 정력제로 약용한 사람 중 유명한 사람은 연산군(燕山君)이다. 폭정과 함께 여자를 밝혔던 연산군은 정력에 좋다면 무엇이든지 먹었던 임금이다. 연산군이 강정제로 먹은 것은 잠자리, 노루의 음경, 말의 음경이었는데 그것으로도 부족했는지 연산군 12년에는 뱀을 잡아서 매일 상에 올리라고 지시하였다고 한다.

뱀에 대한 전설이 많듯 뱀과 관련된 고사와 사자성어가 많다.

'봉시장사(封豕長蛇)'란 사자성어는 돼지처럼 탐욕이 많고 뱀처럼 악질이라는 뜻을 의미한다.

'명의별록(明醫別錄)'은 뱀은 구렁이와 살모사가 있는데 맛은 쓰고 성질은 차갑다고 하였다. 가래, 명목, 부기, 신경쇠약, 소아경풍, 고열에 정신이 혼미한 증세에 효능이 있다 하였는데 특히 안구 질환에 좋다고 하였다.

『본초강목』은 악성 종기에 뱀 허물이나 복사의 쓸개를 바르면 좋다고 하였다.

뱀 고기의 성분은 단백질, 칼슘, 철, 인, 아연, 비타민 A, B1, B2, 아미노산 등이다. 주요 효능으로는 신장을 보하고 염증, 종기, 혈액순환, 강장, 거풍(祛風), 해독, 피부 미용에 좋다. 뱀을 먹는 방법 중 가장 일반적인 방법은 뱀술이다. 뱀술은 특히 노인들에게 효능이 크다. 종기에는 뱀 허물 분말을 돼지기름에 개어 바르면 효능이 있다.

뱀은 일반적으로 독이 없는 뱀과 독이 있는 독사로 나누어진다. 뱀꾼들은 일반 뱀 고기보다는 독뱀의 고기를 식용 및 약용 면에서 더 높이 쳐준다. 뱀고기의 맛은 부드럽고 영양가가 풍부한데 단백질 함량도 쇠고기와 견줄 만하다. 단백질 함량이 높다는 것은 담백하면서 약간 감칠맛이 있다는 뜻이다. 다만 국내에서는 자연산 뱀은 물론 독사의 식용을 법적으로 금하고 있으므로 중국의 광동성이나 동남아시아에서나 먹어 볼 수 있다.

능구렁이와 살무사

능구렁이는 능구리 또는 능사라고도 한다. 앞에서 말했듯이 뱀은 살무사처럼 독사류가 맛있는데 능구렁이 또한 맛이 좋은 뱀으로 알려져 있다. 사람들은 능구렁이에 독이 없다고 하는데 사실은 독이 있는 뱀이지만 치명적인 독이 아니기 때문에 독사류로 분류하지는 않는다. 땅꾼들은 독사도 칠보사(七步蛇)와 백보사(百步蛇)가 있다고 한다. 칠보사라 함은 물린 후 일곱 걸음도 못 걷고 사망케 하는 치명적인 독을 가진 뱀을 말한다.

능구렁이의 서식지는 해발 1,900m 아래의 언덕, 평원, 밭, 민가 주변이고 주로 돌무더기나 나무 아래의 굴 같은 환경에서 서식한다. 능구렁이는 설치류, 도마뱀, 개구리, 물고기 등을 잡아먹으며 서식하는데 한번 배를 채우면 보통 7~8일은 견딘다. 능구렁이는 뱀 중에서 다른 뱀을 잡아먹는 것으로 유명하다.

능구렁이의 약용 부위는 뱀 전체이다. 『본초강목』은 능구렁이가 풍병(風病)에 좋다 하였다. 능구렁의 맛은 달고 짜고, 성질은 차갑다. 심장, 비장을 보하고 항염, 진통, 진정, 최면, 만성 누관, 관절염, 결핵에 효능이 있다. 약으로 복용하는 방법은 분말 등이지만 보통은 술로 담가먹는다.

살무사는 까치살무사와 같은 비슷한 종이 많은데 국내의 경우 보통 짧은꼬리살무사(Gloydius blomhoffii brevicaudus)를 살무사라고 부른다. 중국에서는 단미복(短尾蝮) 또는 장강단미복(長江短尾蝮)이라고 부르고, 우리나라에서는 복사(蝮蛇), 섬사(蟾蛇), 살모사(殺母蛇)라고도 부른다. 살모사라는 이름 때문에 새끼가 어미를 잡아먹는 뱀으로 알려져 있지만 사실은 출산 직후 어미 뱀이 기력을 완전히 잃어 죽은 것처럼 보이기 때문에 붙은 이름이다.

살무사는 우리나라와 중국, 대만 일대의 언덕이 많은 지역에서 주로 축축한 땅의 나무 밑 같은 구멍 속에서 산다. 무덤 주변, 농지, 도랑, 길가, 빈 집의 축축한 곳에서 볼 수 있다. 살무사 또한 능구렁이처럼 설치류, 도마뱀, 개구리, 물고기 등을 잡아먹으며 서식한다.

살무사는 용혈독과 비슷한 독을 가지고 있는 독사류이다. 약용 효능은 능구렁이보다 높이 쳐준다. 뱀은 잡뱀보다 독사류가 맛있기 때문에 맛 또한 잡뱀에 비해 맛있는 것으로 알려져 있다. 민간에서는 살무사 또한 정력에 좋은 식품이라 하며 잡아먹는데, 알다시피 살무사의 독은 치명적이기 때문에 등산로에서 살무사가 보이면 잡을 생각보다는 바로 피하는 것이 좋다.

『본초강목』은 살무사가 악성종기와 반신불수에 좋다 하였다. 민간에서는 강정, 강심에 좋다 하는데 혹자는 살무사술을 20일만 마셔도 음경에 힘이 솟는다고 말한다.

먹는 방법은 살무사를 통째로 술로 담그는 방법, 내장과 껍질을 제거한 반비(反鼻, 살모사포)를 건조시킨 뒤 술을 담그는 방법, 머리와 꼬리, 항문을 제거하고 튀김으로 먹는 방법, 몸통을 두들긴 후 회로 먹는 방법이 있다.

뱀꾼들은 정력에 가장 좋은 뱀은 백화사(白花蛇)라고 하지만 뱀은 남자 뿐만 아니라 여자에게도 좋다. 과부가 뱀을 먹으면 음욕(성욕)이 왕성해 지니 과부는 오랫 동안 먹지 말라 하였고, 임산부의 난산에는 뱀 허물을 태워 그 재를 1회 4g씩 술과 함께 음복하면 효능이 있다.

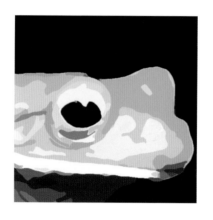

토템 신화 속의 개구리와 두꺼비

개구리(와; 蛙)

고대 시대에 개구리는 뱀 못지 않은 토템 신화 속의 영물이어서 많은 부족 국가들이 개구리를 숭배했다. 인도 신화에는 뱀 머리를 가진 여신이 있는 반면 고대 이집트 신화에는 다산을 상징하는 신으로 헤케트(Heqet)라는 여신이 있었는데 그녀는 개구리 얼굴을 한 여신이었다. 이는 나일강이 범람할 때마다 번성하는 수많은 개구리들을 다산을 상징하는 것으로 생각하고 탄생한 신이었다.

중국에서의 개구리는 이집트와 마찬가지로 토템 신화 속의 영물이었다. 예를 들어 달나라의 옥토끼 이야기는 중국에서 전해지는 전설인데 이 전설에는 황금빛 까마귀, 옥토끼, 항하 선녀, 두꺼비가 등장을 한다. 중국인의 두꺼비에 대한 애정은 상당해서 두꺼비를 재물의 상징으로 여기기도 한다. 예컨대 두꺼비를 보면 아무 생각이 안 나지만 금두꺼비를 보면 재물의 상징이자 부잣집의 상징이라는 것이 머리 속에 떠오를 것이다.

이 때문에 중국의 상인들은 집이나 가게에 재물을 상징하는 마스코트를 들여놓는데 여기에는 금두꺼비가 포함된다. 홍콩에서는 두꺼비가 길운을 독촉하는 것을 상징하거나 신수가 좋은 것을 상징한다. 신수가 좋다 함은 직장에서 승진했음을 뜻하는 것이 아니라 큰 재물이 가지고 있음을 뜻할 것이다.

금두꺼비가 한·중·일에서 큰 인기를 얻는 것은 중국 연나라 출신의 도인 유해섬(劉海蟾) 때문일 것이다. 유해섬은 발이 세 개인 금두꺼비를 타고 다니는 도인이라고 해서 '두꺼비 선인'이라고 부르고, 우리나라에서는 하마선인(蝦蟆仙人)이라고 부른다.

원래 연나라의 재상으로서 부귀영화를 떨쳤던 유해섬은 평소 도가에 심취해 있었다. 그는 어느 날 종리권(鍾離權)이 도술로 엽전 열 개와 달걀 열 개를 수직으로 세운 보물탑을 만들자 큰 깨달음을 얻었다. 그는 그날 밤 전 재산을 가난한 사람들에게 나누어주고 재상 자리에서 물러난 뒤 도에 정진했다.

금두꺼비 이야기가 나왔으니 하는 말인데 우리나라나 일

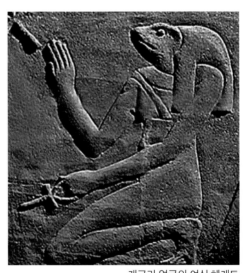

개구리 얼굴의 여신 헤케트

본의 금두꺼비는 사실 중국에서는 쳐주지 않는다.

중국인이 쳐주는 금두꺼비는 삼각섬서(三脚蟾蜍)라고 해서 반드시 발이 3개인 금두꺼비여야 한다. 이 3발 금두꺼비는 반드시 입에 동전을 물고 있어야 가품이 아닌 진품 금두꺼비로 쳐준다. 아울러 발 아래로 수북이 쌓여 있는 동전을 밟고 있는 모양이어야 재물이 들어오는 금두꺼비로 쳐준다. 사실 우리나라는 예로부터 상인을 천하게 보았기 때문에 금두꺼비나 하마선인(蝦蟆仙人)을 소장한 부자를 천한 졸부로 여겼지만 홍콩과 일본에서는 대히트를 쳤다.

개구리와 인연이 있는
– 부여 금와왕과 신라 선덕여왕

우리나라 신화 속의 개구리는 금와왕(金蛙王) 설화와 선덕여왕 설화가 대표적이다.

부여왕 해부루(解夫婁)는 자식이 없어 길한 곳을 찾아다니며 기도를 했다. 어느 날 기도를 마치고 환궁하는 길이었는데 길가에 지금까지 본 적 없었던 금빛 바위가 놓여 있었고 울음 소리가 들렸다. 신하들이 바위를 치우니 개구리의 생김새와 비슷한 어린아이가 울고 있었다. 왕은 그 동안 기도한 보람이라며 하늘이 아이를 내려주었다고 생각했다. 왕은 아이를 양자로 삼고 이름을 금와(金蛙)라고 지었는데 이는 금빛 바위와 개구리 모양 때문이었다. 해부루가 붕(崩)한 후 왕위에 오른 금와는 신하들의 권고로 도읍을 옮겼다. 그래서 이전 도읍지는 북부여, 이도(移都)한 도읍지는 동부여라 한다.

어느 날 금와왕은 태백산 남쪽 우발수(優渤水)로 사냥을 갔다가 유화(柳花)

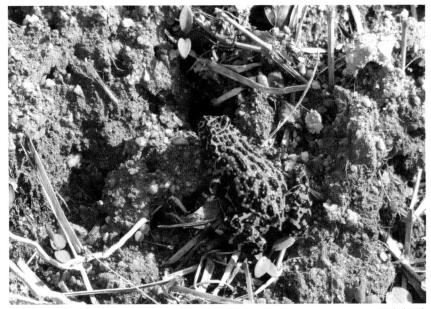

무당개구리

라는 아가씨를 만났다. 유화는 해모수왕(解慕漱王)에게 강간당하고 압록강에서 쫓겨나 방랑하는 여자였다. 금와는 아름다운 아가씨 유화에게 정을 주고 비(妃)로 맞이하였으나 그녀의 몸 속에는 해모수왕의 씨가 자라고 있었다.

그러던 어느 날 유화는 아이를 낳았는데 사람을 낳은 것이 아니라 알을 낳았다. 불길한 생각에 금와왕은 그 알을 길가에 버리게 했으나 우마(牛馬)가 피해다녔고 새들이 날개로 보호해 주었다. 어느 날 이 알이 깨어났는데 그 속에서 태어난 아이가 주몽(朱蒙)이었다. 나중에 장성한 주몽은 남쪽의 졸본부여(卒本扶餘)로 내려와서 고구려를 건국했다. 이 설화 속 지명은 사실 당시의 위치가 어디인지 알 수 없을 정도로 혼란스럽다. 졸본부여는 지금의 만주땅 길림성 일대이므로 태백산 남쪽 우발수(優渤水)는 백두산 일대를 말하는 것이 아닌가 생각되기도 한다.

　한편 그로부터 수백 년 후 신라가 삼국(三國)을 통일한 이후에도 개구리 설화가 우리 역사에 등장한다.

　때는 신라의 여왕이었던 선덕여왕 재위 5년이었다. 영묘사(靈廟寺)라는 절 앞에 옥문(玉門)이라는 연못이 있었는데, 한겨울인데도 개구리 떼가 몰려와 사나흘 동안 사납게 울어대었다. 한겨울에 개구리가 나타나자 하도 괴이한 나머지 신하가 여왕께 아뢰었다.

　여왕은 "사납게 우는 개구리는 병사의 상이니 적병이 올 것이다. 급히 알천(閼川) 장군에게 오천 군사를 줄 테니 서쪽 변방의 옥문곡(玉門谷)이라는 곳을 찾아가서 적병을 격파하라"고 하였다. 알천 장군이 옥문곡에 당도하니 산의 형세가 협곡인데 하단부는 검은 소나무가 무성했고 그 밑으로 개울이 흐르는 것이 과연 옥문(玉門)이란 이름답게 여근(女根)을 닮아 있었다. 알천이 보낸 군사들이 주변을 조심스럽게 수색하니 개울가에 백제 군사들이 숨어 있는 것이 보였다. 알천은 병사들로 포위를 시킨 후 일시에 백제군을 격파하였다.

　선덕여왕이 백제군이 숨어 있을 것이라고 생각한 연유는『삼국유사(三國遺事)』에 자세히 나와 있다.

　먼저, "개구리는 눈이 불룩 튀어나와 있으니 노(怒)한 병사(兵士)의 상이다. 옥문 연못에서 개구리 떼가 출현했으므로 옥문은 여자의 음부[女陰]를 상징하는 바 음은 여자를 상징하고, 색깔은 흰색이니 방위적으로 흰색은 서(西)쪽을 뜻한다.

　또한, 남자의 성기가 여근에 들어가면 반드시 죽어 나오니 여근곡이란 곳에 적병이 숨어 있을 경우 능히 이길 것이다."는 말이 『삼국유사』에 실려 있다.

이 내용은 『삼국유사』에 다음과 같이 기술되어 있다.

"蛙有怒形 兵士之像 玉門者女根也 女爲陰也 色白白西方也 故知兵在西方"

"男根入於女根 則必死矣 以是知其易捉 於是 群臣皆服其聖智"

밭에서 뛰어다니는 약방…
- 귀신이 곡할 개구리의 효능

『본초강목』은 남쪽 사람들이 개구리를 밭에서 나는 닭과 같다고 하여 전계(田鷄)라고 부르는데 육질의 맛은 닭고기와 비슷하다고 하였다.

『동북동물약(東北動物藥)』은 개구리를 생것을 사용하거나 건조시킨 후 약용하면 이수, 소기, 천식, 기침, 홍역, 생리 과다, 해독의 효능이 있고 올챙이는 연수(延壽; 장수)에 좋다 하였다.

중국의 어떤 연구소는 개구리를 밭에서 뛰어다니는 약방이라 말하는데 특히 개구리의 껍질을 이용한 항균, 항바이러스 약품은 무궁무진하게 개발할 수 있다고 하였다.

개구리는 포유류나 뱀과 같은 동물에게 잡혀먹기 때문에 생존경쟁을 위해 한 번에 2만 5천 개의 알을 낳는다. 어느 날 늪지나 논두렁에서 별안간 개구리가 많아지는 것은 이 때문이다. 개구리는 주로 수컷의 울음 소리로 암컷을 유인하는데, 울음 주머니는 수컷만 지니고 있다.

개구리의 주요 성분은 생개구리 100g의 경우 수분 87%, 단백질 12%,

지방 0.3%, 탄수화물 0.2%와 인, 철, 칼슘, 회분, 비타민 B1, B2, B3를 함유하고 있다.

개구리를 식용할 때는 보통 허벅다리를 소금을 쳐서 구워 먹거나 간장 또는 고추장구이로 먹는다. 빵가루와 달걀을 입혀 튀기거나 찌개나 탕으로 먹을 수 있다. 개구리의 약용법은 통째로 불에 태우거나 건조시킨 후 1마리 분량의 가루를 1회 3회 나누어 복용한다. 어떤 식으로 복용하건 가능한 한 내장은 제거해야 한다. 개구리는 여름을 물리치고 황달(黃疸), 심장병, 부기, 해독, 월경 과다, 지통, 신장에 좋다. 개구리 껍질은 종기의 열독에 효능이 있다.

1. 급성 전염성 간염에 : 생개구리 2마리와 선인장 적량을 짓찧은 것에 녹두 가루를 섞어 연고를 만든 뒤 간이 있는 부위에 붙인다.

2. 종기에 : 개구리 껍질을 파 7뿌리와 백초상(百草霜) 한 수저와 함께 짓찧어 붙인다.

3. 부종에 : 개구리의 내장을 제거한 뒤 설탕과 함께 삶은 후 매일 1회 부기가 사라질 때까지 복용한다.

4. 화상에 : 개구리를 통째로 삶으면 나오는 기름을 식혀서 바른다.

5. 복막염에 : 개구리의 복부에서 내장을 제거한 뒤 복부에 사인(砂仁)을 채우고 진흙으로 쌓아 불에 구운 뒤 그 가루를 귤껍질을 달인 진피탕에 타서 복용한다.

6. 골결핵(骨結核)에 : 개구리 1마리, 흑설탕 2냥, 백주 2냥, 백부(百部) 3돈을 다 익힌 뒤 한 번에 복용하되, 매일 1회 섭취한다.

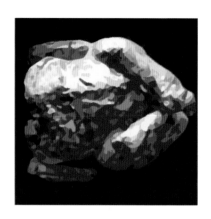

행운과 보신의 상징

닭(鷄)

닭은 일종의 길들여진 새라고 할 수 있다. 전통적인 견해의 사육용 닭은 아시아, 아프리카, 유럽 등에서 투계(鬪鷄; 닭싸움)를 목적으로 길들여진 것으로 보인다.

인간이 닭을 사육하기 시작한 것은 약 6천 년 전 중국이라고 알려져 있지만 그 닭이 현존하는 닭의 조상이라는 점은 불분명하다. 유전적 하플로타입(1배체형)의 연관성을 보면 인도 어딘가에 전 세계 닭의 조상이 존재했을 것이라고 한다. 그 닭은 기원전 2~3천 년경 중동과 시리아로 전래되었다. 기원전 500년 전후 그리스 로마인들은 닭을 흔하게 사육했던 것으로 보인다. 중국에서는 3천 년 전 갑골문자에 닭이라는 글자가 있었던 것

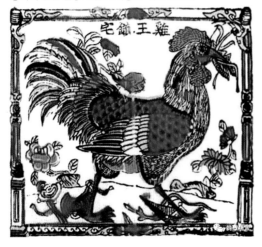
악귀를 물리치고 복을 불러오는
중국의 신년 길상 그림인 계왕진택(鸡王镇宅)

으로 보아 최소 3천 년 전부터 닭을 사육했을 것이라고 주장한다.

중국 문화에서의 닭은 용과 봉황 같은 신화 속 동물로서 상서로움을 뜻했다. 이를 테면 뱀에서 용의 이미지가 생겨났듯, 닭에서 생겨난 이미지는 봉황이라는 것이다.

『태평어람(太平御覽)』에는 중국인의 닭 숭배 사상이 보이는데 닭이 울면 여명이 밝아오고 밤의 악귀를 물리친다 하여 상서로운 동물로 여겼고 나중에는 승진과 성공을 뜻하기도 하였다. 또한 중국인들은 정월초하루는 특별히 닭의 날이라고 말하며 대문에 닭 그림을 부적 대용으로 그렸다. 나중에는 중국의 길상 그림의 하나로서 풍채가 당당한 닭이 벌레를 물고 있는 그림을 그렸다. 풍채 당당한 닭은 봉황처럼 우렁차게 울 수 있기 때문에 악귀를 물리치고 행운을 불러온다는 의미이다. 훗날에는 닭 그림이 민간 풍속이 되어 아예 목각이나 쇠로 만든 닭 조형물을 문이나 지붕에 설치하는 풍속도 생겼다.

닭싸움은 흔히 천한 것으로 생각하는데 사실은 황제나 대감집에서 즐기는 잔칫날 유희였다. 대감집 할아버지가 손자와 식솔들을 즐겁게 하기 위해 종종 닭싸움 경기를 벌였다는 것이다.

이런 점은 우리나라에서도 마찬가지였다. 우리의 옛 선조들은 닭을 신성시했고 먹더라도 보신용(補身用)으로 여겼던 보배 같은 존재였다. 그래서 산골 마을 사람들은 닭이나 달걀은 먹지 못하는 것으로 알고 있었다

고 한다. 닭은 근면함의 상징이
었고 신성시되었으므로 닭을 먹
는 것은 죄악이었을 것이다. 따
라서 장모가 사돈이 오면 닭을
잡아준다는 말의 속뜻은 그만큼
비싼 것을 사돈에게 먹인다는 뜻
이 되는 셈이다.

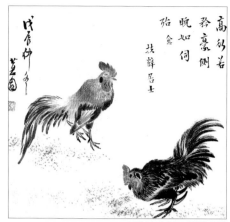

신윤복의 영모화(翎毛畵)

　닭이라고 해서 항상 좋은 이
미지만 가지고 있었던 것은 아니었다. 예컨대 닭은 매일 해가 뜰 무렵 울
기 때문에 근면의 상징이지만 '수탉'은 가부장제 사회의 가족 구성원 중
에서 우월한 존재를 상징했다. 또한 닭은 시력과 기억력이 나쁘기 때문에
머리 나쁜 사람은 닭 대가리라고 조롱을 당하기도 했다.

　닭이 새벽에 우는 이유는 조류의 뇌 속에 있는 '송과체'라는 성분 때문
인데 이것이 빛을 잘 감지한다. 송과체가 빛을 감지하면 숙면에 도움이 되
는 멜라토닌 호르몬의 분비가 줄어들면서 숙면을 할 수 없다. 숙면을 하지
못하면 대개 잠에서 깨어난다. 그래서 닭은 해면 송과체가 작동하면서 잠
에서 깨어나고 활동할 시간임을 알고는 큰 소리로 우는 것이다.

닭을 약으로 잘 먹는 법…
– 닭 날개와 계두육(鷄頭肉)

　닭의 특징은 내한성이 약해 추위를 잘 탄다. 닭벼슬은 닭의 상징인데
수탉에만 달려 있고 암탉에는 없다. 혹자는 닭벼슬을 보고 닭의 아름다움

을 판단하기도 한다.

『위지(魏誌)』는 마국(馬國), 즉 지금의 말레이시아에 꼬리가 6척인 장미계(長尾鷄)라는 닭이 있었다고 한다. 장미닭인 '긴꼬리닭'을 말하는데 이 전설 속 닭을 일본에서는 토종 닭과 꿩을 17세기에 우연히 교배해 만들기도 했다. 지금이야 애완용 닭으로 인기를 얻고 있지만 과거에는 장미계와 함께 우리나라 닭이 제일 좋다고 중국에까지 알려져 있었다.

우리나라 역시 중국처럼 닭을 상서로운 동물로 인식했다. 예를 들어 신라의 계림신화(鷄林神話)는 닭 이야기가 등장하는 신화다.

『삼국사기(三國史記)』는 신라 제4대 탈해왕(脫解王) 9년 3월에 왕이 경주 서쪽 숲에서 닭이 우는 소리를 듣고 사람을 보내어 영문을 알아보게 했는데 금괘와 흰 닭이 있었다고 한다. 탈해왕이 그 상자를 열어 보니 용모가 아름다운 어린아이가 있었다. 탈해왕은 크게 기뻐하면서 아이의 이름을 알에서 태어났다는 뜻에서 알지(閼智)라고 하고, 금궤짝에서 나온 까닭에 성을 김씨(金氏)라 정하고 국호를 고쳐 계림(鷄林)으로 바꾸었는데 계림이란 신라의 옛날 이름이다. 우리나라나 외국이나 사람이 알에서 깨어나는 신화가 많은데 다른 새와 달리 가까이서 알이 깨어서 병아리가 나오는 것을 상서로운 일로 여겼기 때문일 것이다.

닭고기의 부속 중에 남자의 정력에 좋은 부분은 닭날개와 계두육(鷄頭肉)이 있다. 계두육은 여자의 유방(乳房)을 뜻하기도 하지만 닭벼슬 고기 또는 닭머리 고기를 뜻하기도 하고, 맨드라미의 씨앗 과육을 뜻하기도 한다.

『청쇄고의(靑瑣高議)』·『려산기(驪山記)』에는 현종이 거울을 보고 있는 양귀비의 드러난 젖가슴을 보고 계두육(鷄頭肉) 같다면서 손으로 만졌다는 이야기가 있다. 이때의 계두육은 맨드라미의 씨앗처럼 생겼다는 뜻이다.

닭벼슬 피는 관혈(冠血)이라 부르며 종기에 외용하거나 마음이 놀라는 병, 입과 눈이 비뚤어지는 풍증(風症), 정력에 효능이 있다.

닭벼슬을 정력제로 먹는 방법은 여러 가지가 있다. 닭머리 고기나 닭벼슬을 튀겨서 먹는 방법, 닭벼슬을 탕으로 먹거나 구워 먹는 방법, 닭벼슬의 피를 먹는 방법이 있다. 어떤 비방약은 닭벼슬에서 피를 뽑아 1컵을 준비한 뒤 계피와 부자 분말을 섞어 만든 한약이 남녀의 음욕을 부채질하는 데 탁월하다고 한다.

닭벼슬 피는 물에 빠져 익사한 사람도 살려낸다. 익사한 사람의 입과 귀에 닭벼슬 피를 생강 즙에 타서 흘려보내면 기적처럼 살아나는데, 얼마나 효과가 있는지 목을 메어 자살한 사람도 살릴 수 있다고 한다. 간단히 말해 기(氣)가 끊어진 상태에서 기를 다시 통하게 하는 셈이다.

호사가들은 정력을 위해서라면 수닭의 고환도 마다하지 않는다. 우리나라에서는 세종대왕이 닭 고환 요리를 즐겨 먹었다. 닭 고환은 튀김, 탕, 구이 요리로 섭취할 수 있다.

닭고기와 닭벼슬 피의 귀신이 곡할 효능

닭고기는 다른 육류에 비해 가격도 괜찮고 맛과 영양가도 높다. 닭의 영양 성분은 특히 노인과 여성의 건강에 좋지만 매일 닭만 섭취하면 콜레스테롤 성분에 의해 심혈관 및 뇌 질환의 위험이 있다. 닭을 매일 섭취하려면 닭가슴 같은 살코기 위주로, 튀김보다는 구이나 찜 요리로 먹을 것을 권장한다.

닭 100g은 수분 69g, 단백질 19.3g, 지방 9.4g, 탄수화물 1.3g, 비타민 A, B1, B2, 나이아신 5.6mg, 나트륨 63.3mg, 칼슘 9mg, 철 1.4mg, 콜레스테롤 106mg을 함유하고 있다. 특히 단백질 함량이 높기 때문에 몸이 허약

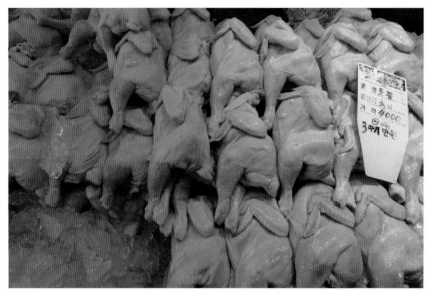

토종닭

한 사람, 병후 회복중인 사람, 산후 체력 회복에 적합하다. 그밖에 닭고기는 피로 회복, 중기(中氣), 설사, 당뇨, 자궁출혈, 야뇨증 등에 효능이 있다.

옛 의학서들은 닭을 색깔 별로 분류해 붉은 닭은 심장에, 흰 닭은 폐장에, 누런 닭은 비장에 좋다로 했는데 공통적으로 간장(肝臟)을 보한다고 하였다. 붉은 수탉은 자궁 출혈, 적백대하, 허를 보하지만 풍증이 있는 사람은 피하는 것이 좋다. 흰 수탉 고기는 오장을 보하고 당뇨에 좋다. 누런 암탉은 오장을 보하고 설사, 정력에 좋다. 오골계 암탉은 산후 허로에 좋다.

닭 껍질은 소화, 번열(煩熱), 설사, 자궁 출혈, 토혈(吐血)에 좋다. 닭은 공통적으로 강장에 효능이 있다. 병후 회복이나 시력저하가 올 때에는 닭 간을 매일 50~100g씩 섭취하면 효능이 있다.

보익정혈과 발기부전에 탁월한
약선닭즙죽 (약선계죽, 藥膳鷄粥) 비밀 레시피

●

보익정혈(補益精血)에 효능이 있는 이 죽은 남자의 발기부전과 정액량 감소에 효능이 있다. 여름 삼복(三伏) 더위에는 삼계탕이나 보신탕이 몸보신에 좋지만 닭을 넣어 끓인 미역국이나 잔치국수도 더위를 이기는 음식이다.

1〉아교(阿膠) 5g, 어표교 5g , 닭 육수 1그릇, 쌀 50g을 준비한다. 아교는 한방에서 사용하는 약재이고, 어표교는 민어의 부레를 끓여서 만든 것이다.

2〉쌀을 1시간 정도 물에 불린다. 냄비에 쌀, 닭 육수, 물을 넣고 죽으로 조리한다.

3〉죽이 충분히 익었을 때 아교와 어표교를 넣고 끓이다가 불을 끈다.

4〉소금을 넣고 다시 끓인다. 간단히 말해 두 번 끓인다.

5〉하루에 1~2번 조리해서 섭취하면 보익정혈과 발기부전에 큰 효능이 있다.

오골계(烏骨鷄)를 약으로 잘 먹는 법

오골계는 육식 성향이 강한 닭이다. 오골계는 중국에서부터 유래되었던 것으로 보인다. 중국에서는 약 2천 년 전부터 사육하기 시작하였고 우리나라에는 고려시대 전후에 전래되었다. 오골계라 함은 겉이 검정색이라고 생각하는데 사실은 뼈와 껍질, 내장 따위가 검정색인 닭을 말한다. 깃털은 이와 상관없기 때문에 검정색 깃털은 물론 흰색 깃털을 가진 오골계도 존재한다. 영양 가치는 일반 닭고기에 비해 훨씬 높고 맛도 부드럽다. 사람에 따라서는 오골계야말로 강정에 좋은 음식이라고 말한다. 우리나라는 천연기념물 제135호로 지정했기 때문에 사육용 오골계 외에는 먹을 수 없다.

곽말(郭沫)이라는 중국의 정치가는 자신의 저서에서 시인 두보가 풍습병(風濕病)을 치료하기 위해 오골계 100마리를 키웠다고 하였다.

『본초강목』은 숫오골계를 약용하면 심장과 위경련에 좋고 허를 보하고 태(胎)를 편안하게 한다고 하였다. 쓸개는 어두운 눈과 부스럼에 좋다 하였다. 염통은 오사(伍邪)를 치료하고, 피는 해독에 효능이 있다 하였다. 간은 양기(陽氣)를 보하고, 창자는 야뇨증에, 닭벼슬은 유즙 분비를 촉진하고, 똥집 속 누른 껍질은 요혈(尿血), 자궁출혈, 대변출혈, 이질에 좋다 하였다.

암오골계 고기는 마비증에 좋고 산후 허약 체질에 좋다 하였다. 그 피는 복통, 해독에 좋고, 창자는 유뇨증(遺尿症), 똥은 풍(風)으로 말을 못하는 증세와 당뇨에 좋다고 하였다. 일반적으로 남자는 암컷 오골계를 약용하고, 여자는 수컷 오골계를 약용한다.

오골계의 달걀도 효능이 다양하다. 흰자는 해독, 인후통, 충혈, 종창에 쓰고 노른자는 살충, 해독, 불면증, 소화불량 등에 약용한다.

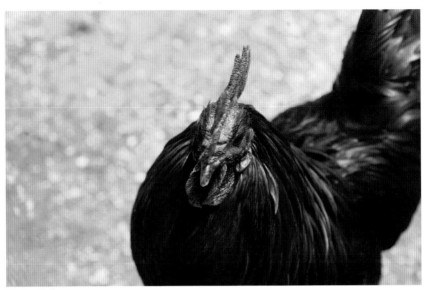
토종 오골계

오골계를 먹는 방법은 여러 가지가 있는데 보통 탕으로 먹는 방법이 가장 흔한 방법이다. 오골계탕을 먹을 때 놓치는 것은 국물에 떠다니는 검정 교질을 더럽다고 버리는 것인데 사실 이 교질은 강장에 탁월한 성분이다. 이 성분은 특히 노인, 임산부, 만성 질환 환자의 회복에 좋다.

한방에서의 오골계는 맛이 달며 평하다고 한다. 간과 신장을 보하고 보양, 보신, 노인 허약, 골다공증, 여성의 빈혈증에 특히 좋다고 한다.

현대 의학에서의 오골계는 고단백, 비타민 B, E를 함유하고 있고 18개의 아미노산을 함유하고 있을 뿐 아니라 일반 닭에 비해 저지방 고단백이라고 한다.

오골계는 보통 탕으로 끓이되 뼈를 분쇄해 그것도 섭취할 수 있다. 냄비보다는 고압력 밥솥으로 조리하는 것이 좋다.

1. 신경쇠약에 : 오골계에 천마를 넣어 푹 달인 탕을 먹는다.
2. 당뇨병 개선에 : 오골계를 묵은 식초에 달여 먹는다.

달걀을 약으로 잘 먹는 법

암탉이 생산하는 달걀은 단단한 껍질 속에 달걀 흰자와 노른자가 들어 있다. 달걀 흰자의 주성분은 양질의 단백질이고 노른자의 주성분은 지방과 콜레스테롤이다. 달걀 하나의 무게는 약 50g이며 단백질은 약 7g, 지방은 약 6g이다. 이중 달걀의 단백질은 인간의 단백질과 조성이 비슷하기 때문에 인간의 몸에 98% 흡수되는 장점이 있다.

한동안 달걀 노른자의 콜레스테롤이 동맥경화의 원인이라고 하여 성인병을 유발한다고 하였다. 최근 미국 FDA는 달걀 노른자의 콜레스테롤이 혈압이나 혈관 질환을 유발하는 것과는 관련없다고 발표하였지만 미국 FDA는 달걀을 1일 1개 이상을 섭취하는 것을 권하지는 않는다. 아무튼 달걀 노른자는 산성(酸性) 식품이기 때문에 혈액을 산성화시키고 산성화가 과도하면 패혈증을 유발해 사망한다. 물론 달걀 노른자보다는 콜라나 커피 같은 음료수가 더 산성 식품이므로 음료수의 과다 섭취를 피하는 것이 좋다.

달걀을 보약(補藥)처럼 섭취하려면 다음과 같이 몇 가지 원칙을 지키는 것이 좋다.

1. 다량 섭취 금지 : 건강한 사람도 하루에 1~2개 이내로 섭취한다.
2. 고혈압 환자 : 산성 식품은 성인병을 유발하므로 달걀, 콜라, 커피를 가급적 삼가되 만일 섭취할 경우에는 알카리성 식품인 양파나 과일을 같이 섭취한다.

3. 아이에게 적게 주기 : 달걀의 섭취를 하루 2개 이내로 제안한다.

4. 노인에게 금기 : 노인은 달걀 노른자의 섭취를 가급적 피하고 흰자를 섭취한다. 노른자는 고혈압 유발 물질인 콜레스테롤 외에 레시틴 성분이 있어 레시틴이 혈관을 보호하지만 노른자는 산성 식품이므로 혈관에 좋지 않다. 흰자는 알카리성 식품이므로 섭취해도 무방하다.

5. 우유 및 두유와 같이 먹지 않기 : 우유나 두유에는 트립신 저해제 성분이 함유되어 있어 달걀 흰자의 단백질 흡수를 방해한다. 우유나 두유를 8분 이상 가열하고 섭취하면 트립신 저해제 성분이 85% 이상 제거되므로 달걀과 같이 섭취해도 무방하다.

6. 몸이 쑤시고 아픈 혈관 질환 환자 : 몸이 쑤시고 아픈 증세는 대개 혈액 순환이 되지 않아 발생하는 증상이다. 달걀 노른자의 콜레스테롤과 산성 성분이 혈관에 쌓이거나 혈액을 산성화시키므로 노른자의 섭취를 피하는 것이 좋다.

이 정도만 지키면 달걀은 맛있게 먹을 수 있는 식품이다. 그렇다면 달걀의 영양 성분과 장점은 어떨까?

달걀 노른자에는 레시틴과 콜린이 풍부하게 함유되어 있다. 이 성분은 두뇌 증진, 유방암 예방, 치매 예방에 좋다. 달걀의 흰자는 98% 몸에 흡수되기 때문에 근육량 증가에 좋다. 달걀의 레시틴과 메티오닌 성분은 성인병 예방, 혈압 강하, 정력에 효능이 있다. 이유야 어떻든 건강한 사람도 달걀 노른자만큼은 하루 2개 이하로 제안하는 것이 좋으며 혈액 순환, 뇌졸중, 심장이 약한 사람은 산성 식품인 달걀 노른자, 콜라, 커피 등의 섭취를 피하는 것이 좋다.

산성과 알칼리성 식품 구별하기

사람의 체액은 약알칼리성이다. 산성 식품을 많이 섭취하면 혈액과 체액이 서서히 산성화된다. 육류, 밀가루, 탄산 음료 같은 산성 식품을 폭식하면 20대 중반부터 고혈압이 서서히 시작된다고 할 정도로 훗날 혈액 순환에 문제가 발생한다. 체액의 산성화를 방지하려면 산성 식품과 알칼리성 식품을 골고루 섭취하되 이미 혈관에 문제가 발생한 고혈압, 치매, 성인병 환자는 산성 식품을 아예 줄여야 한다.

산성 식품 Ph가 낮을수록 산성이다.		알칼리성(염기성) 식품 Ph가 높을수록 알칼리성이다.	
Ph 3	탄산수, 소다수, 에너지 드링크, 콜라 등의 탄산 음료, 식초	Ph 7 (중성)	수도물, 샘물, 강물, 바닷물, 증류수, 생수. 국내에는 중성수가 많다.
Ph 4	팝콘, 치즈, 주류, 돼지고기, 초콜릿, 피클, 블랙티, 햄버거	Ph 8	사과, 토마토, 체리, 파인애플, 딸기, 바나나, 포도, 아몬드, 버섯, 피망, 야생 쌀, 일반 콩류
Ph 5	커피, 가당 주스, 닭, 완두, 쇠고기, 땅콩, 견과류, 밀가루, 면류, 빵류	Ph 9	녹차, 아보카도, 상추, 샐러리, 가지, 감자, 고구마, 키위, 멜론
Ph 6	대부분의 곡류, 무가당 주스, 생선류, 조리된 콩이나 시금치, 두유, 우유, 달걀	Ph10	녹색 야채류, 레몬, 브로콜리, 시금치, 양배추, 당근, 케일, 양파, 무, 미역, 해조류

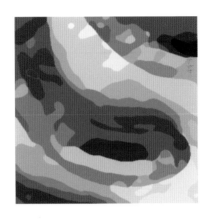

짐승의 내장 기관을
약으로 잘 먹는 법

짐승의 장기와
호르몬 요법

　요즘은 음식이 넘쳐나기 때문에 가축의 콩팥으로 만든 음식을 먹는 사람이 있을까 하겠지만 나이가 들수록 기력이 떨어지므로 아무래도 중장년층들이 많이 찾는 음식이다. 그렇다면 왜 동물의 장기까지 먹는 것일까?

　동양의학에는 '이류보류(以類補類)' 사상이 있는데 이는 인간의 간장(肝臟)을 강화시키려면 동물의 간(肝)이, 인간의 뇌를 보하려면 동물의 골을 약으로 사용한다는 사상이다. 이는 이열치열(以熱治熱)이라는 말과 같은 것이다. 인간은 포유동물에 해당하므로 다른 포유동물의 장기는 인간의 장기와 비슷한 성분과 비슷한 활동을 한다는 추정하에 그 장기를 인간의 몸에 유용하게 사용한다는 것이 '이류보류'이다.

'이류보류' 사상은 현대에 들어와서 과학적으로 증명되었다. 현대의학에서는 호르몬 제제라는 것이 있는데 이는 인간의 부족한 호르몬을 증진시킬 목적으로 사용하는 약제이고 이 약제는 화학적으로 만들 수도 있지만 보통은 동물의 장기에서 채취하여 만든 것이다.

다시 옛 문헌으로 돌아가면 『본초강목(本草綱目)』에서는 돼지 콩팥은 저신죽(猪腎粥), 양의 콩팥은 양신죽(羊腎粥), 사슴의 콩팥은 녹신죽(鹿腎粥)의 재료라고 하여 권하고 있다. 언뜻 봐도 사슴의 콩팥으로 만든 녹신죽(鹿腎粥)이 보양에 좋아 보이는 약재인데, 실제로도 야생 짐승 가운데 사람에게 가장 이로운 동물은 사슴이다. 하지만 사슴을 약재로 사용하는 것은 아무래도 법률에 저촉되므로 시중에서 쉽게 구할 수 있는 돼지 콩팥 따위가 사용되는 것이다.

그렇다면 과연 돼지 콩팥은 사람에게 이로운 것일까? 이 문제의 답이라면 중국을 예로 들 수 있다. 중국은 쇠고기보다는 돼지고기를 섭취해 온 나라이고, 돼지고기의 각 부속 요리가 몇천 년 동안 발전한 나라이다. 따라서 돼지 콩팥을 먹어도 위험성이 없다는 것은 중국인의 식성으로 이미 검증한 것이나 마찬가지라는 것이다.

그렇다면 먼저 과거 중국인들이 흔히 먹은 육류의 효능을 알아보자.

1. 돼지고기 효능 : 신장(腎臟)과 보신(補身)에 좋고 이뇨, 빈혈, 장신경 마비, 복부 복통에 효능이 있다.
2. 산양 고기 효능 : 산양(山羊)이란 염소를 말한다. 염소의 콩팥은 양기(陽氣)를 보한다.

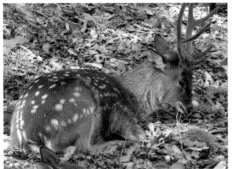

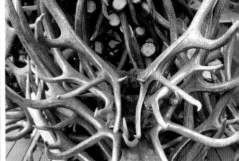

꽃사슴　　　　　　　　　　　　　　　숫사슴의 뿔인 녹각

3. 사슴 고기 효능 : 사슴은 산에서 둥굴레나 칡뿌리를 먹고 사는 동
   물이므로 당연히 약성이 좋을 수밖에 없을 것이다. 사슴 피나 녹용
   이 연상되는 사슴 고기는 오장과 혈맥, 기를 보한다. 사슴의 콩팥은
   신장을 보하고 양기를 강하게 하므로 야생 짐승 가운데 으뜸으로 치
   는 음식이다. 또한 사슴은 청결하기 때문에 예로부터 신에게 공물로
   바치는 짐승이다. 이런 장점 때문인지 몰라도 요즘도 중소기업 사장
   님들은 남몰래 사슴 피를 먹기 위해 사슴 농장을 찾고 있다. 단, 사
   슴 고기는 독성을 푸는 효과가 아주 뛰어나기 때문에 약과 같이 먹
   는 것을 피해야 한다.

동물의 장기를 약으로 사용하는…
– 귀신이 곡할 돼지 콩팥의 효능

　돼지 콩팥의 맛은 달고, 짜고, 성질은 평하다. 돼지 콩팥은 허리통, 오
랜 설사, 부종, 적대하, 백대하, 발기부전에 효능이 있다. 돼지 콩팥은 냄
새가 역하고 먹는 법도 어렵지만 잘 세척한 뒤 조리를 하여 약이라 생각

하고 먹는다. 돼지 콩팥을 구입
할 때는 정육점에서 콩팥의 얇
은 막을 제거해 달라고 하는 것
이 좋다.

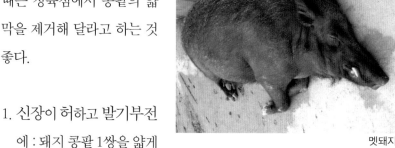
멧돼지

1. 신장이 허하고 발기부전
   에 : 돼지 콩팥 1쌍을 얇게
   토막낸 뒤, 구기자 잎 반근과 함께 냄비에 넣는다. 수프로 조리하면
   서 굴 소스, 소금, 후추로 간을 한다.
2. 노인 이명(청각장애)에 : 돼지 콩팥 1쌍을 얇게 토막낸 뒤 연유와
   소금으로 간을 한다. 쌀을 죽으로 조리한다. 죽이 끓을 무렵 돼지 콩
   팥을 넣고 파의 흰 대 2개와 산달래 7뿌리를 다져서 넣는다. 아울러
   인삼 분말 2푼과 방풍 분말 1푼을 추가한 뒤 조리한다.
3. 적대하에 : 돼지 콩팥을 구워서 섭취한다.

돼지 콩팥으로 조리하는
돼지 콩팥죽(저현죽, 猪賢粥) 비밀 레시피

●

돼지 콩팥죽은 정력, 허리통, 이명, 부종에 효능이 있다.

1〉 쌀 1컵, 돼지 콩팥 1개, 생강, 다진 파를 준비한다. 약용 목적에 따라 구기자 잎이나 인삼 분말 또는 두충을 추가할 수 있다.

2〉 쌀을 1시간 정도 물에 불린 후 냄비에 쌀과 물을 넣고 저온에서 죽으로 조리한다.

3〉 돼지 콩팥을 갈라 물에 30분 정도 재운 뒤 흰 부분을 제거하고 물에 여러 번 세척해 오줌 냄새를 제거한다. 우유에 30분 이상 재우거나 식초에 10분 정도 재워도 냄새를 제거할 수 있다고 한다.

4〉 요리용 술 1큰술, 파의 흰 대 2개, 생강 2조각을 별도의 냄비에 돼지 콩팥을 넣고 딱딱해질 때까지 삶은 뒤 세척한다.

5〉 딱딱한 돼지 콩팥을 먹기 좋은 크기로 얇게 자른다.

6〉 조리중인 죽에 돼지 콩팥을 넣고 생강을 추가하여 맛을 낸다.

7〉 죽이 거의 완성되면 소금, 후추, 다진 파로 맛을 조절한다.

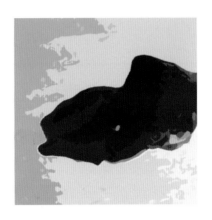

동물의 간을 약재로 사용하여
눈과 관절통에 좋은
닭의 간

    시중에서 쉽게 구할 수 있고 간식으로 즐길 수 있는 것은 닭의 간이다. 닭의 간으로 만든 죽을 계간죽(鷄肝粥)이라고 하는데 맛도 그다지 나쁘지 않아서 중국에서는 간식으로 흔히 먹는다. 간 요리는 아무래도 눈이 나쁜 자녀들에게 흔히 해주는 죽일 것이다.

    닭 간의 맛은 달고 성질은 따뜻하다. 닭 간의 주성분은 100g당 수분 75g, 단백질 18g, 지방 3.4g, 탄수화물 2g, 회분, 칼슘, 인, 철, 비타민 A, 티아민, 리보플라빈, 니아신 등이 함유되어 있다. 특히 비타민 A의 함량이 높으므로 시력과 면역 증진에 좋음을 알 수 있다. 주요 효능으로는 시력 개선, 야맹증, 현기증, 적백대하, 빈혈 예방이다.

『명의별록(名醫別錄)』은 닭 간이 음기를 강하게 하므로 성적으로 활발한 사람은 복용에 주의해야 한다고 말한다.

식용 목적으로 닭 간을 고를 때는 다음을 참조해 선택한다.

1. 냄새로 판단하기 : 신선한 것은 육류 냄새가 난다. 비린내 같은 독특한 냄새가 심한 것은 변질된 것이다.
2. 탄력성으로 판단하기 : 모서리가 마른 것은 피한다. 탄력이 있고 신선한 간이 좋다.
3. 색상으로 판단하기 : 보통 분홍색, 노란색, 회색이다. 검정색만 피하면 된다. 요즘은 붉은색 안료에 담갔다가 꺼내는 경우도 있으므로 최대한 색상이 자연스러운 것을 선택한다.

동물의 간을 먹는 이유

동물의 간은 사람의 간과 비슷한 구조이기 때문에 동물의 간으로 만든 약재는 사람의 간을 보하게 된다. 사람의 간은 인체가 기능하는 데 필요한 각종 물질을 합성하고 혈중으로 배출하며 인체에 필요한 각종 영양소를 합성 저장 배출한다. 간은 인체에 나쁜 독극물을 해독한다.

간은 인간의 시력, 피로회복, 해독을 주관하고 인체에 필요한 영양소를 합성 공급하므로 인체 대사를 원할히 유지되도록 하는 일종의 화학 공장이다. 간은 음경 근육과 연관되기 때문에 간을 보하면 정력이 상승하는 보신(補身)을 하게 된다. 중국의 여러 의학 문헌들은 동물 간이 다음과 같은 효능이 있다고 말한다.

동물	주효능
닭 간[鷄肝]	신장을 보하고 눈을 밝게 한다. 태동불안, 관절통, 귀가 멍멍한 증세에 효능이 있다.
돼지 간[豚肝]	눈을 밝게 하고, 각기(脚氣), 적백대하(赤白帶下), 소화기가 약한 증세에 좋다.
소 간[牛肝]	눈을 밝게 하고 단독, 술독, 이질에 좋다.
개 간[狗肝]	각기(脚氣), 광견병에 좋다.
양 간[羊肝]	간풍(肝風), 허열(虛熱), 충혈에 좋고 음기를 강하게 한다.
토끼 간[兎肝]	눈을 밝게 하고, 간(肝)의 열을 내린다.
참새 간[雀肝]	양기(陽氣)를 보한다.
숫오골계 간 [烏雄鷄肝]	음경(陰莖)을 뿌듯하게 한다.
붉은수탉 간 [丹雄鷄肝]	신장을 보한다.

시력, 음기, 관절통에 좋은 죽
닭 간죽 (계간죽, 鷄肝粥)

●

　시중에서 쉽게 접하는 소, 돼지, 닭의 간은 어떤 방식으로건 섭취할 수 있는 반면 말의 간은 독성이 있으므로 섭취를 피하는 것이 좋다. 소, 돼지, 닭의 간을 먹는 방법은 신선한 경우 날것을 참기름 따위에 찍어서 섭취하지만, 보통은 생강을 넣어 살짝 데쳐서 섭취한다.

　닭 간은 음기를 활발하게 하고 시력, 관절통에 효능이 있다. 혈기왕성한 사람은 오히려 기력을 떨어뜨릴 수 있으므로 많이 섭취하지 않도록 주의한다.

1〉 닭의 간과 쌀 100g, 양파, 당근, 생강을 준비한다.
2〉 닭은 간을 잘게 자른 뒤 깨끗이 세척한다.
3〉 쌀을 1시간 정도 물에 불린 뒤 냄비에 물과 함께 넣고 죽으로 끓인다.
4〉 죽이 끓기 시작하면 닭 간, 다진 양파, 다진 당근, 다진 생강을 넣고 끓인다.

창자	대장(大腸)을 보하며 이질과 장출혈에 좋다.
콩팥	방광, 신장을 보하므로 야뇨증과 하복통에 좋다.
허파	폐를 보하므로 기침에 좋다.
비장	비장을 보한다. 생강, 귤, 파를 넣고 끓인다.
염통	혈을 보하고, 쉽게 놀라는 병에 효능이 있다.
혀	비장(脾臟)을 보하고 식욕 증진에 효능이 있다.

돼지 부속의 효능과 잘 먹는 비법

돼지고기의 맛은 달고 짜고 성질은 약간 차갑다. 한방에서의 돼지고기는 비장, 위장, 신장, 혈을 보하고 영양 결핍, 기·신장 결핍, 혈액, 마른기침, 당뇨, 변비 등에 사용한다.

위의 표는 돼지 내장 부속의 효능이다.

돼지 부속을 약으로 먹는 방법은 탕약보다는 보통의 음식 조리법을 사용한다. 가장 흔한 섭취법은 볶음 요리로 먹는 방법이 있다.

개고기를 약으로 잘 먹는 법

개고기를 먹는 풍속이 어디에서 전래된 것인지는 명확하지 않지만 우리나라의 경우 발해 유적지에 개를 먹은 흔적이 발견된 것으로 보아 개고기를 먹는 풍습은 그 당시부터 있었던 것으로 보고 있다.

중국의 경우 맹자(孟子)가 큰 가뭄으로 식량난이 발생했을 때를 대비해 개고기의 식용을 주장하였다. 『예기(禮記)』는 가을이 무르익어갈 때에는 황

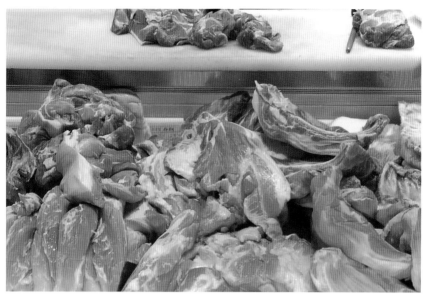
쇠고기와 돼지고기

제가 제사를 올리는데 이때 개고기를 맛보고 군신들에게 나누어주었다고 하였다. 이로 보아 중국은 지휘고하를 막론하고 개고기를 즐겼는데 특히 군대의 장군들이 개고기를 즐겼다 하여 영웅호걸, 심지어는 풍속 스님들도 개 잡는 것을 피하지 않았다고 한다.

중국에서는 개를 먹는 것이 흔한 것이라서 『본초강목』에는 9월에 개를 먹으면 신경을 혼란하게 만드니 피하라는 문구까지 등장하였다.

개고기의 맛은 향육(香肉)이라고 불릴 정도로 향이 좋으며 연하다고 하는데 그중 으뜸은 백구라고 한다. 오죽했으면 프랑스 신부(神父)인 달레가 '조선에서 가장 맛있는 고기는 개고기'라는 말까지 하였을까?

중국 전설에 따르면 개고기의 향이 어찌나 좋은지 개고기를 준비하는 모습을 본 신선(神仙)들이 똑바로 서 있을 수 없었다고 한다. 그러다가 개고기를 요리하는 모습을 보면 신선들도 기대를 한다고 하였다. 마침내 개고기 요리를 신선의 코 앞에 대령하면 신선도 담장을 넘는다고 한다. 그리고는 개고기를 먹은 신선이 하는 말이 있었다고 한다.

"개고기를 먹어 보지 않았으면 천하의 진미를 논하지 말아라."

애견가라면 개고기 이야기가 불편하겠지만 개고기를 먹는 나라는 의외로 많다. 네덜란드, 프랑스, 독일, 그린란드는 기근기에 개고기를 먹은 기록이 있다. 벨기에의 정육점들은 1910년대까지 개고기를 판매했고 개고기의 소비를 권장했다. 폴란드, 캐나다, 스위스는 개고기의 판매를 불법으로 규정하고 있지만 식용을 금하지는 않는다. 미국에서는 아예 개고기의 식용을 법적으로 금하지 않고 있다. 중국과 일본을 포함한 동남아시아는 대부분 개고기를 식용하고 있다.

종교적인 관점에서 보면 불교는 개고기를 아예 취급하지 않는다. 잡식동물인 개는 다른 동물을 잡아먹기 위해 살생을 하기 때문에 살생을 금지하는 불교의 교리에 어긋난다. 이슬람교의 교리는 아예 개고기가 없다고 한다. 이슬람교의 일부 교리는 사냥개를 제외한 나머지 개는 쓸모없는 존재이므로 보이는 족족 사살하라고 하였다. 기독교의 교리는 모든 살아 있는 동물은 인간의 음식이 될 수 있다고 하였다. 따라서 개고기를 먹건 말건 기독교 교리에는 위반되지 않는다.

이제 개고기의 주요 효능을 알아보자. 개고기는 신장과 위를 보하고 혈맥(血脈)을 뚫고 허리에 좋다고 하므로 남자의 강정제에 해당한다. 문헌상에는 『본초비요(本草備要)』에 개고기가 성생활에 도움을 준다고 하였다. 개고기는 몸을 후끈하게 하기 때문에 한겨울에도 솜이불을 필요로 하지 않게 한다고도 한다. 개는 다른 보양식과 달리 가을과 겨울에 살이 오르므로 먹기에 좋다고도 한다. 그렇다고 개고기가 마냥 환영을 받은 것은 아니다. 사람에 따라 개고기를 흉악한 것으로 생각하기도 하고, 잔칫날 개고기를 쓰는 것은 손님에 대한 모욕이라고 생각하기도 한다.

남성 강정 및 여성 불임에…
– 동물 음경의 효능과 약으로 잘 먹는 법

엣날 사람들은 물개나 말, 견공의 음경(陰莖)이나 고환을 도처에서 구하여 약용했다. 지금이야 동물 보호법과 국가 법률에도 저촉되는 사항이므로 약재 지식의 함양 목적하에 정보를 정리하였다.

우리나라에서 동물 음경을 약용한 인물은 주로 폭군들이다. 예를 들어 신돈(辛旽)은 말의 음경을, 연산군(燕山君)은 백마의 음경을 먹었다는 기록이 있다.

현대 의학적으로 살펴보면 동물의 음경과 고환에는 대개 남성 호로몬 작용에 유용한 안드로겐(Androgen) 성분이 있다고 밝혀졌다. 따라서 남자의 생식 기능을 개선시키는 효능이 있는 것은 틀린 말이 아님이 증명되었다.

동물 음경은 양물과 고환을 채취한 뒤 기름과 뼈를 바르고 깨끗이 세척한 뒤 말리거나 살짝 구워서 건조시킨다. 약용법은 일반적으로 술을 담가 먹는 방식과 분말로 3~9g씩 먹는 방식이 있다.

옛날 의서들은 다음과 같이 각 동물 음경마다 서로 다른 효능이 있다고 적고 있다.

동 물	약 효
개 음경과 고환	발기부전, 강장, 냉증
소 음경	불임증, 냉증
소 고환	조루증
물개 음경(海狗腎)	정력, 조루, 정액 결핍, 쇠약
사슴 음경	성생활 증진
돼지 음경	정력 증진, 냉증, 혈리, 장출혈
멧돼지 음경	정력 증진
양 고환	정력 증진
말 음경	발기부전, 정액 결핍
당나귀 음경	발기부전, 근골 강화

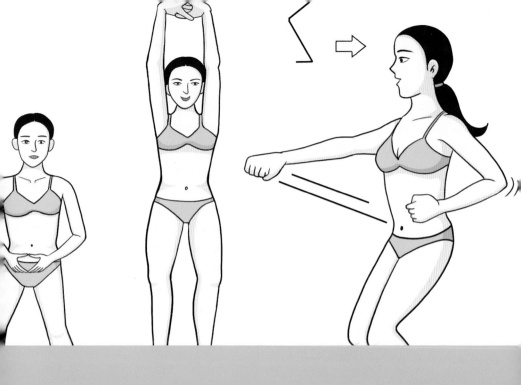

Part 3

건강한 인생을 위한
신선이 되는
운동 비법

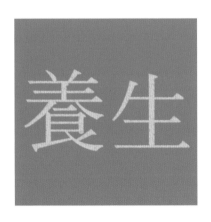

양생(養生) 사상
실천하기

    인간은 대개 45살 전후부터 건강이 꺾이기 시작한다. 물론 평소 체력 관리에 정진한 사람은 건강이 꺾이는 것을 늦출 수 있지만 40대 남녀들이 뒤늦게 자전거를 타고, 등산을 다니고, 테니스를 치거나 베드민턴을 치는 것은 꺾여가는 건강을 늦추기 위함일 것이다.

    한나라 고조(高祖) 유방(劉邦)의 손자는 앞에서도 언급했듯이 두부를 발명한 유안(劉安)이란 인물이다. 그는 자신의 저서 『회남자(淮南子)』에서 한번 꺾인 건강은 명의도 되살릴 수 없으니 평소 건강하게 몸을 관리하라고 알려주고 있다. 병이 생긴 후 의사를 찾는 것은 소 잃고 외양간 고치는 격이다. 또한 네덜란드의 방죽도 개미 구멍으로 무너질 수 있으니 건강상의 작은 문제라도 소홀히 하지 말라는 내용을 담고 있다. 이것이 곧 양생(養生)이다.

중국에서의 양생이란 단어는 도가(道家)의 개념을 사용한 사상으로 '건강의 증진'을 의미한다. 한자의 순수한 의미로 양(養)은 '몸조리, 보양'의 의미이고 생(生)은 '생명, 생존'의 의미라고 할 수 있다.

도가 개념의 양생은 '장수를 위해 체력을 관리하고 마음을 편안히 하며 병에 걸리지 않게 평소에 예방할 뿐만 아니라 생존을 위해 영양분 섭취에도 신경을 쓰고 육체는 물론 정신의 보존에도 신경을 쓰되 평상시에 그러한 건강 증진을 적극적으로 하는 행위 또는 일종의 의술 행위'를 말한다.

평상시에 적극적으로 건강을 증진하는 것은 『황제내경(黃帝內經)』에서도 주장하는 바이다. 『황제내경』에는 '병에 걸린 뒤에는 아무리 좋은 약을 써도 상황을 바꿀 수 없으니, 적이 쳐들어왔는데 그제야 무기를 구하러 다니는 꼴과 다름없다.'고 비유하였다. 미리 병을 예방하고 식단에 신경을 쓰고 운동을 하며 몸과 정신을 함양하면서 건강을 증진하는 것이 바로 양생(養生)인 것이다.

도가 개념의 양생(養生) 사상은 훗날 중의학에서도 통용되어 다음과 같이 3가지의 중요한 요소로 나타난다.

1. 천인상응(天人相應)의 세계관 : 자연계의 변화는 곧 인간에 영향을 미치므로 하늘과 인간이 서로 순응하고 조화를 이뤄야 한다는 것이다.
2. 형신합일(形神合一)의 세계관 : 형(形), 즉 형상 내지는 신체를 말하고 신(神)은 정신, 정서, 사유력을 의미하므로 몸뿐만 아니라 정신의 건강도 양생에 중요 사항으로 보고 있다.
3. 정기위본(正氣僞本)의 세계관 : 평소에 정기(正氣)와 오장(특히 비장

과 신장)을 보양하여 병이 생기기 전에 예방해야 한다고 강조하는 사상이다.

양생사상에서 정신의 힘을 함양하는 것을 양신법(養神法)이라고 한다. 중의학은 신체 내에도 각 기관을 관장하는 신(神)이 매우 많으며 인간이 노쇠를 거쳐 죽음에 이르는 것은 몸 속의 각 기관을 관장하는 신이 사멸한다고 생각하였다. 따라서 신들이 몸 안에서 사멸되지 않게 하려면 자기의 신체 내의 상태를 잘 관찰하고 보양하는 것이 필요하다고 한다. 이것을 양생법의 근본이라고 한다.

양생을 실천하는 기본적인 자세

중의학은 양생의 간단한 방법인 식이 양생과 약물 양생을 동일하게 여긴다. 한약에서의 많은 약재는 사실 음식물에서 기원된 것이므로 식재료를 잘 선택하는 것이 양생의 간단한 방법인 것이다. 아울러 소극적인 운동이라고 할 수 있는 안마, 경락, 침 따위도 양생의 간단한 방법으로 분류한다. 그렇다면 가정에서 간단하게 실천할 수 있는 양생의 방법은 어떤 것이 있을까?

1. 지단(地丹) : 식이요법에 의한 수련법의 하나로서 소식(素食)을 권장한다. 소식이란 육류 반찬이 없는 채소 반찬 위주의 식단을 말하며 양생의 기본이다.
2. 인단(人丹) : 방중술(房中術), 즉 올바른 성생활을 말한다.
3. 천단(天丹) : 호흡과 의식 훈련에 의한 수련법이다. 바른 자세로 정좌하여 정심(靜心)과 호흡으로 수행을 쌓는 것인데, 예컨대 복기법 같

은 도가의 수련법을 말한다.

4. 도인(導引) : 병을 예방하는 건강 운동 내지는 건강 체조를 의미한다. 중국인들이 아침 일찍 공원에서 특유의 체조를 하는 것도 도인 운동법의 사례이다. 이 건강 운동의 목표는 병이나 노화를 예방하기 위한 육체의 개조(改造) 및 정화하는 과정에 있고 궁극적으로는 무병장수를 위해서라고 할 수 있다. 건강한 육체는 음식물을 섭생할 때 외부에서 들어온 보양을 손쉽게 흡수할 수 있게 되므로 생을 연장할 수 있다.

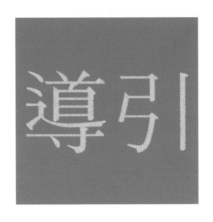

가정에서 하는 양생술
도인(導引)

도인(導引)은 앞서 말했듯 건강 체조 내지는 건강 단련술을 말한다. 예컨대 자기 몸 안을 잘 체크하고 의식의 힘으로 기(氣)를 신체 구석구석까지 소통시키게 하는데 이때 병이 있으면 그 부분에서 기(氣)가 잘 통하지 않는다. 도인(導引)은 기의 흐름을 원활하게 하는 것으로서 체내의 폐색부를 개방하기 위한 운동법이므로 도인법(導引法)이라고 한다. 보통 기가 통하지 않는다 하여 안마, 마사지, 침술을 받는데 도인법은 안마, 마사지, 침술의 힘을 빌리지 않고 간편하게 행할 수 있는 신체의 유지 보수를 위한 운동인 것이다.

도인법과 안마 또는 마사지는 실행 방법이나 효과가 다르다. 도인법은 신체를 굽히거나 뻗치는 방법의 신축(伸縮) 운동으로 신체 내외부의 기를 통하게 한다. 안마나 마사지는 피부를 마찰하거나 두드리는 방식으로 응어리를 풀면서 기를 통하게 하는 방식이다.

도인법은 또한 스포츠와는 다르다. 스포츠는 단시간에 어떤 효과를 낼 수 있고 또한 과격한 경우가 많지만 도인법은 신축법을 사용한 체조 운동이기 때문에 체력 증강이 아닌 신체의 비뚤어진 곳을 교정하는 것이 목적이다. 하지만 우리가 흔히 보는 체조 운동과 도인 운동은 목표가 다르다. 이러한 도인법은 불도(佛道)에서 영향을 받아 시작되었고 선도(仙道)에서 완성되었다.

도인법은 전신 운동이면서도 신체 내부에 치중하는 것이 목표이며 운동 시간이 짧고 장소와 기구가 필요하지 않다. 도인법에 의해 죽어 있는 생명력이 강인하게 살아나서 건강을 개선하게 된다. 간혹 도인법으로 운동했다는 사람이 왜소한 체격인 경우도 있다. 이는 기다육소(氣多肉少)한 상태이며 사실은 날렵하고 건강한 사람이다.

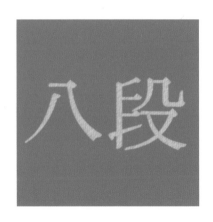

팔단금련법
(八段錦練法)

　도인법은 각종 운동 방법이 있고 동일한 명칭인데도 운동 방식은 천
차만별이다. 이 운동의 근본은 기(氣)를 몸 전체 구석까지 통하게 하는 것
이므로 분석에 따라 운동 방법이 다양하다는 뜻이다. 따라서 각종 운동법
을 통합할 방법이 생겼는데 그중 효과가 큰 기법을 형태의 특수성에 감안
하고 체계적으로 모아 놓은 것이 '팔단금련법(八段錦練法)'이다. 초기의 팔
단금련법은 도가 수련자들에 의해 시작되었고 그 목적은 회춘(回春)과 무
병장수(無病長壽)였으나 훗날에는 각종 병을 고치는 단련술로 확장되었다.
　팔단금련법은 일반적으로 두 종류로 분류한다. 중국 북방계 방식 단련
술은 상선(相仙) 진희이(陣希夷)가 편찬한 것이고, 중국 남방계 단련술은 삼

봉진인(三丰眞人)이라는 사람이 편찬한 것이다.

팔단금련법은 남송의 유명한 악비(岳飛) 장군이 사병들의 필수 훈련 과목으로 채택한 체력 관리법이므로 실천할 만하다.

팔단금련법은 다음과 같이 여덟 단계가 있다.

① 兩手擎天理三焦 (양수경천리삼초)

② 左右開弓似射雕 (좌우개궁사사조)

③ 調理脾胃須單擧手 (조리비위수단거수)

④ 伍勞七傷往後瞧 (오로칠상왕후초)

⑤ 搖頭擺尾去心火 (요두파미거심화)

⑥ 兩手攀足固腎腰 (량수반족고신요)

⑦ 握擧怒目增氣力 (악거로목증기력)

⑧ 背后七轉百病消 (배후칠전백병소)

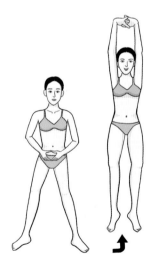

① 兩手擎天理三焦(양수경천리삼초)

어깨 너비로 발을 벌리고 바른 자세로 서서, 단전호흡으로 숨을 깊게 삼킨 뒤 호흡을 멈춘 상태에서 양손을 깍지 껴서 양팔을 위로 뻗고, 팔굽을 여러 번 굽혔다 폈다 할 때(또는 깍지 낀 두 팔을 위 아래로 천천히 올렸다 내렸다 할 때) 발뒤꿈치도 따라서 올렸다 내렸다 한다. 이 자세를 몇 회 반복한 뒤 원래 자

세로 돌아온다. 삼초(三焦)인 목구멍에서부터 전음(前陰), 후음(後陰)까지의
기능을 조정하는 효과가 있다.

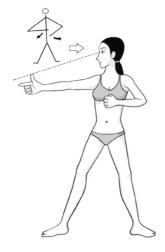

② 左右開弓似射雕(좌우개궁사사조)

두 발은 승마 자세로 벌리고, 좌우 손을 가
슴 앞에서 활 시위를 잡아당기는 자세로, 왼팔
을 뻗어 엄지와 집게손가락을 쭉 펴며 나머지
세 손가락은 쥐고 눈은 엄지를 바라본다. 마치
독수리를 쏘아 맞히려는 궁수 자세이다. 이 자
세에서 발을 풀어 원래 자세로 돌아온 뒤 이
번에는 반대 방향으로 활을 쏘는 자세를 취한
다. 이 자세를 번갈아가면서 수십 회 반복한다.

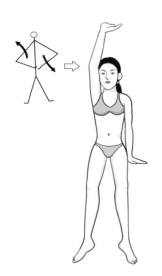

③ 調理脾胃須單擧手(조리비위수단거수)

발끝으로 서 있는 상태에서, 한쪽 팔은 귀
에 닿을 정도로 위로 향하고, 손바닥은 천장
을 향해 힘껏 들어올린다. 동시에 다른 한쪽
손은 아래를 향해 뻗는다. 손바닥은 지면을
향하고, 손가락은 힘을 주어 뻗는다. 이 자세
를 한 뒤에는 반대 방향으로 실시하는데, 좌
우 방향을 바꿔가며 수십 회 반복한다.

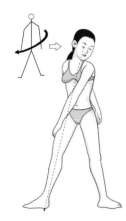

④ 伍勞七傷往後瞧(오로칠상왕후초)

편한 자세로 서 있는 상태에서, 왼쪽으로 몸 전체를 돌려 오른발 뒤꿈치를 잠시 내려다보며 멈춘다. 이 동작을 끝내면 천천히 같은 요령으로 오른쪽으로 몸 전체를 돌리고, 왼쪽발 뒤꿈치를 잠시 내려다보며 멈춘다. 이 자세를 좌우로 번갈아가면서 수십 회 반복한다.

⑤ 搖頭擺尾去心火(요두파미거심화)

심화(心火)란 마음이나 정신의 불(火)이므로 화병이나 스트레스를 의미한다.

이 운동법은 심화를 해소하게 한다.

반앉은걸음자세로 두 발을 벌린 채 상체를 정면 아래로 조금 내밀고, 시선은 정면을 바라본다. 양 팔의 손등을 양 무릎에 올린 후 손바닥은 위를 향하게 하고, 상체를 왼쪽으로 비틀 듯 누르면서 오른쪽 발끝을 보고 잠시 쉬었다가, 이번에는 상체를 오른쪽으로 비틀 듯 누르면서 왼쪽 발끝을 본다. 이 자세를 번갈아가면서 십수 회 반복한다.

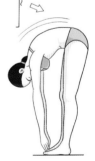

⑥ 兩手攀足固腎腰(량수반족고신요)

어깨 너비로 다리를 벌리고 릴렉스한 자세에서 두 팔을 좌우 측면으로 천천히 들어서 머리 위에서 배구공을 토스하듯 손바닥을 위로 향해 힘차게 뻗는다. 그 자세에서 잠시 멈추었다가 두 다리와 허리를 곧게 펴고, 상체를 앞으로 굽히며 손으로 발목을 잡는다. 이때 무릎을 구부리면 효과가 없다. 그 자세에서 잠시 멈추었다가 상체를 일으키고 앞의 운동을 반복한다. 이 운동을 십수회 반복하면 신장(腎臟)과 허리가 강해진다.

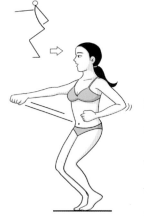

⑦ 握擧怒目增氣力(악거로목증기력)

반앉은걸음 자세에서 오른손 주먹을 앞으로 쳐내면서 시선은 정면과 손등 양쪽을 본다. 이 자세에서 반대편 주먹을 앞으로 쳐내면서 오른손 주먹은 원래대로 돌아가고, 시선은 정면과 손등 양쪽을 본다. 왼손 주먹질과 오른손 주먹질을 번갈아가면서 수십회 하면 기력(氣力) 증진에 효능이 있다.

⑧ 背後七顚百病消(배후칠전백병소)

두 다리는 정립하고 몸은 편안하게 가지고, 두 팔은 자연스럽게 내리면서 손가락은 가지런히 한다. 이 상태에서 두 손을 배 앞으로 움직이면서 양손으로 공을 들고 있는 자세를 만들다가, 바로 좌우 측면으로 내리면서 손바닥으로 아래를 누르듯 하면서 뒤꿈치를 들어올리고, 등을 약간 뒤로 구부린다. 이 운동을 수십 회 하면 백병을 물리칠 수 있다고 한다.

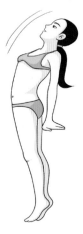

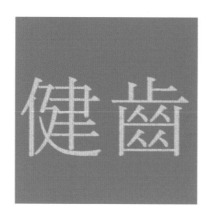

치아 양생술
건치법(健齒法)

건치법이란 치아를 건강히 관리하여 사전에 치아 질환을 차단하는 도가(道家)의 양생술과 중의학에 입각한 건강 관리법을 말한다.

1. 고치법(叩齒法)

고치법은 치아가 헐거워지는 것을 막고 치열을 고르게 할 뿐만 아니라 치주 질환에 대한 저항력을 증진시키며 치아 미백에 효능이 있고 장수에 도움이 될 뿐만 아니라 이를 두들기면서 정신을 각성하는 효과가 있다.

남자는 정좌하고 여자는 무릎을 꿇고 앉아 마음을 편안히 한다. 다음에, 윗니와 아랫니를 가볍게 살짝 서로 부딪치게 한다. 대개 20~300번 부딪치는데 일반적으로 36번 하고 속도는 천천히 균일한 간격으로 한다. 그리고, 입 안에 괴인 침은 3회에 나누어 삼킨다.

명나라에 150살을 산 사람이 있었는데 그는 '고치법'으로 장수를 했다고 말했고, 청나라 때 편찬된 『육지선경(陸地仙經)』은 매일 아침 일어나서 고치법을 하면 충치가 발생하지 않는다 하였는데 실제로도 밤새 잠을 자고 일어나면 치아가 조금 느슨해져 있기 때문에 고치법으로 치아 조직과 치아 주변의 혈관을 튼튼히 하는 것이다. 사실 이 이론은 중국 동진(東晋, 317~419) 시대에 출간된 『포박자(抱朴子)』에서 나온 말로 도가의 어떤 사람이 아랫니와 윗니를 조석으로 두드렸더니 120세까지 장수했다는 이야기인데 수많은 사람들이 이를 따라 해 장수를 한 것이다.

따라서 고치법은 아침에만 하는 것이 아니라 점심, 저녁에 2번 하는 것이 좋으며 그만큼 치아 건강과 장수에 도움이 되고, 충치가 있는 사람은 일단 충치를 치료한 뒤 실행해야 한다.

2. 탄진법(呑津法)

탄진법은 신장을 보하고 혈액순환에 좋다. 남자는 정좌하고 여자는 무릎을 꿇어앉아서 한다. 혀끝으로 입 천장과 아래, 입몸을 문지르며 맛사지한다. 이는 '적룡교천지(赤龙搅天池)'라 하여 가히 적룡이 천지를 휘젓는 형세인데 대략 36회로 마사지한다. 침이 괴면 바로 삼키거나 뱉지 않고 입안에 모아두었다가 나중에 삼킨다.

도가 의학에서는, 침을 뱉는 것은 신장을 약화시키고 삼키면 신장에 도움 된다고 한다. 왜냐하면 침도 진액에 해당하므로 뱉으면 손해이고 삼키면 소화와 신장, 노화 예방에 좋다는 것이다. 그러나 애연가나 커피를 많이 마시는 사람은 자신의 타액조차 불결하기 때문에 자주 내뱉는다. 그만큼 신장 기능이 악화될 수밖에 없고, 흡연가들이야말로 훗날 건강이 무너질 때 와장창 무너지게 된다.

3. 추구법(推究法)

추구법은 얼굴 전체를 지압하되 주로 입술 주변의 잇몸 위주로 지압하는 방법이다. 타액의 분비를 촉진하여 위장 기능 개선, 충치 예방, 여성의 거친 입술 개선에 좋고 잇몸이 튼튼해져 치조농루(齒槽膿漏)를 개선한다. 보통 지압하듯 손끝으로 입몸 주변을 눌러주되 입술 주변만 할 수도 있지만 얼굴 전체를 지압하면 더 좋다. 숨을 내쉬며 한 번에 50회쯤 한다.

4. 집신신법(集身神法)

윗니와 아랫니를 힘주어 악물어 부딪치거나 부드럽게 부딪치면서 정신을 모으는 것을 말한다. 건치법과 달리 왼쪽 치아와 오른쪽 치아를 36회, 중앙 치아도 36회 실시하되 정신을 집중하면서 실시한다. 집신신법은 타액의 분비를 촉진하므로 소화 개선, 위장 개선에 좋고 또한 정신을 집중하므로 정신 질환을 예방한다.

도가에서는 소변을 볼 때 치아를 악물면서 정신을 집중하는 행위도 정신 개선에 좋다고 말한다.

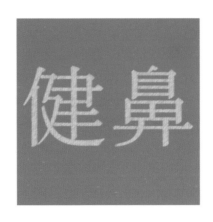

코 양생술
건비술(健鼻術)

코는 크게 공기를 호흡하는 호흡기 기능과 냄새를 맡는 후각 기능이 있다. 코의 공기 호흡 기능은 폐에 공기를 공급하는 관문이지만 도가에서는 인간의 신체가 우주의 기(氣)를 받아들이는 구멍으로 보았다. 입도 공기를 받아들일 수 있는데 그 이유는 코(鼻腔, 비강)와 입(口腔, 구강)은 서로 통하기 때문이다.

도가 의학에서의 코는 하늘의 기를, 입은 땅의 기와 통한다고 말하지만 신체 내부 공기를 조정하고 체력과 면역력을 향상시킬 수 있기 때문에 코로 숨쉬는 방법을 중요하게 여겼다.

코가 중요한 이유는 생명을 유지시키는 관문이기 때문일 것이다. 코에 이상이 발생하면 생명 활동이 여의치 않을 뿐만 아니라 코가 막히면 급기야 정신도 수습하기 어려울 것이다. 정신을 수습하기 어렵다면 신체도 수습하기 어려운 상태이고 기억력도 수습하기 어려운 상태이므로 급노화된 기분을 느낄 것이다.

도가의 건비술은 코를 강화시키는 운동인데 호흡법부터 지압법까지 다양한 방법이 있다.

1. 호흡법 : 코와 신체를 건강하게 하고 혈을 통하게 할 뿐만 아니라 면역력을 개선하는 호흡법이다.
2. 지압법 : 코와 관계된 혈을 자극하여 코를 건강하게 하는 것을 말한다.

코와 신체를 건강하게 하는 코 관리법…
- 대호대흡법, 협지, 코 지압법

도가 수련의 기초적인 호흡법 중 양생에 도움이 되는 호흡법이다.

1. 대호대흡법(大呼大吸法)

코와 신체를 건강하는 관리하는 방법 중에 먼저 대호대흡법(大呼大吸法)을 알아본다.

대호대흡법은 큰 소리로 길게 호흡하라는 뜻이다. 한번 코로 공기를 흡입할 때 크고 길게 흡입하고, 공기를 내뱉을 때는 입으로 내뱉는다. 숨을 들이마실 때는 최대한 시간을 늘려서 들이마시고 큰 소리로 호흡할수록 코의 건강과 체질 개선, 면역력 강화에 효과가 있다.

2. 협비(夾鼻)

협비는 7개의 구멍을 통하게 하고 기를 원활히 하며 뇌를 각성하므로 비염에 효능이 있다.

먼저 코로 호흡을 깊게 들이마신 뒤 입을 꽉 다물고 멈춘다. 두 손바닥으로 코와 입을 완전히 틀어막고 들이마신 공기를 내뱉되 흡사 양쪽 눈, 귀, 콧구멍, 입에서 공기를 내뱉는 느낌으로 내뱉는다. 한 번 실시할 때 모두 9회 실시한다.

3. 지압 방식으로 코 건강하게 관리하기

지압 방식으로 코의 기능을 강화하는 방법 중 첫 번째 방법은 두 손의 가운뎃손가락을 사용해 콧대(코뼈) 좌우를 끼어잡듯 밀착시켜 상하로 빠르고 강하게 20~30회 마찰한다. 마찰하는 부위는 한방에서 영향혈(迎香穴)이라는 부르는 경혈인데 각종 콧병을 치료하는 혈이다. 마찰 결과 콧등과 콧구멍이 후끈거린다. 결국 중턱(콧등)에 물을 대어 코와 연결된 폐를 윤택하게 하는 효능이 있다.

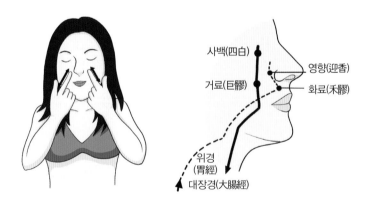

두 번째 방법은 두 손으로 목 양쪽의 경동맥(頸動脈)을 잠시 압박했다가 놓아주는 것을 반복하는 것이다.

세 번째 방법은 콧구멍에 엄지손가락을 넣고 집게손가락으로 콧구멍 안쪽과 바깥쪽을 집게처럼 집는 방법이다.

비염이나 코막힘에는 코 양쪽에서 입술 양끝으로 이어지는 비순구(鼻脣溝)를 양손의 중지로 36회 마찰하는 방법이 효능이 있다.

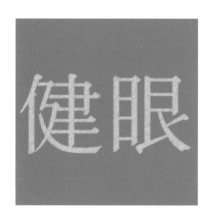

시력 양생술
눈의 조양(調養)

중국 도가에서는 책을 많이 보거나 바둑을 많이 두면 서서히 시력이 나빠지는데 이를 간로(肝勞)라고 하였다. 말하자면 근시를 말한다. 도가에서는 간로를 치유하려면 3년 동안 눈을 감고 있어야 한다고 했다.

그런데 전해오는 이야기에 의하면 도가에서 안구 질환으로 고생했던 3명의 도인이 안구를 회복하는 방법을 알아냈다고 한다. 다음 3가지 방법으로 시력을 회복할 수 있다는 것이다.

먼저 시력 저하로 고생했던 팽진인(彭眞人)이 사용한 방법이다. 눈을 부릅뜨고 뭔가를 주시하다가 잠깐 눈을 감기를 반복하였는데 밤낮으로 그

걸 했더니 추호(秋毫)도 볼 수 있을 정도로 회복되었다는 것이다. 여기서 추호란 짐승이 가을에 털갈이를 한 후의 새로 난 가느다란 털을 말한다. 그만큼 가늘기 때문에 눈에 보이지 않는데 팽진인의 눈에는 그것이 보였다는 것이다. 동물의 추호까지 보일 지경이라면 이것은 근시를 치료하는 방법인 셈이다.

이번에는 서진인(徐眞人)의 방법인데 그는 눈이 어두워져 고생한 도인이었다. 서진인의 방법은 어두운 방에 앉아 눈동자를 좌우로 굴리는 방법이다. 좌우로 돌리고 굴리기를 81회 하고 눈을 감고 잠시 쉬고 다시 반복했다. 이런 식으로 매일 수련했더니 몇 년 후에는 눈이 밝아졌다는 것이다. 즉, 목암(目暗)을 치료하는 방법이다.

이번에는 시진인(施眞人)의 방법이다. 안구를 양 손으로 지압하듯 문지르는 방법이다. 하루에 14회 차례를 하였더니 몇 년 후 눈이 밝아졌다는 것이다.

시력 증진과 개선을 위한 단련법

과거에는 책을 많이 읽으면 근시가 된다고 하였지만 요즘은 TV와 스마트폰 때문에 사람들의 눈이 급속도로 나빠지고 있다. 그만큼 사람의 눈은 환경의 영향을 많이 받을 뿐만 아니라 노화 현상도 빠르다. 눈을 밝고 튼튼히 관리하려면 눈알을 굴리는 연습을 조석으로 하고 먼 곳을 보는 습관을 들여야 한다.

1. 먼 곳 바라보기 : 의자에 앉아 장시간 컴퓨터를 보면 수정체가 한
   군데에 장시간 고정되기 때문에 나중에는 수정체의 탄력성이 떨어

져 제 기능을 발휘하지 못한다. 컴퓨터를 사용하는 사람이라면 최소 40분에 한 번은 먼 곳을 향해 시력의 거리를 바꿔주어야 수정체가 탄력성을 잃지 않는다. 수정체의 이상으로 발생하는 백내장과 노안 (원시) 등을 예방할 수 있다.

2. 눈의 과로 : 눈이 과로한 경우에는 눈을 떴다 감았다 하거나 눈을 장시간 감고 있는다. 또는 먼 산을 바라보거나 원거리에 있는 녹색을 보면 과로가 잠시 해소된다. 다음은 시력 저하를 막을 수 있는 본격적인 안구 훈련법이다.

3. 눈알 굴리기로 안구 근육 단련하기 : 안구 근육은 수정체 조절 등에 관여하므로 나이가 들수록 근육이 퇴하되어 노안 등이 발생하고 이 때문에 눈이 침침해지거나 어두워진다. 눈알굴리기로 안구 근육을 단련하는 방법은 다음과 같다.

먼저 두 손바닥을 마찰하여 뜨겁게 한다. 뜨거운 손바닥을 오목하게 모아서 두 눈 위를 가려서 빛이 들어오지 못하게 한다. 그 뒤 두 눈을 감은 상태에서 오목한 상태의 손바닥으로 지압하듯 가볍게 눌러주되 눈꺼풀에 손바닥이 닿지 않도록 한다.

그 뒤 두 눈을 뜨고 눈알을 위아래로 굴린다. 오른쪽 먼 곳을 바라보고 이번에는 왼쪽 먼곳을 바라본다. 곧 이어 눈을 여러 번 꼭 감아 본다. 그런 뒤 X 방향으로 눈동자를 굴리면서 비켜 본다. 오른쪽 위를 비켜 본 뒤, 왼쪽 아래를 비켜 보고, 왼쪽 위를 비켜 보고, 오른쪽 아래를 비켜 보는 식으로 눈알을 굴린다. 곧 이어서 눈을 크게 뜨고 우회전과 좌회전을 한다. 그 후에는 두 눈을 5회 강하게 깜빡거리는 방법을 아침 저녁에 20번씩 실시한다.

4. 안구 지압(指壓)하기 : 안구 지압법은 손가락을 사용해 안구에 자극을 주어 안구와 관련된 신체 조직의 활동을 촉진시키는 행위이다. 눈의 피로, 근시, 노안, 백내장, 흑내장, 비문증(飛蚊症)을 예방할 수 있다.

『동의보감(東醫寶鑑)』은 두 손바닥을 힘을 주어 비벼서 열을 발생시킨 후 눈꺼풀에 손바닥을 밀착시켜 10초 동안 따뜻하게 한 뒤, 아래에서 위로 눈꺼풀을 빠르게 27회 마찰하라고 하였다. 혹자는 안구 지압술 가운데 가장 좋다고 말한다.

또한 『동의보감』은 안구는 물론 눈, 귀, 입을 동시에 지압하는 방법도 알려주고 있다. 이 방법으로 지압하면 일 년 만에 눈이 청명해져 어두운 곳에서도 책을 읽을 수 있다 하였다.

양쪽 눈썹 뒤 조금 움푹 들어간 곳을 39번 문지르고 손가락으로 양쪽 눈 밑과 관골을 문지른 뒤 귀를 40번 아래서 위로 마찰하여 뜨거워지면 다시 눈썹에서부터 위로 문질러 이마를 39번 문지른다. 이때 입으로는 침을 계속 만들어서 삼킨다.

눈동자 위주로 지압하는 방법도 있다. 집게손가락 끝에 가운뎃손가락의 끝을 얹고, 집게손가락으로 눈위의 뼈를 밑에서 밖으로 5회 세게 누른다. 바로 이어서 집게손가락, 가운뎃손가락, 약손가락의 세 손가락을 가지런히 하여 같은 방식으로 4회 계속한 뒤 이번에는 눈 아래 뼈를 위에서 아래로 밀어대는 방식으로 지압한다. 그런 뒤 집게손가락, 가운뎃손가락, 약손가락을 가지런히 하여 윗 눈꺼풀을 누른 뒤 아랫 눈꺼풀도 누른다. 마지막으로 엄지손가락은 눈 아래턱에 대고, 다른 세 손가락은 윗 눈커풀 위에 가지런히 대고 눈알을 지압한다. 이때 두 손을 동시에 사용해 두 눈알을 지압하는데 입으로 숨을 내쉬어야 하며, 지압은 3~4회 반복한다.

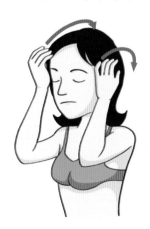

눈을 보하기 위해 눈동자가 아닌 다른 위치를 지압하는 방법도 있다. 눈이 피로하고 침침할 때는 목 뒤의 머리털이 나 있는 곳을 엄지로 지압한다. 또는 관자놀이(태양혈)를 네 손가락으로 둥글게 돌린다. 또는 눈썹과 눈알 사이를 가운뎃손가락으로 지압한다.

두찰법(頭擦法) 역시 시력 감퇴를 방지하는 효능이 있다. 좌우 열 손가락으로 앞머리로부터 뒷머리까지 빗질하듯 마찰하는 것인데 안구뿐 아니라 고혈압, 신경쇠약, 불면증에도 효과가 있다.

요신법(搖身法) 역시 눈에 좋은 운동법이다. 말 그대로 몸을 좌우로 흔드는 양생술인데, 다리를 30cm쯤 벌리고 몸을 세워서 좌우로 흔들되 반대쪽 발뒤꿈치가 약간 떠오르게 하고 시선은 몸에 맡긴다.

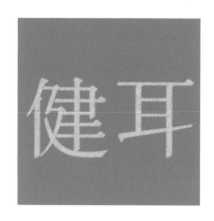

귀 양생술
귀(耳) 단련하기

    부처의 귀를 보면 알 수 있듯이 길게 늘어진 귀는 인물의 품성을 높이 보이게 한다. 동양화의 신선도에서도 신선의 귀는 특별히 강조되고 크게 묘사하는 경우가 많다. 살집이 많고 두툼한 귀는 기품을 표시하는 동시에 건강을 표시하고 정력을 상징하기까지 한다.

    도가나 한방에서의 귀는 신체 내의 신장(腎臟)과 관련이 있다. 따라서 귀를 단련하는 것은 신장을 단련하는 것이므로 귀가 건강하면 몸도 건강 하다는 뜻이다. 바꿔 말하면 신장이 건강하면 귀의 기능도 건강하다는 뜻 이 된다.

    귀를 건강하게 단련하는 방법은 우선 세수할 때마다 귓바퀴를 잘 씻는 것에 있다.

청력을 증강시키는 지압법을 알아본다. 한방에서는 가운뎃손가락은 심장 및 신장과 이어져 있다고 한다. 먼저 손바닥을 얼굴 뒤로 향하게 한 뒤 가운뎃손가락을 귀 구멍에 밀착하듯 넣는다. 그런 뒤 손가락을 180도 회전해 손바닥이 앞을 향하게 한다. 그런 뒤 손가락을 미세하게 위에서 아래로 내리는 방식으로 지압을 하되 20~30초 정도 실시한다. 지압이 끝나면 손가락을 튕기듯 앞쪽으로 내밀며 뽑아낸다. 손가락이 뽑힐 때 소리가 들리면 더 좋다. 이때 귀에 상처가 나지 않도록 부드럽게 지압하는 것이 중요하며 손톱에 때가 있으면 안 된다.

두 번째 방법은 집게손가락으로 귀를 두드리는 방법이다. 두 손바닥을 귀에 대고 약지로 귓구멍을 틀어막은 다음 가운뎃손가락을 뒤쪽에 대고, 집게손가락으로 귀 뒤의 뼈를 북을 치듯 세게 두드린다. 매일 아침 저녁으로 36번 실시한다.

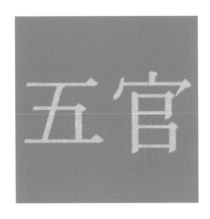

머리와 얼굴의 지압과 관리

머리와 얼굴에는 오관(伍官)인 눈, 코, 귀, 입이 다 있다. 오관 기능이 원활하게 하려면 손이 항상 얼굴과 가까이에 있어야 한다고 할 정도로 손으로 얼굴과 머리를 관리하는 것이 중요하다.

1. 천정(天庭) 마찰법 : 두 손바닥을 힘차게 비벼서 열이 나게 한 뒤 이마를 문지른다. 얼굴을 밝고 광택이 나게 한다.

2. 두찰법(頭擦法) : 두 손바닥을 힘차게 비벼서 열이 나게 한 뒤 머리를 쓰다듬는 방법이다. 머리를 강하게 자극하면 표피와 신경을 자극하

여 뇌의 혈액순환, 두뇌 기능 활성, 어두운 눈을 밝게 하고, 고혈압과 두통에 좋다. 머리가 피로할 때 실시한다.

3. 관자놀이 지압 : 안면 신경마비 등에는 두 손의 엄지손가락으로 양쪽 관자놀이를 돌리듯이 누르면서 지압한다. 이는 객주인(客主人)이라고 불리는 혈을 지압하는 것으로 보통 36회 지압한다.

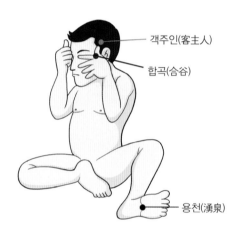

4. 용천과 합곡 지압하기 : 두뇌 피로를 다른 부분을 지압하여 해소하는 방법이다. 발바닥의 용천(湧泉)이라는 발바닥 혈을 지압하거나 엄지와 검지 사이의 손가락 골인 합곡(合谷)이라는 혈을 지압하는 방법이다.

두통의 종류별 지압 방법

종류별로 두통을 해소할 수 있는 지압법은 여러 가지 방법이 있다.

1. 후(後)면 두통 : 머리 뒤를 지압한 뒤 척추 아래의 다리 뒤를 지

압한다.

2. 전(全)면 두통 : 얼굴에서 몸으로 이
어지는 경락인 위경(胃經)을 지압한다.

3. 측(側)면 두통 : 귀 아래뼈 근처를 지
압한 뒤 옆머리에서 어깨 외각으로 이
어지는 삼초경(三焦經)과 다리의 측면
으로 이어지는 담경을 주물러 준다.

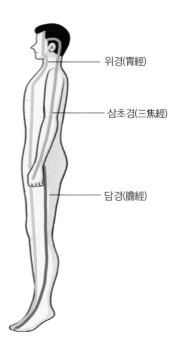

위경(胃經)

삼초경(三焦經)

담경(膽經)

4. 두부진동법(頭部振動法) : 두뇌가 피
로할 때 등에 좋은 운동법이다.

먼저 목을 이용해 머리를 앞뒤로 힘차
게 5~7회 흔들어 준다. 곧 이어서 좌우로 5~7회 흔들되, 귀가 어깨에 닿
을 정도로 힘차게 머리를 흔든다. 마지막으로 머리를 좌우로 5~7회 힘차
게 돌린다.

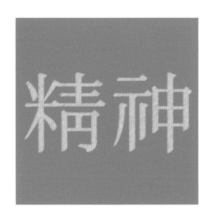

정신건강(精神健康)
도인법(導引法)

후한(後漢)의 명의인 화타(華佗)는 호랑이, 사슴, 곰, 원숭이, 새의 동작을 연구하여 건강 체조를 만들었는데 이를 오금희(伍禽戱)라고 한다. 화타의 제자 오보(嗚普)가 오금희를 조석으로 하니 90세까지 귀가 먹지 않고 눈은 총명했으며 치아는 건강했고 소화도 잘 되었다고 한다.

몸이 망가지면 사람의 정신도 서서히 망가지게 된다. 정신이 망가지는 것은 집중력을 상실했다는 의미일 것이다. 자신의 정신 건강 상태를 집에서 테스트하는 방법이 있다.

손을 앞으로 나란히 한 뒤 무릎을 직각으로 들어 제자리걸음을 50회한다. 만약 처음 위치에서 많이 벗어나 있다면 정신 건강이 나쁘거나 집

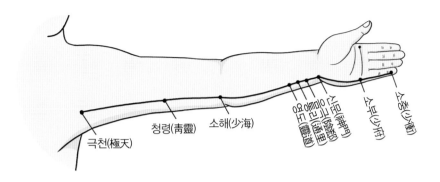

극천(極天)　청령(靑靈)　소해(少海)　영도(靈道)　통리(通里)　음극(陰郄)　신문(神門)　소부(少府)　소충(少衝)

중력이 산만하다는 뜻일 것이다. 지금부터 정신 건강을 개선하는 데 필요한 운동법을 알아본다.

1. 대인 공포증 개선하기 : 사람의 낯을 많이 가리거나 사람 앞에서는 얼굴이 빨개지는 대인 공포증은 보통 긴장감에 의해 심장과 호흡이 빨라지는 데서 오는, 즉 심계항진(心悸亢進) 증상이다. 심장은 왼손의 약손가락과 새끼손가락까지 경락이 이어져 있는데 9개의 경혈이 있다.

따라서 대인 공증이 시작되거나 긴장감이 시작되면 약손가락과 새끼손가락이 반응을 보인다. 그러므로 대인 공포증이나 긴장감이 시작될 때는 일단 약손가락과 새끼손가락을 주물러서 긴장감을 낮추어야 한다.

이를 조석으로 운동삼아 하려면 먼저 약손가락을 주무르면서 지압한다. 그런 뒤 가슴의 심장 앞에 왼손을 위치한 뒤 오른손으로 왼손의 약손가락과 새끼손가락을 꼭 쥔다. 이 상태로 숨을 크게 들이마신 뒤 내쉴 때는 두 번으로 내쉰다. 30초 동안 계속한다.

그림의 경락은 심장에서 손가락으로 이어지는 9개의 경혈인데 간단히 말해 침을 놓는 부위이다. 이 가운데 령(靈)자가 붙어 있는 경혈은 정신 건강과 관련된 경혈이다. 정신 건강을 단련하려면 이 경혈들을 조석으로 지압한다.

2. 노이로제 해소 : 손바닥의 중앙에는 노궁(勞宮)이라는 경혈이 있다. 각 손바닥에서 노궁을 지압한다.

심장 부근에서 시작하는 또 다른 경락은 심포에서 가운뎃손가락으로 이어지는 9개의 경혈이다. 이 역시 심장을 단련할 수 있는 경혈이므로 가슴이 두근거리는 정신 건강을 개선하는 데 관련이 있다. 이 가운데 간사(間使)라는 경혈은 정신병 치료에 사용한다.

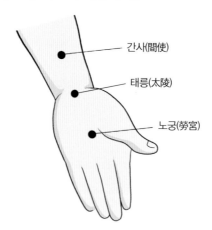

간사(間使)

태릉(太陵)

노궁(勞宮)

3. 정신을 맑게 하는 방법 : 손바닥의 노궁(勞宮)을 지압하거나 목 뒤 머리털 부분을 지압한다. 노궁은 양손의 주먹을 꼭 쥐었을 때 가운뎃손가락 끝에 있으므로 반대편 엄지손가락 등으로 노궁을 자극해도 된다.

4. 불면증 해소 : 노궁(勞宮)을 지압하거나 자극시킨다.

또는 누워서 체조를 한다. 먼저 주먹을 쥐고 팔을 활짝 펼친다. 두 무릎을 세워서 맞대고 어깨와 무릎 선이 일직선이 되도록 궁둥이와 허리를 공중으로 뜨게 한다. 이 상태에서 전신에 힘을 준 상태에서 숨을 모두 토한 뒤 원래 누운 자세로 돌아가는데, 총 4회 이 동작을 반복한다.

불면증 및 어깨결림 해소에 좋은 또 다른 방법은 양발을 허공에 든 뒤 발바닥을 서로 붙여서 36회 비비는 방법이다. 발바닥의 용천혈을 자극해 심신을 안정시켜 주고 다리를 들고 하는 체조이므로 체력도 소진되어 불면증이 해소된다.

불면증 해소의 네 번째 방법은 누워서 무릎을 세운 뒤 두 손바닥을 힘차게 비벼서 열을 발생시켜서 배꼽 주변을 부드럽게 문지르는 방법이다.

양쪽 엄지발가락을 교차하면서 펴고 구부리는 동작을 해도 불면증을 해소할 수 있다

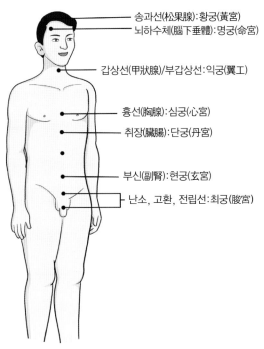

송과선(松果腺):황궁(黃宮)
뇌하수체(腦下垂體):명궁(命宮)
갑상선(甲狀腺)/부갑상선:익궁(翼工)
흉선(胸腺):심궁(心宮)
취장(臟腸):단궁(丹宮)
부신(副腎):현궁(玄宮)
난소, 고환, 전립선:최궁(腠宮)

5. 마음 가라앉히기 : 편하게 앉은 상태에서 두 손을 겹쳐 발 위에 올려놓는다. 고개는 앞쪽을 향하고 눈을 감은 채 깊숙이 숨을 들이쉰다. 숨을 내쉴 때는 1, 2, 3, 4로 숫자를 세어가며 숨을 내쉰다.

6. 칠정궁(七精宮) 지압법 : 7개의 정궁 경혈을 단련하는 것으로서 내분비선을 자극하는 효과이다. 내분비선 자극은 호르몬 발생을 개선하는 것으로서 정신력 강화와 생명력 강화, 다시 말해 강장(强壯), 강정(强精), 정신 건강 개선에 도움을 준다.

7개의 정궁은 경혈의 위치가 다르므로 경동맥 지압법뿐만 아니라 두찰법, 복부 단련 같은 다양한 단련법을 적합하게 사용한다. 7개의 정궁을 단련하는 것은 다른 어떤 경혈을 단련하는 것보다 몸을 건강하게 하므로 조석으로 지압, 마찰, 단련한다.

송과선	황궁(黃宮)	두부	전체 궁(宮) 관여
뇌하수체	명궁(命宮)	두부	성적 발달 관여
갑상선	익궁(翼宮)	목	감각부 관여
흉선	심궁(心宮)	심장	
췌장	단궁(丹宮)	상복부	
부신	현궁(玄宮)	하복부	활력, 정력, 용기 관여
전립선, 고환, 난소	최궁(朘宮)	생식기	생식, 성격 관여

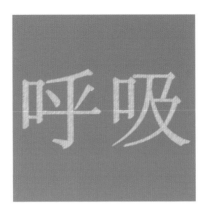

오장(五臟) 건강법

호흡(呼吸)법으로
오장 기능 단련하기

기(氣)란 생태계와 우주 만물에 두루 존재하는 일종의 우주적 생명력을 말한다. 초기 농경 사회에서의 기는 하늘과 땅이 농경에 중요한 요소였으므로 기상을 관측하는 것에서 유래되었다. 농경 시대의 농작물은 하늘의 기인 천기(天氣)와 땅의 기인 지기(地氣)의 결실물이라고 믿었다. 이것이 도(道) 사상에 의해 요즘 우리가 생각하는 기(氣)로 구체화되었다. 만물에 존재하는 기는 변화를 하기 때문에 생성(生成)하고 사멸(死滅)한다.

우주에는 수많은 기(氣)가 존재하고 이합집산을 하여 형상을 만든다. 흔히 우주 또는 자연의 섭리에 순응한다는 말이 있지만 이와 달리 공자나 맹자는 기(氣)를 다스릴 수 있다 하였다.

기는 인간의 몸 속에도 살아 있는 상태로 수없이 순환한다. 활달한 사람은 생기(生氣)가 있다 하는데 그만큼 살아 있는 기가 활기차게 순환함을 의미한다. 원기(元氣)라는 말은 사람의 생명 활동에 필요한 근본에 해당하는 기(氣)를 말한다. 기력(氣力)은 기의 힘을 뜻한다.

이 가운데 생기(生氣)는 한방에서 흔히 사용하며 오장육부의 기력 상태, 즉 활동 능력을 뜻한다.

생기는 인체 내에서 원활하게 순환해야 하지만 막힌 부분이 존재하면 순환에 저해가 된다. 또는 순환 리듬이 혼란해지면 역시 생기의 활동이 저해된다. 이것은 곧 신체의 건강 리듬이 완전하지 않다는 것을 의미하고 막힌 부분이 많아질수록 노화를 의미한다.

생기가 노화되어 생명 활동이 저해되면 이를 예방하기 위해 원기를 보충해야 한다. 원기 보충의 기본은 호흡법이다. 호흡에 의해 인체의 혈액은 24시간 동안 50회 순환을 하는데 이것이 곧 기(氣)의 순환이라고 할 수 있다.

기의 호흡을 고르게 하도록 단련하는 것은 조기(調氣)라고 하는데 다른 말로는 조식(調息)이라고도 한다. 조기(調氣)법은 간단히 말해 복식호흡의 하나로서 생태계에 존재하는 원기(元氣)를 흡입하거나 숨을 내쉬는 호흡법을 고르고 편하게 하는 방법이다. 호흡이 고르지 못하면 기의 순환에 혼란이 발생하고 병이 생긴다.

오장(伍臟)의 조기법(調氣法)이란 호흡을 고르게 하여 원기가 생기 있게 오장에 원활하게 통하도록 하는 단련법을 말한다.

조기법은 국선도 같은 무술에서 오기법(伍氣法)이라고 불리는데 원리는 조기법과 같다. 노쇠된 오장에 쌓여 있는 노폐물을 제거하면 생기가 원활히 회전할 것이다. 또한 오장의 각종 질환을 예방하고 고유 기능을 회복할 수 있다.

도가의 기본 호흡법인 복식호흡의 장점은 더 많은 산소를 흡입함으로써 폐의 산소 처리 용량을 확장하고 심장 및 폐 기능을 향상시킨다. 복식호흡은 또한 폐를 튼튼히 하기 때문에 폐렴의 위험성을 줄일 수 있다. 숨을 들이쉬고 내쉬는 규모가 크기 때문에 복부 전체가 영향을 받아 오장의 기능을 향상시킬 수 있다. 아울러 복압의 하락이 혈압을 낮추어주므로서 고혈압 예방에도 좋다.

다음의 조기법을 실시할 때의 복식호흡은 1회 공기를 흡입하고 1회 내쉬는 시간을 15초 이내로 계산한다. 즉 천천히 3~5초 동안 흡입하면서 복부를 창만하게 하고, 1초 정도 멈추었다가 천천히 3~5초 동안 내쉰 뒤, 1초 정도 머물렀다가 다시 3~5초 동안 흡입하는 방식이다.

1. 간장 허기법(噓氣法) : 간장이나 담장(쓸개) 질환을 예방하거나 이기능이 나쁠 때 실시한다. 앞에서 말했듯이 이것은 일종의 복식호흡법이므로 누구나 쉽게 따라 할 수 있다.

먼저 머리 속에 건강한 모습을 떠올린 뒤 집중한다. 이후 간장의 병독(病毒)과 노폐물을 내뿜는다고 상상하면서 힘을 빼고 입을 둥글게 모아서 噓(허어---) 라고 내쉬고, 바로 이어서 코로 원기를 매우 부드럽고 천천히 흡입하여 간장으로 보내는 것이다. 간장에 쌓여 있는 노폐물을 내뱉고 원기를 흡입하여 교체하는 것이다.

2. 심장 가기법(呵氣法) : 심장이나 소장 질환을 예방하거나 심장·소

장 질환이 나쁜 사람은 흔히 허약감을 느끼며 힘없이 '하—'라고 하품을 내쉰다.

심장 가기법은 먼저 두 손을 깍지를 끼고 머리 위로 뻗어서 손바닥이 하늘을 보게 해야 한다. 그런 뒤 머리 속에 건강한 심장을 상상하면서 입을 크게 벌린 뒤 呵(아아---) 라고 숨을 내쉬고, 바로 이어서 코로 원기를 매우 부드럽고 천천히 흡입하여 심장으로 보내는 것이다. 심장에 쌓여 있는 각종 노폐물을 내뱉고 원기를 흡입하여 교체하는 것이다.

3. 비장 호기법(呼氣法) : 비장이나 위장이 나쁘거나 그 병증을 예방할 때 실시한다. 보통 위장이 답답하거나 헛배가 부를 때 이 호흡법을 사용한다.

먼 산을 향해 개가 짓듯 숨을 내쉬는데, 입에 볼펜을 물고 있는 것처럼 좌우로 벌려서 呼(하아---)라고 천천히 내쉬고, 바로 이어서 코로 원기를 매우 부드럽고 천천히 흡입하여 비장으로 보내는 것이다. 비장에 쌓여 있는 각종 노폐물을 내뱉고 원기를 흡입하여 교체하는 것이다.

4. 폐장 희기법(呬氣法) : 폐나 대장이 나쁘거나 그 병증을 예방할 때 실시한다.

머리 속에 건강한 폐를 상상하면서 입술과 윗니, 아랫니가 살짝 다문 상태에서 치아 사이로 呬(시이---)라고 내쉰 뒤, 바로 이어서 코로 원기를 매우 부드럽고 천천히 흡입하여 폐로 보내는 것이다. 폐에 쌓여 있는 각종 노폐물을 내뱉고 원기를 흡입하여 교체하는 것이다.

5. 신장 취기법(吹氣法) : 신장이나 방광이 나쁘거나 그 병증을 예방할
   때 실시한다.

먼저 앉은 자세에서 상반신을 구부려서 두 무릎을 안고, 머리를 앞으
론 숙인 상태로 유지한 뒤, 머리 속에 건강한 신장을 상상하면서 입을 동
글게 모아서 吹(취이---)라고 힘차게 내쉰 뒤, 바로 이어서 코로 원기를
매우 부드럽고 천천히 흡입하여 신장으로 보낸다. 신장에 쌓여 있는 각종
노폐물을 내뱉고 원기를 흡입하여 교체하는 것이다.

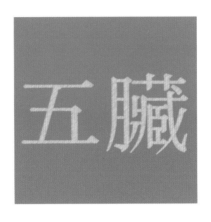

오장육부의 질병을 치료 예방하는
오장도인법(五臟導引法)

오장도인법은 중장년층을 대상으로 다섯 가지 내과의 특정 질병을 예방 치료할 목적으로 하는 동적인 운동 방법이다. 실시 방법은 누워서 하거나 앉아서 한다.

1. 간장의 강화 : 간장을 단련하는 다섯 가지의 동적 운동 방법이다.

첫 번째 방법은 간장의 풍사와 독기를 제거한다.

① 정좌한 뒤 양손을 살짝 잡고 좌우로 3~5회 천천히 상체를 비튼다.

② 이번에는 두 손을 엇갈리게 한 뒤 상체를 등 뒤로 3~5회 꺾는다.

두 번째 방법은 간장의 응어리나 질환을 예방 제거한다.

① 정좌한 뒤 양손바닥으로 늑골 밑을 여러 번 안마한다.

② 왼쪽으로 기울여 누워서 우측 늑골 밑을 안마한다.

③ 양손을 교차하여 늑골부터 가슴에 닿도록 3~5회 안마한다.

세 번째 방법은 간장을 위로 끌어올려서 단련하는 방식이다.

① 엎드려서 허벅지는 바닥에 붙인 상태에서 상체를 활처럼 들어올린다.

② 양손으로 두 발목을 쥐고 6초 동안 정지하되 허벅지는 바닥과 붙어 있어야 한다.

③ 모두 5회 되풀이하는데 간장을 위로 끌어올리는 효과가 있다.

네 번째 방법은 쓸개(담낭)와 간장을 동시에 단련하는 운동이다.

① 편하게 앉아 있는 상태에서 두 발가락을 서로 모으고 얼굴을 뒤로 젖히면서 두 손으로 다리를 당겨 일으키는 운동을 3~5회 실시한다.

② 앉아서 두 다리를 뻗고 두 손으로 양옆 바닥을 버티어 몸을 들고 허리와 척추를 3~5회 요동친다.

다섯 번째 방법은 안구를 지압하는 방식으로 간장을 단련한다.

① 손바닥을 50회 강하게 비벼서 열을 낸 뒤 손바닥으로 눈을 뜨고 있는 두 눈 위를 덮는다.

② 그 상태에서 눈알의 상하 이동을 10회 하고, 좌우 운동 10회, 우상에서 좌하 대각선 운동 10회, 좌상에서 우하로 대각선 운동을 10회 한다.

2. 심장의 강화 : 심장을 단련하는 동적 운동 방법이다.

첫 번째 방법은 기본적인 심장 단련 방법이다.

① 정좌하고 옆구리를 든 상태에서 양손은 힘주어 주먹을 쥐고, 두 주먹을 가슴 밑에서 좌우로 왕래시키며 아래위로 교차하여 찌른다. 각각 6회를 한다.

② 이번에는 한 쪽 손목 위에 다른 손으로 손목을 누르고, 눌러진 손을 무거운 돌을 허공에 던지듯 위로 쳐올린다.

③ 이번에는 두 손을 교차시킨 뒤, 양쪽 발로 양쪽 손바닥을 5~6번 밟는다.

두 번째 방법은 눈을 지압하는 방식의 심장 강화 방법이다.

① 한쪽 손바닥으로 한쪽 눈을 4초 정도 부드럽게 누른다. 4초를 쉬었다가 다른 쪽 눈을 똑같이 4초 정도 부드럽게 누른다.

② 이번에는 반대쪽 손바닥으로 위의 운동을 반복한다.

③ 횟수가 늘어날수록 점점 눈을 누르는 세기를 높여준다.

세 번째 방법은 건치법을 이용한 심장 강화 방법이다.

① 숨을 들이쉰 채 오랫동안 멈추어 기를 몸 안에 가둔 뒤 눈을 감는다.

② 침을 3회 삼키고 혀로 치아 언저리를 3회 마사지한다.

3. 폐장의 강화 : 폐를 강화시킬 수 있다.

① 정좌한 상태에서 두 손으로 땅을 짚고 몸을 구부린다. 다음, 얼굴을

아래에서 위로 3~5회 향하게 한다.

② 또 주먹을 등 뒤로 돌려서 척추 위 좌우를 3~5회 두들기고, 호흡을 오랫동안 중지한 상태에서 눈을 감은 채 3회 윗니와 아랫니를 부딪치고, 3회 침을 삼킨다.

다른 방법으로는 엄지손가락과 집게손가락 사이를 다른 손의 엄지손가락으로 50회 문지르고, 좌우 교대해서 다시 문지른다.

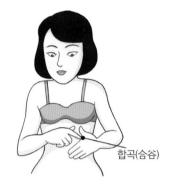

그리고 숨을 최대한 길게 내쉬면서, 그 사이에 합곡(合谷)혈을 다른 손 엄지손가락으로 누른다. 좌우 손을 바꿔가면서 3회씩 한다.

합곡(合谷)

4. 비장의 강화 : 비장의 풍사와 독기를 제거하는 운동법이다.

① 편안하게 앉은 자세에서 한 쪽 다리는 펴고 다른 쪽 다리는 구부린다. 또, 양손은 등 뒤에서 뒤집어서 끌어당기는 운동을 3~5회 한다.

② 이번에는 무릎을 꿇은 자세로 앉아서 양손으로 땅을 짚고 좌우로 등 뒤를 힘껏 돌아보기를 3~5회 한다.

5. 신장의 강화 : 신장을 단련하는 방법이다.

첫 번째 방법은 다음과 같이 실시한다.

① 정좌하고, 두 손을 좌우 귀를 쓰다듬으며 갈비뼈로 3~6회 내린다.

② 두 손을 가슴에 붙여 좌우로 붙였다 폈다 하면서 상체를 3~5회 편다.

③ 왼쪽 발과 오른쪽 발을 서로 교대로 올려놓는 운동을 10회 이상 한다.

두 번째 방법은 귀를 지압하여 신장을 단련하는 방법이다.

① 두 손으로 머리 뒤쪽에서 앞으로 향해서 두 귀를 20회 때려준다. '틱' 소리가 들리도록 세게 친다.

② 다른 방법은 귓바퀴 뒤를 집게손가락으로 20회 때리는 방법이다. 먼저 두 손으로 귀를 감싸고 가운뎃손가락으로 귓바퀴 뒤를 대고 있다가 집게손가락으로 튕기는 방식이다.

세 번째 방법은 신유(腎兪)혈을 마찰하여 신장을 단련하는 방법이다. 신유혈은 제2요추극돌기 아래쪽의 정중선에서 양 옆으로 각각 1.5촌 나간 곳에 있다.

① 잠 자기 전 서 있거나 혹은 침대에 앉아 발을 딛고 앉는다.

② 웃옷을 벗고 호흡을 들이마신 뒤 멈추어 호흡을 몸 속에 가둔다.

③ 혀를 입천장에 대고, 대장과 항문 사이의 등을 뒤로 오므려서 신유 혈을 손으로 120회 마찰한다.

④ 그런 뒤 윗니와 아랫니를 부딪치는 운동을 하면서 잠을 잔다.

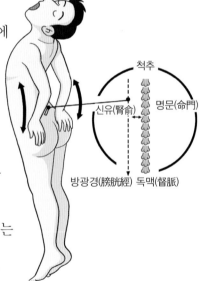

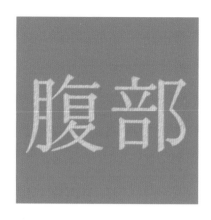

위장 기능 강화를 위한
복부(腹部)를 단련하는 지압과 마찰법

복부 단련법은 여러 가지가 있으며 위장과 소화 기능을 증진할 때 유용하다.

1. 위장 기능 촉진시키기 : 혀를 최대한 길게 내민 뒤 목구멍 쪽으로 방향을 틀어 최대한 혀끝이 목구멍에 닿도록 시도한다. 위장 활동이 촉진된다.

2. 단전(丹田) 마찰하기 : 위장, 정력 강화에 효능이 있다. 먼저 배꼽 아래 약 9cm 지점인 단전에 오른쪽 손바닥을 대고 그 위에 왼쪽 손

바닥을 겹친다. 그리고는 우회전으로 20회 문지른 뒤 좌우의 손을 바꾸어 좌회전으로 20회 문지른다.

3. 발바닥 지압으로 위장 단련하기 : 발바닥을 지압하면 위장이 단련된다.

4. 목 마찰로 위장 단련하기 : 목 뒤의 목과 두 발 경계 면을 엄지손가락으로 지압한다. 또는 배를 힘껏 내민 상태에서 수건을 찬물에 적셔 물기를 짠 뒤, 뒷목과 목줄기를 3분 정도 마찰한다.

5. 두 무릎을 구부리거나 웅크리고 앉은 자세로 두 손끝을 왼쪽 갈비뼈 밑으로 밀어넣는다. 그러면서 숨을 토한다. 그리고 동시에 손을 뗀다. 이 동작을 10회 이상 한다.
   위장 기능이 쇠약해지고 속이 답답하거나 숙취(宿醉)가 있을 때 효과를 보는 요법으로, 식욕이 촉진된다.

6. 명치를 눌러 위장 단련하기 : 편안하게 앉아 있는 상태에서 코와 입으로 숨을 들이마시면서 상체를 앞으로 숙이는데 이때 아랫배는 공처럼 튀어나오게 한다. 얼굴이 배꼽을 보는 상태에서 두 손으로 갈비뼈 아래와 배꼽 사이의 명치 부분을 강하게 누른다. 숨을 내쉬면서 아랫배를 수축시킨다.

7. 다리 운동으로 위장 단련하기 : 이 운동은 위장을 단련할 뿐만 아

니라 배가 나온 사람의 배를 들어가게 하고, 허리 외에 다리 강화에도 효과가 있으므로 조석으로 몇십 회씩 실시한다.

8. 누워 있는 상태에서 두 다리를 뻗은 상태로 발목을 모은 뒤 30~40도 각도로 다리를 들어올린다. 그 자세를 유지한 상태에서 아래 그림처럼 상체를 들어올린 뒤 두 손을 앞으로 뻗어서 균형을 잡도록 한다. 눈과 발끝은 일직선이 되어야 한다.

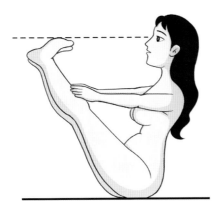

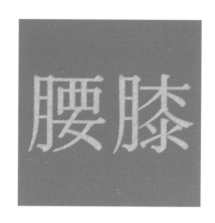

허리 단련법

허리의 단련은 좌우지간 여러 가지로 쓸모 있는 계책이므로 조석으로 단련하는 것이 좋다.

1. 인중 자극으로 허리 단련하기

허리 단련의 가장 쉬운 방법은 인중(人中)을 자극하거나 마찰하는 방법이다. 코와 윗입술 사이의 홈이 인중이라는 경혈이다. 이 부분을 집게손가락으로 때로는 강하게 찌르고, 때로는 부드럽게 문지르면서 자극과 지압을 하면 허리가 강화된다.

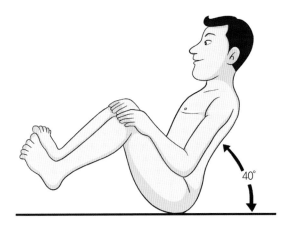

2. 무릎을 안아서 허리 강화하기

편하게 앉아서 두 무릎을 세운 뒤, 두 손으로 무릎을 당겨서 가슴에 붙인다. 발바닥은 지면에서 뜨게 하고, 등은 등 뒤로 40도 정도 기울인다. 이 자세를 6초 동안 유지하는 동작을 합해서 5회 실시한다. 이때 두 발목을 양 손으로 잡으면서 하면 허리 강화에 더욱 효과를 볼 수 있다.

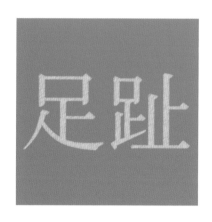

다리 단련법

다리 단련법은 현대인의 건강에 가장 중요한 요소이고 사실 가장 편하게 할 수 있지만 가장 하기 어려운 단련법이다. 하루에 최소 4km를 걸으면 다리 건강은 유지되지만 교통 수단의 발달과 바쁜 업무 때문에 걷는 것을 싫어하는 사람이 많다. 다리를 단련시키는 가장 좋은 방법은 오르막길이나 또는 계단을 오르는 습관을 키우는 것인데 그럴 경우 심폐가 함께 강화된다. 평지를 걷는 것은 아무리 먼 거리를 걸어도 효과가 없으므로 오르막길이나 계단을 오르는 습성을 권장한다. 다음은 도가에서 권장하는 간단한 다리 단련법이다.

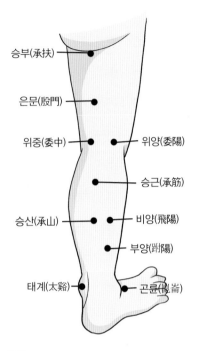

1. 다리와 정력 강화

편하게 앉아 있는 상태에서 한쪽 다리를 구부려 세운다. 구부려 있는 발 끝에서 허벅지 위의 끝까지 두 손으로 올라오면서 5회씩 마사지한다. 지압 부위는 위의 그림처럼 경혈 위주로 지압을 하되, 아킬레스건(곤륜혈과 태계혈)과 무릎 뒤(위중혈과 위양혈)의 지압에 특히 신경을 쓴다.

2. 용천혈 마찰하기

발바닥 상단에는 손금처럼 발금이 새의 날개처럼 그려져 있고 가운데에서 만나는데 그 부분이 용천혈(湧泉穴)이다. 조석으로 한 손은 발가락을 잡고 다른 손으로는 용천혈을 열이 날 때까지 마찰하면 다리가 단련되는 효과가 있다.

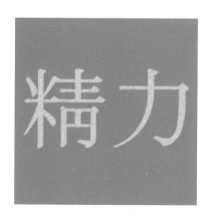

남녀 모두가 할 수 있는
정력(精力) 증진
도인법과 민간법

도가에서의 정력 증진 도인법은 가정에서 쉽게 할 수 있으며 부부가 같이 하면 더 좋을 것이다.

1. 연기법(練氣法) : 연기법이란 중국 무술에서는 오행연기법이 있고 단전호흡에서는 단전연기법이 있는데 이는 몸 속의 기를 돌리는 것에 중심을 둔 수련법이다. 이는 곧 낡은 정기(精氣)를 토해내고 새 정기를 받아들이는 것과 비슷한 이치이다. 연기법은 몇 가지가 있는데 이 가운데 정력을 증진하는 방법은 다음과 같다.

① 하의를 다 벗고 햇볕이 잘 들어오는 시각에 해 쪽으로 등을 돌려 정좌하고 마음을 평온하게 한다.

② 정좌 상태에서 상체를 앞으로 구부려 허벅지를 배에 대는 기분으로 하고 뒤에서 햇볕이 성기를 쬘 수 있게 한다.

③ 심호흡을 할 때 항문으로 공기를 받아들이는 기분으로 한다.

2. 물수건 찜질법 : 뜨거운 물수건으로 음경을 싸서 3분 정도 찜질한다. 너무 뜨겁지 않도록 주의한다. 미리 3~5장의 물수건을 준비한 뒤 번갈아가면서 조심스럽게 찜질한다.

3. 소금 사용법 : 프라이팬에 소금을 볶다가 회백색이 되면 꺼내어 천 주머니에 넣는다. 이 천주머니를 수건으로 한 겹 쌓은 뒤 음경에 씌운다.

5. 수압 냉각법 : 차가운 물에 신진대사가 활발해지고 호르몬 분비가 늘어가는 것을 응용한 방법인데 찜질법과 달리 1분 이내로 한다. 여름에 냉수 샤워기로 음경에 1분 정도 뿌리면 된다.

6. 반좌법(盤坐法) : 반좌를 하되 오른쪽 다리 발꿈치는 고환과 항문 사이에 붙이고, 왼쪽 다리는 오른쪽 다리 위에서 발꿈치를 맹장 쪽

고환

회음   會陰

항문

에 붙인다. 두 다리의 무릎은 지면에 붙어 있어야 한다. 상반신은 꼿꼿이 세우고 엉덩이는 뒤로 빼고 배를 앞으로 내밀고 앉아 있는 자세를 유지하면 저절로 정력이 증진된다.

7. 조루에 좋은 욕조 마찰법 : 욕조의 탕 속에 앉아 어깨까지 물에 잠긴 상태에서 고환을 꽉 쥐었다 탁 놓는 연습을 십수 차례 한다. 그 뒤에는 양 손바닥 사이에 음경을 끼고 마찰한다. 이 경우 수중 상태이기 때문에 발기도 늦을 뿐 아니라 발기가 되더라도 사정이 잘 안 되기 때문에 조루(早漏)를 개선하는 효과가 있다.

8. 불감증, 발기부전에 좋은 회음혈(會陰穴) 마찰법 : 회음혈 마찰은 남성의 발기부전, 여성의 불감증에 좋다. 욕실에서 목욕을 한 뒤 침대에 누워, 성기와 항문 중간에 위치한 회음혈(會陰穴)을 세 손가락으로 문질러 열을 발생시킨 뒤, 가운뎃손가락으로 부드럽게 100회 쓰다듬으면 된다.

9. 정력 증진의 기본 지압법 : 겨드랑이 밑을 지압하거나 부드럽게 마찰한다. 유방과 유방의 사이를 부드럽게 마찰한다.

10. 정력 강화 지압법 : 배꼽 밑에서 성기 사이의 구간을 손가락을 갈고리처럼 하고 슬쩍 훑어간다. 살갗에 손가락 끝이 닿을 듯 말 듯한 상태에서 긁어가면서 피부 감각에 자극을 주면 된다.

11. 선골 지압법 : 선골(仙骨)은 척추의 꼬리뼈 상단에 있는 일련의 뼈를 말한다. 즉 엉덩이와 허리 사이의 평평한 곳에 있는 뼈 무리이다. 선골을 위에서 아래로 지압하면 부교감신경이 활성화되어 성적으로 흥분성이 높아진다고 한다. 조석으로 이 부위를 지압한다.

12. 선골 진공 요법 : 선골을 조석으로 누르는 것보다 진공 컵으로 눌러서 자극을 주는 것이 더욱 확실한 방법이다. 예를 들면 부항 같은 진공 기기로 살짝 눌렀다가 2~3분 후에 떼어낸다.

13. 경혈 지압법 : 신유(腎兪), 삼음교(三陰交), 곡골(曲骨), 용천혈을 지압한다.

14. 전립선 자극 지압법 : 손으로 음경을 쥔 상태에서 다른 손으로 오른쪽 사타구니에서 왼쪽 사타구니, 그런 뒤 단전을 지압하거나 마

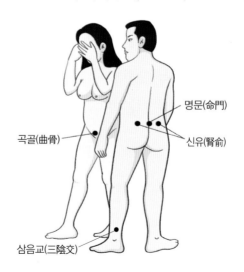

곡골(曲骨)

명문(命門)

신유(腎兪)

삼음교(三陰交)

찰한다. 모두 36회 지압 또는 마찰하면, 전립선 기능이 개선되고 정자 수가 늘어난다.

15. 항문 괄약근 단련 1 : 편안하게 앉아서 다리 한쪽을 다른 다리 위에 포갠 다. 이 상태에서 상단 다리로 하단 다리를 누른다. 그런 뒤 하단 다리를 들어올리려고 힘을 주면서 항문에도 힘을 준다. 각 5~10회를 실시한다.

16. 항문 괄약근 단련 2 : 숨을 길게 들이마시되 혀를 입천장에 대고, 항문은 힘차게 오므린다. 숨을 내쉴 때는 혀를 바닥에 대고 항문을 서서히 벌린다. 이런 식으로 단련을 한다.

17. 간장 지압법 : 간장은 성기와 연결된 근육을 관장한다. 간장이 나쁘 면 정력이 쇠진해진다. 가슴에서 오른쪽 늑골 아래에 간장이 있으 므로 그 부분을 마찰하거나 지압하고 아울러 간장을 건강하게 단 련하는 것이 정력에 도움이 된다.

18. 정(精)을 보하기 : 한 손으로 음두(陰頭)를 쥐고 다른 손은 배꼽 좌우를 시계 방향으로 부드럽게 마찰한다. 이렇게 하면 신장과 정(精)을 보한 다. 소변을 볼 때도 할 수 있으므로 조석으로 배꼽 주변을 마찰한다.

19. 미혈 자극하기 : 미혈(媚穴)이란 허벅지 안쪽에서 무릎 옆까지 이어 지는 혈로서 남녀의 성감대에 해당한다. 손이나 볼펜으로 3회 쓰윽 훑어주어도 정력 증진에 도움이 되므로 조석으로 해 본다.

20. 부부 사이에 미혈 자극하기 : 부부 중 한 사람이 상대방의 다리 사이에 앉는다. 양손으로 상대방의 허벅지를 잡되 엄지손가락은 한쪽 미혈을 누르고 나머지 손가락은 허벅지 위를 잡는다. 이 상태에서 손바닥에 힘을 주어 10초 정도 누른다. 그런 뒤 엄지손가락의 등으로 허벅지 안쪽의 미혈을 따라 쓱 3회 정도 훑어 내려간다.

21. 방정술의 하나인 환정법(還精法) : 환정법은 『소녀경(素女經)』에서 나오는 말로 흡정법과 비슷하다.

　음양 교합 시 남성이 사정(射精)을 할 때 바로 사정하는 것이 아니라 사정 시간을 인위적으로 조절하고, 사정 후에는 방사된 정기를 다시 회수하기 때문에 흡정법 내지는 환정법이라고 한다.

　사정을 멈추는 방법은 일반적으로 항문 수축에 의해 조절할 수 있고 사정(射精) 후에도 남성은 진퇴를 36회 반복하는데, 전진할 때는 숨을 내쉬고 후진할 때는 숨을 길게 마시는 방식이다. 숨을 마실 때는 사정한 정기를 자신의 배꼽까지 다시 회수한다는 생각으로 들이마신다. 그럴 경우 사정 후 방사된 정기가 회수되는 느낌이 들고 사정 후에도 음경을 오랫동안 딱딱하게 유지할 수 있다. 환정법에 숙달되면 나중에는 사정 후의 진퇴 회수를 점점 줄인다.

　사정 직전에 사정을 더디게 하는 방법은 평소에 괄약근을 수축하는 연습으로 개선할 수 있다. 항문에 자주 긴장감을 주면 신진대사가 활발해지고 정력이 증진된다. 음경을 삽입한 후 몇 번 움직이지도 않았는데 정액이 방출되는 것은 일종의 지구력 문제인데 이를 조루(早漏)라고 하며 이것 역시 괄약근 수축 연습으로 조금씩 치유할 수 있다.

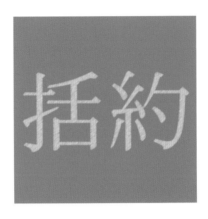

치질, 항문 호흡,
괄약근 운동법

　도가에서는 항문은 대변을 배출하는 통로이지만 호흡을 할 수 있다고
도 하는데 이를 '항문 호흡'이라고 한다. 항문은 건강의 징표로서 어렸을
때는 항문 괄약근이 긴장 상태를 유지하지만 노화(老化)하면 항문이 저절
로 헐거워진다. 도가에서의 항문 호흡법은 한방에서 보면 항문 수축, 다시
말해 괄약근 수축법을 말한다. 괄약근 단련은 정력 개선과 치질 예방에 유
용하다. 항문 수축, 즉 괄약근 운동법은 다음과 같다.

　1. 한 발 들고 뜀뛰기하기
　한 발을 들고 걷거나 뜀뛰기를 하면 항문 주변이 자극되고 괄약근 운동이 된다.

2. 호흡 시 항문 수축법

혀를 입 천장에 붙인 뒤 코로 공기를 들이마시면서 항문은 닫는다. 그런 뒤 혀를 아래에 대고 입으로 숨을 토하면서 항문을 벌린다. 조석으로 이 방법의 호흡법을 연습하면 항문과 괄약근이 튼튼해져 정력도 개선되고 치질도 예방된다.

3. 누워서 괄약근 운동법

엄지발가락과 집게발가락을 서로 비벼 보려고 노력한다. 그러면 저절로 항문이 수축되면서 괄약근 운동이 된다.

4. 변비 예방 운동법

집게손가락의 밑 부분을 조석으로 지압한다. 아울러 무릎 자세로 앉은 뒤 윗몸일으키기 자세처럼 두 손을 후두부에 대고 좌측과 우측으로 상체를 구부리는 운동을 하여 가급적 무릎에 닿도록 한다.

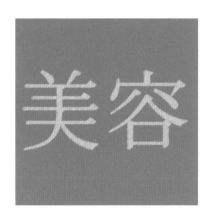

여성과 미용을 위한 운동법

기와 혈의 순환이 순조로워야 피부도 매끈해진다. 혈액순환과 신진대사가 원활하면 신체 내의 산소 공급이 원활하고 이로 인해 노폐물의 제거와 피부 면역에 좋다. 혈액과 신진대사를 원활하게 하는 방법은 앞에서도 언급했듯 각종 도인술(도가 체조)과 가벼운 운동, 때로는 무거운 운동이 필요하지만 피부 마찰법 같은 마사지도 좋은 방법이다.

1. 피부 마찰법

수건을 냉수에 적신 후 피부를 마찰한다. 얼굴과 목을 따라서 마찰하듯 닦는다. 주름살을 방지하기 위해 온수보다는 미지근한 물 또는 냉수로 마찰한다.

전신 마찰은 발에서 심장 방향으로 정맥(靜脈)을 따라 마찰한다. 가슴을 마찰할 때는 외곽부에서 중앙부로 닦는다. 또한 배, 엉덩이 등도 마찰하는데 피부가 빨갛게 될 때까지 마찰한다. 마찰에 의해 죽은 세포나 피지선 따위가 제거되고 혈액순환이 촉진된다.

2. 얼굴 마사지법

한 손만으로 마찰하고 두 손은 교대해 가면서 마찰한다. 한 손바닥을 크게 벌려 얼굴을 광대뼈 상단에서 하단으로 덮은 뒤, 광대뼈에서 턱을 지나 목까지 쓸어내리되 손바닥에 약간 힘을 준다. 두 손을 교대하면서 63회 실시한다. 목까지 내려올 때 턱을 내밀고 손바닥이 착 밀착되어야 한다.

3. 턱 마찰법

턱 주위로 피부가 늘어진 경우 실행한다. 입을 크게 벌린 상태에서 뺨, 턱 근육을 따라 목줄기를 향해 마사지하듯 마찰한다.

4. 팔 관리법

두 팔을 앞으로 쭉 뻗어 손등끼리 맞춘 다음, 다시 두 팔을 등 뒤로 뻗어서 손바닥을 맞추어 준다. 이때 가급적 두 팔은 뻗은 상태여야 한다. 총 5회 반복한다.

5. 유방 관리와 지압법

늘어진 유방이나 작은 유방을 자연스럽게 봉긋 솟아 있는 탱탱하고 풍만한 유방으로 만드는 운동이다.

의자에 앉은 상태에서 두 손바닥을 맞대고 5초 동안 서로 힘껏 밀어댄다. 모두 10회를 한다. 그런 뒤 두 손을 깍지 끼고 5초 동안 서로 잡아당긴다. 모두 10회를 한다. 그런 다음에 갑상선, 목 뒤쪽(연수부), 목과 어깨가 만나는 부분(견갑상부), 등의 어깻죽지 안쪽(견갑간부)을 순서대로 지압한다. 그런 뒤 유방을 손바닥으로 빙빙 돌리듯 하면서 압력을 가해 눌러준다. 마지막으로 유두를 손가락 사이에 끼우고 굴려가며 마사지한다.

6. 복부 관리법

음식물을 많이 먹으면 점점 위장이 늘어나는 동시에 배가 나오는데 이와 함께 복부에 살이 붙는다. 복부는 내부 장기를 보호하는 완충부이자 온도 유지를 위한 목적으로 늘어나는 위장과 함께 살이 붙는 것이다. 복부의 살을 빼려면 음식물 섭취는 차츰 줄여가고 운동 요법을 해야 한다.

① 의자에 앉았을 때는 발바닥을 지면에서 조금 들어서 30초 정도 유지하는 훈련을 한다. 이 훈련을 10회 반복한다.

② 두 손에 각각 무거운 짐을 들고 좌우로 짐을 돌리면서 상체를 흔드는 훈련을 한다.

③ 누워 있는 상태에서 복부에 두 손을 올리고, 허벅지를 바닥에서 떼지 않는 상태에서 윗몸일으키기를 한다. 30회 실시한다.

④ 누워 있는 상태에서 두 발을 가지런히 모아서 머리 위쪽으로 들어올린 뒤 천천히 내리되 바닥에서 1cm 위까지 내린 뒤 다시 두 발을 머리 위쪽으로 들어올린다. 이 운동을 10회 반복한다.

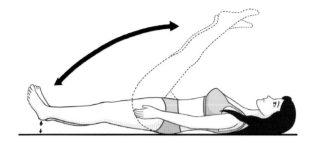

7. 허리 관리법

복근과 허리를 가늘게 하는 기본 마사지법은 오른쪽 손바닥으로 오른쪽 가슴에서 배꼽을 지나 왼쪽 허리까지 마찰하고, 왼쪽 손바닥으로 왼쪽 가슴에서 배꼽을 지나 오른쪽 허리까지 마찰하는 방법이다.

① 복근 운동법 : 상체와 허리를 똑바로 유지한 뒤 두 다리를 가지런히 해서 앉는다. 두 손바닥을 등 뒤로 돌려 뒤쪽을 짚는다. 두 팔을 똑바로 뻗어 힘을 주고 몸을 지탱한 상태에서 무릎을 구부려 몸을 들어올린다. 아침과 저녁에 10회씩 실시한다.

② 요신법(搖身法) : 두 다리를 어깨 너비로 벌리고 서서 허리를 중심으로 좌우로 몸을 흔들면서 허리 뒤의 제1요추 좌우와 목젖 아래쪽의 갑상선을 지압한다. 아침 저녁으로 10분씩 행하면 허리가 아름다워진다.

8. 엉덩이 관리법

여성들은 호리호리한 몸매를 원하지만 남녀의 성생활에 좋은 체형은 엉덩이와 허벅지가 큰 체형이다. 그 이유는 엉덩이 근육인 대둔근(大臀筋)

이 단련되면 허리 돌림이 좋아지고 여성의 질(膣) 수축력을 개선하고 보온성을 높여준다. 여성의 질 수축력과 보온성은 여성의 성감대는 물론 남성 성감대 양쪽 모두에 좋다.

① 엉덩이 근육 단련법 : 어깨 높이의 난간이나 철봉을 붙잡고 뒷발로 차올리는 운동을 한다. 왼쪽 발 오른쪽 발을 각각 10회씩 한 뒤 교체하고 각각 총 30회를 한다.

② 허리와 엉덩이 단련법 : 엎드려 누운 상태에서 팔은 양쪽에 자연스럽게 두고, 윗가슴을 지지대로 하여 두 발을 모아서 잡아당긴다. 엉덩이와 배를 등 뒤로 최대한 들어올린 뒤 6초 동안 유지하면서 항문을 수축시킨다. 한 번 시도에 5회 반복하고 총 10회 실시한다.

9. 다리 관리법

허벅지의 살이 많으면 성감이 좋다고 하는데 이는 따지고 보면 보온성과 연관되어 있는 것이다. 남녀가 교접한 상태일 때 그 주변부가 따뜻하다면 아무래서 서로 편안하고 만족감이 커지고 성감도 상승할 것이다. 그래서 남자나 여자나 젖가락 같은 체형보다는 엉덩이와 허리가 두툼한 약간 글래머 체형이 성의 만족도를 높이는 데는 좋은 체형이라고 한다. 간단히 말해 조금은 통통한 허벅지가 부부 생활에는 좋은 체형이라는 것이다. 하지만 음식물의 섭취량이 많고 운동 부족으로 너무 비만일 경우도 있다. 이런 경우에는 건강에도 안 좋으므로 접합한 운동으로 허벅지를 가꾸는 것이 좋다.

허벅지가 너무 굵을 때는 손으로 꼬집어서 근육(筋肉)인지 지방(脂肪)인지 조사한다. 그런 뒤 각각에 맞는 운동법으로 허벅지의 살을 줄이고 매끈하게 관리한다.

① 허벅지 살이 근육인 경우 : 허벅지의 근육이 튼튼해 굵을 경우에는 다리 벌리기 같은 근육을 길게 늘리는 체조가 좋다. 운동을 안 하면 다리 근육도 언젠가는 지방이 되므로 꾸준한 운동이 필요하다.

② 허벅지 살이 지방인 경우 : 등 뒤 어깻죽지를 활짝 뒤로 펴고 두 손을 허리 뒤에 댄다. 그 상태에서 무릎을 구부리고 앉았다 섰다 하는 동작을 50회 한다.

또는 잠 자기 전 바닥에 앉아 있는 상태에서 양 발의 발바닥을 서로 맞대게 하고, 뒤꿈치는 성기 쪽으로 최대한 붙이고, 양 무릎은 바닥에 닿도록 한다. 손을 합장한 채 가슴 부위에 위치한다. 상체를 앞으로 굴려 머리가 3회 바닥에 닿게 한다. 그 뒤에는 몸을 뒤로 굴려 뒤통수를 3회 바닥에 닿도록 한다.

참고 문헌

『강목(纲目)』 - 주희(朱熹)

『고려도경(高麗圖經)』 - 서긍(徐兢)

『농서(農書)』 - 가사협(賈思勰)

『다산방(茶山方)』 - 정약용(丁若鏞)

『동의보감(東醫寶鑑)』 - 허준(許浚)

『륙지선경(陆地仙经)』 - 마제소(马齐所)

『명의별록(明医别录)』 - 작자 미상

『본경봉원(本经逢源)』 - 장로(張璐)

『본초강목(本草綱目)』 - 이시진(李時珍)

『본초도경(本草图经)』 - 소송(蘇頌)

『본초비요(本草備要)』 - 왕앙(汪昂)

『삼국사기(三國史記)』 - 김부식(金富軾)

『삼국유사(三國遺事)』 - 일연(一然)

『서경(書經)』 - 작자 미상

『속한서(续汉书)』 - 사마표(司馬彪)

『식료본초(食疗本草)』 - 맹선(孟詵)

『식물본초(食物本草)』 - 적충(狄冲)

『식물의기(食物宜忌)』 - 작자 미상

『식성본초(食性本草)』 - 진사량(陳士良)

『신농본초경(神農本草經)』 - 도홍경(陶弘景)

『시경(詩經)』 - 작자 미상

『약성고(药性考)』 - 작자 미상

『약성론(药性论)』 - 작자 미상

『약전(药典)』 - 작자 미상

『예기(禮記)』 - 작자 미상

『유양잡조(酉陽雜俎)』 - 단성식(段成式)

『의학입문(醫學入門)』 - 작자 미상

『위지(魏誌)』 - 진수(陳壽)

『자산어보(兹山魚譜)』 - 정약전(丁若銓)

『장한가(長恨歌)』 - 백거이(白居易)

『천금방(千金方)』 - 손사막(孫思邈)

『천금식치(千金食治)』 - 손사막(孫思邈)

『청쇄고의·려산기(青琐高议·骊山记)』 - 유부(刘斧)

『초학기(初學記)』 - 서견(徐堅)

『태평어람(太平御览)』 - 이방(李昉)

『팔단금련법(八段錦練法)』 - 악비(岳飛)

『포박자(抱朴子)』 - 갈홍(葛洪)

『해약본초(海药本草)』 - 이순(李珣)

『황제내경(黃帝内經)』 - 작자 미상

『황한의학(皇漢醫學)』 - 탕본구진(湯本求眞)

『형초세시기(荊楚歲時記)』 - 두공섬(杜公瞻)

『회남자(淮南子)』 - 류안(劉安)